临床研究常用统计分析方法
SPSS 实例教程

主　审　詹思延
主　编　孙　凤

科　学　出　版　社
北　京

内 容 简 介

本书主要面向 SPSS 软件初学者,从统计分析解决临床研究中的问题为视角出发,以问题为导向,首先提出临床研究问题,然后循序渐进地应用 SPSS 软件分析和解决问题,更具实操性。全书分两篇:第一篇从临床研究的目的、数据变量个数、变量类型等方面,引导读者判断和选择适宜的统计方法;第二篇具体介绍各类统计分析方法及对应的 SPSS 操作实例,从模拟的临床研究案例入手,解析数据结构,选择统计方法,判断统计方法的适用条件,并重点介绍 SPSS 的操作步骤,最后解释结果、撰写结论。

本书可供临床研究统计学科研人员及学生阅读和参考。

图书在版编目(CIP)数据

临床研究常用统计分析方法 SPSS 实例教程 / 孙凤主编. —北京:科学出版社,2020.10

ISBN 978-7-03-066087-9

Ⅰ.①临… Ⅱ.①孙… Ⅲ.①医学统计–统计分析–软件包–教材 Ⅳ.①R195.1-39

中国版本图书馆 CIP 数据核字(2020)第 172305 号

责任编辑:丁慧颖 / 责任校对:杨 赛
责任印制:赵 博 / 封面设计:陈 敬

科学出版社 出版
北京东黄城根北街 16 号
邮政编码:100717
http://www.sciencep.com

北京富资园科技发展有限公司印刷
科学出版社发行 各地新华书店经销
*
2020 年 10 月第 一 版 开本:787×1092 1/16
2025 年 4 月第七次印刷 印张:23
字数:550 000

定价:**98.00 元**
(如有印装质量问题,我社负责调换)

《临床研究常用统计分析方法 SPSS 实例教程》

编 写 人 员

主　审　詹思延　北京大学

主　编　孙　凤　北京大学

编　者　（按姓氏笔画排序）

王立芳　北京积水潭医院

毛息花　医咖会

卢秀玲　医咖会

李延龙　医咖会

杨　超　北京大学第一医院

张耀文　医咖会

秦晨曦　英国牛津大学

黄　寅　医咖会

龚志忠　首都医科大学附属北京中医医院

梁　辰　医咖会

前　　言

目前在国内，大部分临床研究统计分析的初学者都在使用 SPSS 软件。遗憾的是，大多数 SPSS 数据分析书籍定位为工具书，不可避免地会用大篇幅介绍统计理论，而对一些统计分析方法的适用条件多一笔带过。然而，对于初学者系统地自我学习统计理论是有难度的，基于某个具体临床研究问题，并且能够帮助他们明确各类统计分析方法适用条件的书籍，则更具实用性。

与传统 SPSS 数据分析书籍不同的是，本书从临床医生或统计分析初学者的视角出发，始终围绕临床问题，循序渐进地讲解数据整理与分析策略、方法及注意事项。全书分两篇：第一篇从临床研究的目的、数据变量个数、变量类型等方面逐步引导读者判断和选择适宜的统计分析方法；第二篇为统计分析方法及 SPSS 操作，均以模拟的临床研究案例入手，解析数据结构、选择统计方法并判断统计方法的适用条件，列出 SPSS 的操作步骤，最后解释结果、撰写结论。但考虑到方便操作和便于阅读，涉及的案例数据并未在书中全部列出，读者可在医咖会官网（www.mediecogroup.com）下载相关案例数据。

本书主要面向初学者，在统计分析方法的纳入上是有选择的，仅纳入了常用的统计分析方法的案例及其 SPSS 操作流程，一些非常用的多元统计分析方法，如判别分析、因子分析、时间序列模型等并未纳入本书。

本书大部分内容和案例均来自医咖会网站和微信公众号上已公布的 SPSS 操作教程，操作部分建议使用 SPSS 24.0 及以上版本实现，练习数据也可以通过医咖会网站下载。编写团队通过网络推出系列教程过程中，及时根据读者反馈修订了教程内容大纲，也更正了错误，在此向读者表示感谢。

感谢本书主审詹思延教授对编写团队的指导、支持与信任。编写团队成员均为从事流行病学研究和临床研究与实践的学者，在章节的编排上充分考虑了读者的需求，力求语言准确、朴实。编者团队水平有限，书中难免会有所疏漏，恳请应用本书的教师、医学生和临床工作者给予批评指正！

孙　凤

2020 年 2 月 1 日

目　录

第一篇　统计分析方法的选择

第二篇　统计分析方法及 SPSS 操作

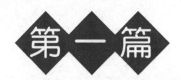

第一篇

统计分析方法的选择

第1章　不同因素之间的相关性

1.1　是否分析不同因素之间的相关性

相关性分析主要用于：①判断 2 个或多个变量之间的统计学关联；②如果存在关联，进一步分析关联的强度和方向。

那么，什么样的研究可以进行相关性分析呢？表 1.1 中列举了几个相关性研究的例子供大家参考。

表 1.1　相关性研究举例

研究问题	换一种说法
静坐时长和血清胆固醇水平之间有什么关系？	静坐时间越长，血清胆固醇水平是否越高？
幽门螺杆菌感染与消化道肿瘤发病有关吗？	幽门螺杆菌感染是否会增加消化道肿瘤的发病风险？
生活幸福指数和学历有关吗？	学历越高，生活幸福指数是否越高？
吸烟与最大携氧能力有关吗？	吸烟者最大携氧能力更低吗？
锻炼和血清 C 反应蛋白有关吗？	高强度锻炼是否会降低血清 C 反应蛋白？

1.2　判断拟研究变量的数量

确定要进行相关性分析后，对 2 个变量或多个变量进行相关性分析所采取的统计方法是不同的。那么，怎么判断研究变量的数量呢？以下分别就 2 个变量和 3 个及以上变量的研究进行举例，同时也对例子中变量的数据类型进行了描述（如连续变量、二分类变量、无序分类变量或有序分类变量）。

1.2.1　2 个变量（表 1.2）

表 1.2　2 个变量相关性研究举例

研究问题	变量 A	变量 B
静坐时长和血清胆固醇水平之间有什么关系？	静坐时长 [连续变量]	血清胆固醇水平 [连续变量]
幽门螺杆菌感染与消化道肿瘤发病有关吗？	幽门螺杆菌感染 [二分类变量：是、否]	消化道肿瘤发病 [二分类变量：是、否]
生活幸福指数和学历有关吗？	幸福生活指数 [连续变量]	学历 [有序分类变量：小学、中学、大学、研究生]

续表

研究问题	变量 A	变量 B
吸烟与最大携氧能力有关吗？	吸烟	最大携氧能力
	[二分类变量：是、否]	[连续变量]
出行方式和收入有关吗？	出行方式	收入
	[无序分类变量：公交车、私家车和地铁]	[连续变量]

1.2.2　3 个及以上变量（表 1.3）

表 1.3　3 个及以上变量相关性研究举例

研究问题	变量 A	变量 B	变量 C	变量 D
广告标语的位置、类型和点击率之间是否存在关联？	广告标语的位置	广告标语的类型	点击率	
大学的专业、预期职业、父母受教育程度和父母的职业之间是否有关联？	大学的专业	预期职业	父母受教育程度	父母的职业

1.3　判断拟研究变量的类型

确定拟分析变量之间的相关性后，需要判断变量的数据类型。

变量的数据类型主要分为连续变量、二分类变量、无序分类变量和有序分类变量 4 类。拟分析的变量可以同属于一个数据类型，也可以分属不同的数据类型。根据这两个变量数据类型的不同，应采用的统计分析方法也不同。

1.3.1　连续变量

连续变量是指对连续的指标测量所得到的数值，比如体重。其特点是等距区间的差异相同，即体重在 50～60kg 的差异与 60～70kg 的差异相同。连续变量的示例如下：

- 距离（以米为单位）
- 温度（以摄氏度为单位）
- 时间（以小时为单位）
- 体重（以千克为单位）
- 成绩（以 0～100 分为计算区间）

1.3.2　有序分类变量

有序分类变量是具有 3 个及以上已排序类别的分类变量。举例来说，如果某患者的治疗结果是"痊愈""好转""不变""恶化"。这就是一个有序分类变量，因为可以对 4 个类别进行排序。

需要注意的是，虽然我们可以对有序分类变量的类别排序，但还需要判断这种类别排序是不是等距的。例如，用各年龄段的近似中位数代表年龄类别，如 35（31～40）岁、45（41～50）岁、55（51～60）岁，可以将年龄视为定距变量。但患者的诊疗结果"痊愈""好转""不变""恶化"就不能认为是等距的，换句话说，不能认为"好转"是"不变"的 2

倍；也不能认为"痊愈"和"好转"的差异与"不变"和"恶化"的差异一样，即有序分类变量各类别之间可能是定距、也可能不是定距的，这是与连续变量的根本不同之处。有序分类变量的示例如下：

- 患者对医疗效果的满意程度，用 5 类测量：1-非常不满意、2-不满意、3-一般、4-满意、5-非常满意
- 对疾病的疗效，用 4 类测量：1-痊愈、2-好转、3-不变、4-恶化
- 体重指数（BMI）。一般来说，BMI 是连续变量（如 BMI 为 23.7 或 BMI 为 34.1），但按以下方式分类时可以视为有序分类变量：体重过轻（BMI 小于 18.5）、健康/正常体重（BMI 在 18.5～23.9）、超重（BMI 在 24.0～27.9）和肥胖（BMI 大于等于 28.0）

1.3.3　二分类变量

二分类变量是只有 2 个类别的分类变量。二分类变量的类别之间没有顺序，不能像有序分类变量的类别那样进行排序。例如，性别是一个二分类变量，可以分为"男性"和"女性" 2 个类别。再如，患心脏病也是一个二分类变量，分为"是"和"否" 2 个类别。二分类变量类别是互斥的，一个研究对象不能同时分属于 2 个类别，比如一个人不能同时是男性或女性，也不能同时患有心脏病又没有心脏病。二分类变量的示例如下：

- 性别，2 个类别：男性或女性
- 患心脏病，2 个类别：是或否
- 研究分组，2 个类别：试验组或对照组

1.3.4　无序分类变量

无序分类变量是具有 3 个及以上类别的分类变量。无序分类变量的类别之间没有内在顺序，也不能像有序分类变量类别那样进行排序。例如，出行方式是一个典型的无序分类变量，可以分为自行车、私家车、出租车、地铁或公交车 5 个类别。无序分类变量的类别也是互斥的，一个研究对象不能同时分属于不同的类别，比如一次出行不能同时坐地铁又自己开车。无序分类变量的示例如下：

- 手机品牌，4 个类别：华为、苹果、小米或其他
- 头发的颜色，5 个类别：棕色、黑色、金色、红色或灰色
- 民族，6 个类别：汉族、回族、蒙古族、满族、维吾尔族或其他

1.4　是否区分自变量和因变量

自变量也称为预测变量或解释变量，因变量也称为应答变量或结局变量。两者的区分在于，自变量可以影响因变量，因变量的值取决于对应自变量的值。也可以用因果关系来区分自变量和因变量，即自变量的变化导致了因变量的变化（但自变量和因变量之间并不一定真的存在因果关系）。自变量是对因变量的描述，而因变量可以被自变量解释。

研究设计也可以帮助我们区分自变量和因变量。举例来说，计划开展一项研究，分析

不同剂量药物的治疗效果，治疗药物就是这项研究的自变量，治疗效果则是因变量。又比如想知道抗感染药物剂量（1.5mg/d、4mg/d 或 8mg/d）与患者发热时长的关系，抗感染药物剂量是自变量，因为这个剂量是由研究者干预产生的，且很可能是发热时长差异的原因，而发热时长就是这项研究的因变量。

横断面调查并不区分自变量和因变量。举例来说，研究者根据问卷结果调查研究对象的工作效率（1～5 类：1 代表非常高效、5 代表非常低效）和锻炼情况（1～4 类：1 代表经常锻炼、4 代表不锻炼）的关系。在该研究中，受调查者的工作效率和锻炼情况并不存在明确的因果关系，因为效率高可能意味着受调查者有更多的锻炼时间，反之经常锻炼可能也会提高工作效率。因此，就不区分该研究的自变量和因变量。

1.5　选择检验方法

1.5.1　2 个变量

1. 均为连续变量

（1）Pearson 相关分析：Pearson 相关用于评估 2 个连续变量之间的线性关联强度。这种统计方法本身不区分自变量和因变量，但如果已经根据研究背景对变量进行了区分，仍可以采用该方法判断相关性。

（2）简单线性回归：Pearson 相关分析不区分自变量和因变量。尽管这并不影响采用 Pearson 相关分析两个连续变量的相关性，但如果还是想通过统计方法区分一下，那么可以采用线性回归。

2. 均为有序分类变量　
这里还需要判断有序分类变量是否为定距变量。如果认为拟分析的有序分类变量是定距变量，则可以为变量中的类别赋值，然后根据这些数值进行分析（即看作连续变量），比如测量满意度（从"完全同意"到"完全不同意"5 个类别）就是一个定距变量，可以用 1～5 为各类别赋值，即 1=完全同意、2=同意、3=一般、4=不同意、5=完全不同意。

对于不能作为定距变量的有序分类变量，比如军衔的类别（少将、中将、上将、大将等）之间就不是等距的，就不能赋值后对数值进行分析（只能对类别进行分析）。

实际上，将有序分类变量作为连续变量进行分析，这在大多数情况下可能不符合研究目的。对类别进行分析是对有序分类变量相关性分析的常见选择。但是，如果基于研究背景，待分析的有序分类变量确实可以作为定距变量处理，也是可行的。

（1）可以认为是定距变量：采用 Mantel-Haenszel 卡方检验。该检验也称为 Mantel-Haenszel 趋势检验、Mantel-Haenszel 卡方趋势检验。根据研究者对有序分类变量类别的赋值，判断两个有序分类变量之间的线性趋势。

（2）不能认为是定距变量

1）Spearman 相关分析：又称 Spearman 秩相关分析，用于检验至少有一个有序分类变量的关联强度和方向。

2）Kendall's tau-b 相关分析：是用于检验至少有一个有序分类变量关联强度和方向的非参数分析方法。该检验与 Spearman 相关分析的应用范围基本一致，但更适用于存在多种关联的数据（如列联表）。

3. 均为无序分类变量

（1）卡方检验：常用于分析无序分类变量之间的相关性，也可以用于分析二分类变量之间的关系。但是该检验只能分析相关的统计学意义，不能反映关联强度，因此常联合 Cramer's V 检验提示关联强度。

（2）Fisher 精确检验：该检验可以用于检验任何 $R \times C$ 数据之间的相关关系，但最常用于分析 2×2 数据，即两个二分类变量之间的相关性。与卡方检验只能拟合近似分布不同的是，Fisher 精确检验可以分析精确分布，更适合分析小样本数据。但是该检验与卡方检验一样，只能分析相关的统计学意义，不能反映关联强度。

4. 均为二分类变量　确定进行两个二分类变量的相关性分析后，需要判断是否区分自变量和因变量。

（1）区分自变量和因变量

1）相对风险（RR 值）：是前瞻性队列研究或临床随机对照试验（RCT）中的常用指标，可以在一定条件下比较两个比例之间的关系，但其提示的结果是比值而不是差异。

2）比值比（OR 值）：可以计算多类研究的关联强度，也是很多统计检验（如二分类 Logistic 回归）的常用指标。在相对风险指标不适用的病例对照研究中，比值比仍可以很好地反映结果。

（2）不区分自变量和因变量

1）卡方检验和 Phi（φ）系数：卡方检验可用于分析两个二分类变量之间的关系。但是该检验只能分析相关的统计学意义，不能反映关联强度。因此，该检验可以联合 Phi（φ）系数提示关联强度。

2）Fisher 精确检验：该检验可以用于检验任何 $R \times C$ 数据之间的关系，但最常用于分析 2×2 数据，即 2 个二分类变量之间的相关性。与卡方检验只能拟合近似分布不同的是，Fisher 精确检验可以分析数据的精确分布，更适用于小样本数据。但是该检验与卡方检验一样，只能分析相关的统计学意义，不能反映关联强度。

5. 一个是二分类变量，一个是连续变量　采用 Point-biserial 相关分析。Point-biserial 相关分析适用于分析二分类变量和连续变量之间的相关性。其实，该检验是 Pearson 相关分析的一种特殊形式，与 Pearson 相关分析的数据假设一致，也可以在 SPSS 中通过 Pearson 相关分析模块进行计算。

6. 一个是二分类变量，一个是有序分类变量　确定进行二分类变量和有序分类变量的相关性分析后，判断是否区分自变量和因变量。

（1）有序分类变量是因变量：采用有序 Logistic 回归。有序 Logistic 回归在本质上并不是为了分析二分类变量和有序分类变量之间的相关性，但仍可以用有序 Logistic 回归及其对应的 OR 值判断这两类变量之间的统计学关联。

（2）二分类变量是因变量：可以使用 Mantel-Haenszel 卡方检验或 Cochran-Armitage 趋势检验。二者的区别：Mantel-Haenszel 卡方检验要求一个变量是有序分类变量，另一个变量可以是二分类变量，也可以是有序多分类变量。而 Cochran-Armitage 趋势检验要求一个变量是有序分类变量，另一个变量是二分类变量。SPSS 不提供 Cochran-Armitage 趋势检验，采用 Mantel-Haenszel 卡方检验可以得到近似的结果。Cochran-Armitage 趋势检验可以在 SAS 等其他软件中实现（SAS 可以同时提供 Cochran-Armitage 趋势检验和 Mantel-Haenszel 卡方检验的结果）。

（3）不区分自变量和因变量：采用 Biserial 秩相关分析。Biserial 秩相关分析可以用于分析二分类变量和有序分类变量之间的相关性。在用二分类变量预测有序分类变量时，该检验又称为 Somers'*d* 检验。此外，Mann-Whitney *U* 检验也可以输出 Biserial 秩相关分析结果。

7. 一个是有序分类变量，一个是连续变量　采用 Spearman 相关分析。没有适用于分析有序分类变量和连续变量相关性的检验方法，需要将连续变量视为有序分类变量进行检验，即分析两个有序分类变量之间的关系。在这种情况下，可以应用 Spearman 相关分析或者其他针对有序分类变量的检验方法。

1.5.2　3 个及以上变量

分析 3 个及以上变量的相关性时，主要目的是分析 2 个"主要"观察变量的相关性，并考虑其他因素对其关联的影响，这就需要纳入其他因素。以 3 个变量为例，拟研究变量 A 和变量 B 之间的相关性，但希望"去掉"或"校正"变量 C 的影响，即调整变量 C 后，分析变量 A 和变量 B 的关系。

纳入其他因素是为了去除该类因素对主要观察变量相关性的影响。调整该类因素后，可以减少其对研究结果的干扰，更加准确地分析 2 个主要观察变量之间的关联，保证结果的真实可靠性。示例见表 1.4。

表 1.4　调整 1 个其他因素的相关性研究举例

研究问题	变量 A	变量 B	其他因素
调整年龄后，静坐时长和血清胆固醇水平之间有什么关系？	静坐时长	血清胆固醇水平	年龄
[该研究假设静坐时间越长，血清胆固醇水平越高。但怀疑年龄越高也会导致血清胆固醇水平越高。因此，该研究调整年龄后，分析静坐时长和血清胆固醇水平的相关性]	[连续变量]	[连续变量]	[连续变量]
调整学历后，收入和生活满意度之间有什么关系？	收入	生活满意度	学历
[该研究假设收入越高，生活满意度越高。但怀疑学历也会影响生活满意度。因此，该研究调整学历后，分析收入和生活满意度的相关性]	[有序分类变量：5000 元以下、5000~10 000 元、10 000 元以上]	[有序分类变量：非常不满意、不满意、一般、满意、非常满意]	[有序分类变量：小学、中学、大学、研究生]
调整性别后，药物剂量和疗效之间有什么关系？	剂量	疗效	性别
	[有序分类变量：低、中、高]	[有序分类变量：痊愈、好转、不变、变差]	[二分类变量：男、女]
调整 BMI 后，饮酒和高血压之间有什么关系？	饮酒	高血压	BMI
	[二分类变量：是、否]	[二分类变量：是、否]	[有序分类变量：小于18.5、18.5~23.9、24.0~27.9、大于等于28.0]
调整性别后，失眠和高血压之间有什么关系？	失眠	高血压	性别
	[二分类变量：是、否]	[二分类变量：是、否]	[二分类变量：男、女]

同样的例子也适用于分析含有 4 个或更多变量的相关性分析，2 个主要观察变量不变，但需要纳入因素的数量增加。示例见表 1.5。

表 1.5　调整 2 个其他因素的相关性研究举例

研究问题	变量 A	变量 B	其他因素 1	其他因素 2
调整年龄和性别后，静坐时长和血清胆固醇水平之间有什么关系？	静坐时长	血清胆固醇水平	年龄	性别
[该研究假设静坐时间越长，血清胆固醇水平越高。但怀疑年龄和性别也会影响血清胆固醇水平。因此，该研究调整年龄和性别后，分析静坐时长和血清胆固醇水平的相关性]	[连续变量]	[连续变量]	[连续变量]	[二分类变量：男、女]
调整学历和年龄后，收入和生活满意度之间有什么关系？	收入	生活满意度	学历	年龄
[该研究假设收入越高，生活满意度越高。但怀疑学历和年龄也会影响生活满意度。因此，该研究调整学历和年龄后，分析收入和生活满意度的相关性]	[有序分类变量：5000 元以下、5000～10 000 元、10 000 元以上]	[有序分类变量：非常不满意、不满意、一般、满意、非常满意]	[有序分类变量：小学、中学、大学、研究生]	[连续变量]
调整性别和婚姻状态后，药物剂量和疗效之间有什么关系？	剂量	疗效	性别	婚姻状态
	[有序分类变量：低、中、高]	[有序分类变量：痊愈、好转、不变、变差]	[二分类变量：男、女]	[无序分类变量：未婚、已婚、离异/丧偶]
调整 BMI 和收入后，饮酒和高血压之间有什么关系？	饮酒	高血压	BMI	收入
	[二分类变量：是、否]	[二分类变量：是、否]	[有序分类变量：小于 18.5、18.5～23.9、24.0～27.9、大于等于 28]	[有序分类变量：5000 元以下、5000～10 000 元、10 000 元以上]
调整性别和 BMI 后，失眠和高血压之间有什么关系？	失眠	高血压	性别	BMI
	[二分类变量：是、否]	[二分类变量：是、否]	[二分类变量：男、女]	[有序分类变量：小于 18.5、18.5～23.9、24.0～27.9、大于等于 28.0]

1．2 个主要观察变量是连续变量

（1）纳入其他连续变量：采用 Pearson 偏相关分析。Pearson 偏相关分析适用于分析 2 个连续变量的相关性，可以纳入其他连续变量。该检验不区分自变量和因变量，Pearson 相关分析中包含 2 个以上连续变量的特殊类型，不仅可以提示偏相关的统计学意义，还可以通过相关系数提示关联强度。

（2）纳入其他任意类型变量：采用多重线性回归。如果区分自变量和因变量，可以采用多重线性回归进行分析。该检验不仅可以反映相关性，还可以根据自变量预测因变量。

需要注意的是，无序多分类的自变量需要做哑变量处理。有序分类变量如果不是定距的，也需要做哑变量处理。

2. 2 个主要观察变量均为分类变量

（1）因变量是二分类变量：采用二分类 Logistic 回归。如果区分自变量和因变量，可以采用二分类 Logistic 回归。该检验不仅可以反映相关性，还可以通过自变量预测因变量，并且可以纳入其他连续变量、二分类变量、无序或有序多分类变量。

（2）因变量是有序多分类变量：采用有序多分类 Logistic 回归。有序多分类 Logistic 回归在分析相关性时可以区分自变量和因变量，该检验不仅可以反映相关性，还可以通过自变量预测因变量，并且可以纳入其他连续、二分类、无序或有序多分类变量。

（3）因变量是无序分类变量：采用无序多分类 Logistic 回归。同样需要注意的是，二分类、有序多分类和无序多分类 Logistic 回归中，无序多分类的自变量需要做哑变量处理。有序分类变量如果不是定距的，也需要做哑变量处理。

第 2 章 预 测 模 型

2.1 是否建立预测模型

预测模型是基于变量之间的相关关系，通过一个或几个变量预测另一个变量的分析方法。可以根据自变量（预测变量或解释变量）预测因变量（应答变量或结局变量）。例如，通过久坐时长预测受试者的血清胆固醇水平，或者根据受试者的年龄、性别、BMI 等变量信息预测高血压发病情况。此外，预测模型还可以帮助判断各自变量的重要性，即自变量对因变量的解释能力。示例见表 2.1。

表 2.1 预测模型的预测能力和解释能力举例

预测能力	解释能力
可以通过学历预测收入吗？	受试者学历可以在多大程度上解释其收入变异？
可以通过每日工作时长预测生活满意度吗？	每日工作时长对生活满意度的解释能力有多大？
患者年龄、性别和家族史对心脏病患病风险的预测能力如何？	患者年龄、性别和家族史可以在多大程度上解释其心脏病患病风险的变异？
BMI、慢性阻塞性肺疾病（COPD）病史、吸烟及饮酒可以预测肺癌吗？	BMI、COPD 病史、吸烟及饮酒对肺癌的解释能力有多大？
可以通过久坐时长预测抑郁症吗？	久坐时长对抑郁症的解释能力有多大？

2.2 根据因变量类型和自变量数量选择检验方法

不同因变量类型和自变量的数量示例见表 2.2。

表 2.2 自变量个数判断举例

研究问题	因变量	自变量 1	自变量 2	自变量 3	自变量 4
可以通过学历预测收入吗？	收入	学历			
每日工作时长对生活满意度的解释能力有多大？	生活满意度	每日工作时长			
久坐时长对抑郁症的解释能力有多大？	抑郁症	久坐时长			
患者年龄、性别和家族史对心脏病患病风险的预测能力如何？	心脏病患病风险	年龄	性别	家族史	
BMI、COPD 病史、吸烟及饮酒可以预测肺癌吗？	肺癌	BMI	COPD 病史	吸烟	饮酒

2.2.1　连续变量

确定因变量是连续变量后，需要判断自变量的数量。

1. 只有一个自变量　采用简单线性回归。该检验可以基于一个连续型自变量对相应的连续型因变量进行预测，也可以评价自变量对因变量的解释力度。

2. 包含多个自变量　采用多重线性回归。该检验可以通过多个自变量对相应的连续型因变量进行预测，也可以评价自变量对因变量的解释力度。

2.2.2　计数变量

采用泊松回归。该检验适用于分析因变量是计数变量的多因素预测模型。

计数变量是一个非负整数。例如，0、5、16、27 是计数变量，但是 2.7、5.8、18.2 不是计数变量，因为它们不是整数；−2、−7、−15 也不是，因为它们小于 0。计数变量示例如下：

- 菌群数量，培养基暴露 24 小时后可观察到的菌群数量
- 死亡人数，队列中每年因吸烟死于肺癌的人数
- 癫痫发作次数，受试者在一周内的癫痫发作次数
- 就诊人数，某私人诊所每天上午 9：00 — 9：30 的就诊人数

计数变量不属于常用的变量分类，常被视为连续变量纳入分析。当计数变量比较大，多数数值超过 40 时，可以将其作为连续变量。但是当计数变量比较小，如多数数值小于 10 时，建议保留其计数变量属性，避免统计偏倚。

2.2.3　有序分类变量

采用有序多分类 Logistic 回归。该检验适用于分析因变量是有序分类变量的多因素预测模型。例如，通过年龄和收入两个变量对生活满意度（非常不满意、不满意、一般、满意、非常满意）进行预测分析。

2.2.4　二分类变量

采用二分类 Logistic 回归。该检验适用于分析因变量是二分类变量的多因素预测模型。

2.2.5　无序分类变量

采用无序多分类 Logistic 回归。该检验适用于分析因变量是无序分类变量的多因素预测模型。

第3章 差异分析

3.1 是否分析不同组之间的差异

差异分析主要用于：①判断因变量在两组或多组之间的统计学差异，各组之间可以是独立的，也可以是非独立的；②如果多组之间存在差异，进一步开展两两比较分析差异来源。

例如，分析不同医疗机构医生收入水平的差异。收入水平是因变量，医疗机构是自变量，自变量可以分为互相独立的 3 组（组间设计）：基层医院、二级医院和三级医院。再如，判断受试者在运动干预前后的心率是否存在差异。心率是因变量，时间是自变量，可分为干预前和干预后非独立的两组（组内设计）。示例见表 3.1。

表 3.1 组间设计和非组间（组内）设计举例

组间设计（非重复测量）	组内设计（重复测量）
不同性别受试者的 BMI 有差异吗？	运动干预前后，受试者的心率是否发生变化？
不同学历人群的生活满意度有差异吗？	高强度体育锻炼干预前、干预 1 周后和干预 2 周后，受试者的 C 反应蛋白浓度是否存在差异？
不同医疗机构的医生收入水平是否存在差异？	在不同治疗方案和检测时间下，受试者的血压值是否存在差异？
现代理疗和传统康复理疗对脑卒中患者的疗效是否存在差异？	在不同的绩效方案下，医护人员的工作效率是否有差异？
年龄、性别、体重以及运动后心率在对最大携氧能力的影响上是否存在交互作用？	儿童对不同颜色检查灯光的反应速度是否存在差异？

3.2 判断研究设计类型

差异分析的研究设计类型主要分为 3 种：组间设计、组内设计和混合设计。

3.2.1 组间设计

组间设计是指研究中的各组相互独立、组别互斥，即研究对象只能存在于一组，不能分属于不同组别。

例如，研究不同性别受试者的 BMI 差异，BMI 是因变量，性别是自变量，包含两个相互独立的组别：组 1（男性）和组 2（女性）。在该研究中，组 1 和组 2 是互斥的，即某一位受试者只能是男性（组 1），或只能是女性（组 2），不能既是男性又是女性。

　　再如，研究酗酒者和非酗酒者的谷丙转氨酶差异，谷丙转氨酶是因变量，是否酗酒为自变量，包含两个相互独立的组别：组 1（酗酒者）和组 2（非酗酒者）。受试者只能是酗酒者（组 1）或非酗酒者（组 2），不能既是酗酒者又不是酗酒者，即组 1 和组 2 互斥，相互独立。组间设计示例见表 3.2。

表 3.2　组间设计研究举例

研究问题	组别互斥
不同性别受试者的 BMI 有差异吗？	组 1：男性
	组 2：女性
酗酒者和非酗酒者的谷丙转氨酶水平有差异吗？	组 1：酗酒者
	组 2：非酗酒者
现代理疗和传统康复理疗对脑卒中患者的疗效是否存在差异？	组 1：干预组（现代理疗）
	组 2：对照组（传统理疗）
接受不同治疗方式的视神经瘤患者是否存在预后差异？	组 1：对照组（保守治疗）
	组 2：干预组 A（手术治疗）
	组 3：干预组 B（化疗）

3.2.2　组内设计

　　组内设计又称重复测量设计，是指研究中的各组相互关联，所有研究对象均可分属于不同组别。简单来说，组内设计就是对研究对象进行重复多次测量，或对同一研究对象开展多种干预（常见于交叉设计）。

　　例如，分析运动前后受试者心率的变化。心率是因变量，时间是自变量，包含两个相互关联的组别：时间点 1（运动前）和时间点 2（运动后）。在该研究中，时间点 1 和时间点 2 并不互斥，即运动后的研究对象与运动前一样，是同一群受试者接受了两次心率检测，任何一位受试者既属于时间点 1，又属于时间点 2。如果针对同一群受试者增加重复测量次数，那么该研究仍是组内设计，研究类型不变。

　　再如，研究绩效方案对医护人员工作效率的影响，工作效率是因变量，绩效方案是自变量，包含两个相互关联的组别：干预 1（无绩效方案）和干预 2（有绩效方案）。在该研究中，干预 1 和干预 2 也不互斥，是针对同一群医护人员分析有无绩效方案的差异，任一位受试者既属于干预 1，又属于干预 2。

　　此外，匹配设计也属于组内设计。在上述例子中，如果有无绩效方案的医护人员并不是同一群人，但两组受试者在与工作效率相关的因素上存在匹配，就认为他们是一样的，符合组内设计的要求。但是在将匹配设计视为组内设计时需要十分谨慎，要保证匹配后的研究对象一致。

　　组内设计示例见表 3.3。

表 3.3　组内研究设计举例

研究问题	组别非互斥
运动前后受试者的心率是否发生变化？	时间点 1：运动前
	时间点 2：运动后
与未实施绩效方案时相比，实施绩效方案后医护人员的工作效率是否有变化？	干预 1：未实施绩效考核
	干预 2：实施绩效考核
高强度体育锻炼干预前、干预 1 周后和干预 2 周后，受试者的 C 反应蛋白浓度是否存在差异？	时间点 1：干预前
	时间点 2：干预 1 周后
	时间点 3：干预 2 周后
儿童对 3 种不同颜色检查灯光的反应速度是否存在差异？	干预 1：红色
	干预 2：蓝色
	干预 3：黄色

3.2.3　混合设计

混合设计兼容了组间设计和组内设计的特点，至少包含 1 个组间因素和 1 个组内因素。例如，拟研究锻炼强度对 C 反应蛋白浓度的影响，将受试者随机分为对照、中强度体育锻炼干预和高强度体育锻炼干预 3 组，并在干预前、干预 1 周后和干预 2 周后测量所有受试者的 C 反应蛋白浓度。在该研究中，C 反应蛋白浓度是因变量，干预和时间是自变量。其中，干预是组间因素，各组别相互独立；时间是组内因素，各组别之间并不互斥。示例见表 3.4。

表 3.4　混合设计研究举例

组间因素（干预）	组内因素（时间）
组 1：受试者维持原生活状态（对照组）	组 1：干预前 C 反应蛋白浓度（时间点 1）
组 2：受试者接受中强度体育锻炼干预	组 2：干预 1 周后 C 反应蛋白浓度（时间点 2）
组 3：受试者接受高强度体育锻炼干预	组 3：干预 2 周后 C 反应蛋白浓度（时间点 3）

3.3　判断自变量数量

包含一个或多个自变量时，差异分析所采取的统计方法是不同的。那么，怎么判断自变量的数量呢？下面分别就包含一个自变量和多个自变量的研究进行举例（表 3.5）。

表 3.5　判断自变量数量举例

设计类型	研究问题	因变量	自变量 1	自变量 2	自变量 3
组间设计	不同性别受试者的 BMI 有差异吗？	BMI	性别		
	不同学历人群的生活满意度有差异吗？	生活满意度	学历		
	不同医疗机构的医生收入水平是否存在差异？	收入水平	医疗机构		
	现代理疗和传统康复理疗对脑卒中患者的疗效是否存在差异？	疗效	理疗方式		

续表

设计类型	研究问题	因变量	自变量 1	自变量 2	自变量 3
组间设计	学历和性别因素在对生活满意度的影响上是否存在交互作用?	生活满意度	学历	性别	
	年龄、性别、体重在对最大携氧能力的影响上是否存在交互作用?	最大携氧能力	年龄	性别	体重
组内设计	运动前后受试者的心率是否发生变化?	心率	时间		
	高强度体育锻炼干预前、干预 1 周后和干预 2 周后,受试者的 C 反应蛋白浓度是否存在差异?	C 反应蛋白浓度	时间		
	与未实施绩效方案时相比,实施绩效方案后医护人员的工作效率是否有差异?	工作效率	绩效方案		
	儿童对 3 种不同颜色检查灯光的反应速度是否存在差异?	反应速度	灯光颜色		
	两种不同的药物治疗抑郁症后是否存在疗效差异?	疗效	药物种类		
混合设计	与对照组相比,高强度体育锻炼干预 2 周后,受试者的 C 反应蛋白浓度是否存在差异?	C 反应蛋白浓度	高强度体育锻炼干预(干预/对照)[组间因素]	时间(干预前/后)[组内因素]	
	不同性别受试者在确诊前和确诊后的 BMI 有差异吗?	BMI	性别(男/女)[组间因素]	时间(确诊前/后)[组内因素]	
	不同年龄段及智商水平儿童对 3 种不同颜色检查灯光的反应速度是否存在差异?	反应速度	年龄段(0～3 岁/4～6 岁)[组间因素]	智商水平(正常/异常)[组间因素]	灯光颜色(红/黄/蓝)[组内因素]

3.4　判断自变量组数

当只有一个自变量时,还需要进一步区分自变量的组数来选择合适的检验方法,一般分为 2 组或 3 组(及以上),示例见表 3.6。

表 3.6　判断自变量组数举例

设计类型	研究问题	因变量	自变量		
			名称	组数	组名
组间设计	不同性别受试者的 BMI 有差异吗?	BMI	性别	2	组 1:男性
					组 2:女性
	不同学历人群的生活满意度有差异吗?	生活满意度	学历	4	组 1:小学
					组 2:中学
					组 3:大学
					组 4:研究生
	现代理疗和传统康复理疗对脑卒中患者的疗效是否存在差异?	脑卒中疗效	理疗方式	2	组 1:现代理疗
					组 2:传统康复理疗
	接受不同治疗方式的视神经瘤患者是否存在预后差异?	视神经瘤预后	治疗方法	3	组 1:保守治疗
					组 2:手术治疗
					组 3:化疗

续表

设计类型	研究问题	因变量	自变量		
			名称	组数	组名
组内设计	运动前后受试者的心率是否发生变化？	心率	时间	2	组1：运动前
					组2：运动后
	高强度体育锻炼干预前、干预1周后和干预2周后，受试者的C反应蛋白浓度是否存在差异？	C反应蛋白浓度	时间	3	组1：干预前
					组2：干预1周后
					组3：干预2周后
	与未实施绩效方案时相比，实施绩效方案后医护人员的工作效率是否有变化？	工作效率	绩效方案	2	组1：未实施绩效方案
					组2：实施绩效方案
	儿童对3种不同颜色检查灯光的反应速度是否存在差异？	反应速度	灯光颜色	3	组1：红色
					组2：黄色
					组3：蓝色

3.5　判断协变量

在差异分析中，如果关注因变量和一个分类型主要自变量之间的关系，同时需要考虑其他因素的影响，这就需要纳入协变量。纳入协变量是为了去除该因素对主要观察变量差异的影响。调整该因素后，可以更加准确地分析两个主要观察变量之间的差异。示例见表 3.7。

表 3.7　判断协变量举例

研究问题	自变量	协变量
调整年龄后，不同性别受试者的 BMI 有差异吗？	性别	年龄
[该研究假设不同性别受试者的 BMI 不同，但怀疑年龄会影响 BMI。因此，该研究调整年龄后，分析 BMI 在性别间的差异]	[分类变量]	[连续变量]
调整患者自评健康后，接受不同治疗方式的视神经瘤患者是否存在预后差异？	治疗方式	自评健康
[该研究假设不同治疗方式的预后不同，但怀疑患者自评健康会影响预后。因此，该研究调整患者自评健康评分后，分析不同治疗方式的预后差异]	[分类变量]	[连续变量]
调整 BMI 后，酗酒者和非酗酒者的谷丙转氨酶水平有差异吗？	酗酒	BMI
[该研究假设酗酒者的谷丙转氨酶水平更高，但怀疑 BMI 会影响谷丙转氨酶水平。因此，该研究调整 BMI 后，分析谷丙转氨酶水平在酗酒者与非酗酒者之间的差异]	[分类变量]	[连续变量]

3.6　判断因变量的数量

医学领域多关注对一个因变量与一个或多个自变量之间的分析，很少联合多个因变量开展统计检验。但其实，很多研究同时包含多个连续型因变量。例如，分析干预一段时间后酗酒者和非酗酒者身体健康水平的差异，往往会收集一系列的健康指标，如谷丙转氨酶、血压、血糖、甘油三酯等。针对该类研究，有 2 种统计分析方法：①分别对每一个因变量进行分析，开展多项统计检验；②联合多个因变量，在一项检验中分析所有数据。第 1 种方法是医学领域常用的处理方式，以下只介绍分别对每个因变量进行分析的情况。

3.7　检验方法的选择

3.7.1　组间设计

1. 只有 1 个自变量

（1）自变量有 2 组

1）因变量为连续变量：采用独立样本 t 检验。该检验适用于分析连续型因变量在 2 个独立分组之间的均值差异。

2）因变量为有序分类变量：采用 Mann-Whitney U 检验。该检验又称 Wilcoxon-Mann-Whitney 检验，是适用于分析连续型或有序分类型因变量在 2 组之间差异的非参数检验方法。

3）因变量为二分类变量，可采用以下几种检验。

A. 卡方检验：如果满足最小样本量的要求，可以通过卡方检验比较两组间构成比的差异。

B. 相对风险（RR 值）：是前瞻性队列研究或临床随机对照试验（RCT）中的常用指标，可以在一定条件下比较两个比例之间的关系，但其提示的结果是比值而不是差异。

C. 比值比（OR 值）：可以计算多类研究的差异，也是很多统计检验（如二分类 Logistic 回归）的常用指标。在相对风险指标不适用的病例对照研究中，比值比仍可以很好地反映结果。

D. Fisher 精确检验：可以用于检验两个比例之间的统计学差异。

4）因变量为无序分类变量：采用卡方检验。该检验可以用于分析无序分类变量之间的关系，不区分自变量和因变量，因变量和自变量互换统计结果不变。

（2）自变量包含 3 个及以上组别

1）因变量为连续变量：采用单因素方差分析。该检验适用于分析连续型因变量在 2 个或多个独立分组之间的均值差异。包含 3 个及以上组别时可以进行两两比较，分析差异来源。

2）因变量为有序分类变量：采用 Kruskal-Wallis H 检验。该检验是非参数检验方法，适用于分析连续型或有序分类型因变量在 2 组或多组之间的差异。

3）因变量为二分类变量或无序分类变量：采用卡方检验。该检验可用于分析无序分类变量之间的关系，也可以用于分析二分类变量在 3 个及以上组别之间的差异。如果存在差异，可以进行两两比较，分析差异来源。

2. 包含 2 个及以上自变量　包含 2 个及以上自变量时，如果关注因变量和 1 个主要自变量之间的关系，同时需要考虑另外 1 个因素对其差异的影响，可以使用单因素协方差分析。除此之外，一般采用回归分析的方法。

3.7.2　组内设计

1. 只有 1 个自变量

（1）自变量有 2 组

1）因变量为连续变量：采用配对样本 t 检验。该检验适用于分析配对样本的均值差异。研究对象可以是不同时间或不同干预下的同一群体，也可以是根据特征因素匹配的不同群体。

2）因变量为有序分类变量：采用 Wilcoxon 符号秩检验。该检验是配对样本 t 检验相应的非参数统计方法。研究对象可以是不同时间或不同干预下的同一群体，也可以是根据特征因素匹配的不同群体。

3）因变量为二分类变量：采用配对卡方检验。该检验适用于分析二分类因变量在 2 个非独立分组之间的差异，常用于前后对比测量研究和病例对照研究。

4）因变量为无序分类变量：采用广义估计方程（GEE）。该检验可以用于分析连续型或分类型因变量的重复测量数据。

（2）自变量包含 3 个及以上组别

1）因变量为连续变量：采用单因素重复测量方差分析。该检验是配对样本 t 检验的延伸，适用于分析因变量在 3 个及以上非独立分组之间的均值差异。研究对象应是不同时间或不同干预下的同一群体。

2）因变量为有序分类变量：采用 Friedman 检验。该检验是单因素重复测量方差分析对应的非参数分析方法，适用于分析 3 个及以上非独立分组的组间差异。

3）因变量为二分类变量：采用 Cochran's Q 检验。该检验适用于分析二分类因变量在 3 个及以上非独立分组之间的差异。虽然该检验也可以用于分析 2 个非独立分组之间的差异，但当分组只有 2 组时仍常用配对卡方检验。该检验可以联合两两比较，分析差异来源。

4）因变量为无序分类变量：采用广义估计方程。该检验可以用于分析连续型或分类型因变量的重复测量数据。

2. 包含 2 个或以上自变量　采用广义估计方程。该检验可以用于分析连续型或分类型因变量的重复测量数据，且不限组内变量、组间变量的数量。

3.7.3　混合设计

采用广义估计方程。该检验可以用于分析连续型或分类型因变量的重复测量数据，且不限组内变量、组间变量的数量。

第 4 章　一致性检验

4.1　是否进行一致性检验

一致性检验主要分为 4 种：①重测一致性，用于分析同一检测方法多次测量的一致性；②观察者一致性，用于分析不同观察者对同一研究对象进行评估的一致性；③内部一致性，用于分析测量工具（如量表）中不同问题对同一事物的测量信度；④诊断试验一致性，用于判断新方法与金标准的检验结果的一致性。示例见表 4.1。

表 4.1　一致性检验研究举例

研究问题	描述
新型血压仪测量血压时的一致性如何？	用新型血压仪分别测量同一组受试者在两天同一时间段的血压。研究者拟分析该新型血压仪的重测一致性，即两次测量的血压值是否一致
放射科医生对 MRI 检查结果严重程度的判断一致吗？	研究者拟分析两位放射科医生对疾病严重程度诊断的一致性。现收集 50 位研究对象的 MRI 检查结果，并要求放射科医生分别对每份 MRI 检查给予最轻到最重 5 个等级的临床诊断，即评估观察者一致性
在新的目标人群中，现有生活满意度问卷的测量信度如何？	研究者有一个评价 20～30 岁青年受试者生活满意度的问卷，包含 10 个问题，拟在 30～50 岁人群中应用，现需评估该问卷在新目标人群中使用的可靠性，即内部一致性
与病理检查（金标准）相比，通过 CT 指征预测肺癌的可靠性如何？	病理检查是确诊肺癌的金标准，但因为有创，所以不能作为常规检查。研究者拟分析 CT 指征能否作为替代检查，帮助肺癌诊断。因此，该研究者收集了 20 位受试者的 CT 和病理检查结果，尝试分析两种检验方法的一致性

4.2　判断研究设计类型

4.2.1　重测一致性

重测一致性是检验某一检测方法多次测量的一致性。假如研发了一种新的测量工具（如问卷或某种生物标志物的检测试剂），研究者拟分析该测量工具的可靠性，即分别对同一位受试者进行两次检测，检测结果是否一样。在理想情况下，同一时间段两次测量同一组受试者的血压，如果测量工具可靠，那么每位受试者两次得到的血压值应该一致。重测一致性就是对该类情况进行检验，分析同一组研究对象经过多次检测后，检测结果的一致性。示例见表 4.2。

表 4.2　重测一致性研究举例

研究问题	描述
新型血压仪测量血压的一致性如何？	用新型血压仪分别测量同一组受试者在两天同一时间段的血压。研究者拟分析该新型血压仪的重测一致性，即两次测量的血压值是否一致
患者自评健康情况可靠吗？	研究者拟分析患者自评健康的可靠性，在没有外界干预和改变的情况下，分别于两个时间点收集同一群患者的自评健康数据。那么，这两次收集的患者自评健康数据是否一致
电子体温计测量体温的一致性如何？	通过电子体温计测量患者体温 3 次，分析 3 次检测结果的一致性

4.2.2　观察者一致性

观察者一致性常用于分析两位及以上观察者对同一研究对象进行评估的一致性。举例来说，研究者拟分析两位放射科医生对疾病严重程度诊断的一致性。现收集了 50 位研究对象的 MRI 检查结果，并要求放射科医生分别对每份 MRI 检查给予最轻到最重 5 个等级的临床诊断。如果一位医生给其中一位患者 MRI 的诊断为最重（5 分），但另一位医生的诊断为轻度（2 分），那么就说明这两位医生对该患者 MRI 的诊断结果不一致。如果两位医生对每位患者的诊断结果都基本一致，甚至完全一样，这样就能够说明这两位医生的诊断一致性较好。观察者一致性研究设计就是用来分析这类情况的，通过统计学方法判断观察者评估结果的一致性。示例见表 4.3。

表 4.3　观察者一致性研究举例

研究问题	描述
放射科医生对 MRI 检查结果严重程度的判断一致吗？	研究者拟搜集 50 位研究对象的 MRI 检查结果，并由两位放射科医生分别对每份 MRI 检查给予最轻到最重 5 个等级的临床诊断，以此分析两位放射科医生对疾病严重程度诊断的一致性
内科医生通过听诊判断既往心脏病病史的一致性如何？	研究者拟请两位心内科医生对 85 位患者进行心区听诊，分别判断每位患者的心脏病既往史，以此分析两位心内科医生通过听诊判断患者心脏病病史的一致性
体操评委对体操表演评分的一致性如何？	研究者拟分析 7 位体操评委对 20 位体操运动员评分的一致性

4.2.3　内部一致性

内部一致性常应用于量表信效度检验，适用于分析测量工具中一组题目对研究对象的测量信度。在实际研究中，很多事物或态度是不能直接被测量的，比如工作积极性，研究者常需要设计一组题目间接反映它们的真实情况。但这些题目是否可以实现研究目的，就需要通过统计方法进一步分析。举例来说，研究者拟通过 5 个问题测量受试者的工作积极性，内部一致性检验可以帮助研究者分析这 5 个问题在测量工作积极性上的一致性。示例见表 4.4。

表 4.4　内部一致性研究举例

研究问题	描述
现有的 5 个问题在测量工作积极性上的一致性如何?	研究者拟通过 5 个问题(量表条目)测量受试者的工作积极性,现需要判断这 5 个问题在测量工作积极性时是否一致
在新的目标人群中,现有生活满意度问卷的测量信度如何?	研究者有一个评价 20~30 岁青年受试者生活满意度的问卷,包含 10 个问题,拟在 30~50 岁人群中应用,现需评估该问卷在新目标人群中使用的可信性,即内部一致性

4.2.4　诊断试验一致性

在疾病或生物标志物的检测上常存在金标准,但研究者往往会提出一些新的检测方法,或方便或成本低或依从性更高,希望分析这些新检测方法与金标准检测结果的可重复性,即开展诊断试验一致性研究。示例见表 4.5。

表 4.5　诊断试验一致性

研究问题	描述
与病理检查(金标准)相比,通过 CT 指征预测肺癌的可靠性如何?	病理检查是确诊肺癌的金标准,但因为有创,所以不能作为常规检查。研究者拟分析 CT 指征能否作为替代检查,帮助肺癌诊断。因此,该研究者搜集了 20 位受试者的 CT 和病理检查结果,尝试分析两种检验方法的一致性
与乳腺 X 线检查(金标准)相比,通过胸部扣诊检测乳腺癌的可靠性如何?	现有一项诊断试验,拟分析胸部扣诊作为一种筛检方法诊断乳腺癌的可靠性。有 1000 位受试者,每位受试者均经过胸部扣诊和乳腺 X 线检查,研究分析这两种检查方法的一致性

4.3　判断重复测量次数

确定开展重测一致性或观察者一致性研究时,需要进一步判断重复测量的次数来选择合适的检验方法,一般分为重复测量 2 次或重复测量 3 次及以上。

重测一致性的示例见表 4.6。观察者一致性的示例见表 4.7。

表 4.6　重测一致性研究判断重复测量次数举例

研究问题	描述
新型血压仪测量血压的一致性如何?	用新型血压仪分别测量同一组受试者在两天同一时间段的血压。研究者拟分析该新型血压仪的重测一致性,即两次测量的血压值是否一致 [重复测量 2 次]
患者自评健康情况可靠吗?	研究者拟分析患者自评健康的可信性,在没有外界干预和改变的情况下,分别于两个时间点收集同一群患者的自评健康数据,那么这两次收集的患者自评健康数据是否一致 [重复测量 2 次]
电子体温计测量体温的一致性如何?	通过电子体温计测量患者体温 3 次,分析 3 次检测结果的一致性 [重复测量 3 次及以上]

表 4.7　观察者一致性研究判断重复测量次数举例

研究问题	描述
放射科医生对 MRI 检查结果的严重程度判断一致吗？	研究者拟搜集 50 位研究对象的 MRI 检查结果，并由两位放射科医生分别对每份 MRI 检查给予"最轻"到"最重"5 个等级的临床诊断，以此分析两位放射科医生对疾病严重程度诊断的一致性 [重复测量 2 次]
心内科医生通过听诊判断既往心脏病病史的一致性如何？	研究者拟请两位心内科医生分别对 85 位患者进行心区听诊，判断每位患者的心脏病既往史，以此分析两位心内科医生通过听诊判断患者心脏病病史的一致性 [重复测量 2 次]
体操评委对体操表演评分的一致性如何？	研究者拟分析 7 位体操评委对 20 位体操运动员评分的一致性 [重复测量 3 次及以上]

4.4　选择检验方法

4.4.1　重测一致性或观察者一致性

1. 连续变量　重复测量 2 次、3 次及以上：采用组内相关系数（ICC）。该检验常用于评价不同测量方法或观察者对同一研究对象测量结果的一致性。在诊断试验中，也常常使用 ICC 指标评价不同标准对同一组试验结果进行诊断的可重复性。

2. 有序分类变量

（1）重复测量 2 次

1）加权 Kappa 系数：该检验方法是 Kappa 一致性检验针对有序分类变量的延伸，适用于开展重测一致性、观察者一致性和诊断试验一致性分析。

2）Kendall 协同系数：该检验又称 Kendall's W 系数，适用于开展重测一致性、观察者一致性和诊断试验一致性分析。

（2）重复测量 3 次及以上：采用 Kendall 协同系数。该检验又称 Kendall's W 系数，可以进行 2 次或多次（3 次及以上）重复测量的一致性分析。

3. 无序分类变量

（1）2 次重复测量：采用 Kappa 一致性检验。该检验又称 Cohen's Kappa，常用于对比两项检验结果的可重复性，多用于重测一致性、观察者一致性和诊断试验一致性分析。

（2）重复测量 3 次及以上：采用 Fleiss' Kappa 系数。该检验适用于分析重复测量 3 次及以上且测量结果是无序分类变量的重测一致性或观察者一致性检验。SPSS 没有内置操作模块，但可以通过拓展包输出结果。

4.4.2　内部一致性

克朗巴哈系数（Cronbach's α），该检验可以用于评价连续变量的内部一致性，也常用于检测有序分类变量和二分类变量的内部一致性。

4.4.3　诊断试验一致性

（1）连续变量

1）组内相关系数（ICC）：该检验常用于评价不同测量方法或不同观察者对同一研究对象进行测量的结果的一致性。在诊断试验中，也常常使用 ICC 指标评价不同标准对同一组试验结果的可重复性。

2）Bland-Altman 分析：该方法是一种绘图分析方法，通常以"95%一致性界限"，用图形直观地反映出诊断试验测量结果的一致性。

（2）有序分类变量

1）加权 Kappa 系数：该检验方法是 Kappa 一致性检验针对有序分类变量的延伸，适用于开展重测一致性、观察者一致性和诊断试验一致性分析。

2）Kendall 协同系数：该检验又称 Kendall's W 系数，适用于开展重测一致性、观察者一致性和诊断试验一致性分析。

（3）无序分类变量：Kappa 一致性检验。该检验又称 Cohen's Kappa，常用于对比两项检验结果的可重复性，多用于重测一致性、观察者一致性和诊断试验一致性分析。

第5章 单样本分析

5.1 是否进行单样本分析

单样本分析主要用于：①对变量进行描述；②对比样本与已知分布的差异。单样本分析中仅包含一个变量的一组数据。例如，研究者拟分析 50~60 岁男性的血压情况。其中，血压是该研究中唯一的变量，50~60 岁男性是唯一的分组，这时就适合使用单样本分析。当然，单样本分析也常作为其他统计分析的基础，帮助研究者了解各变量的基本情况。单样本分析的示例见表 5.1。

表 5.1 单样本分析举例

描述分析示例	分布检验示例
50~60 岁男性血压的平均值是多少?离散程度如何?	50~60 岁男性的血压值是否服从正态分布？研究纳入的 100 例样本是否可以代表所有 50~60 岁男性的血压?
在某医院进行心脏手术 1 年后，不同疗效（痊愈、好转、不变、变差）的患者各占的比例?	在某医院进行心脏手术 1 年后，不同疗效（痊愈、好转、不变、变差）占比分布与全市所有医院的总体分布是否一致?
50~60 岁男性中有多大的比例患有高血压？患高血压者和未患者哪个比例高?	已知全国 50~60 岁的男性中有 35%患有高血压，研究纳入的样本与全国总体是否存在差异?
某城市青年人喜欢在早高峰选择何种方式出行，自行车、私家车、出租车、地铁还是公交车？不同出行方式的比例是多少?	既往研究已提示 2015 年某城市青年人喜欢在早高峰选择的出行方式，那么 2019 年该城市青年人的出行方式是否发生了变化?

5.2 判断研究目的

单样本分析主要分为描述分析和分布检验两类。其中，描述分析主要反映数据的集中趋势和离散程度。例如，研究 50~60 岁男性的血压情况时，需要了解血压的均值、中位数、标准差、偏度等描述性统计指标。分布检验主要提示研究样本与已知或假设总体的关系，即研究样本是否服从正态分布、均匀分布、指数分布以及泊松分布等。例如，研究 50~60 岁男性的血压时，研究者需要分析血压样本的分布情况，检验其是否满足正态分布。再如，分析队列中每年因吸烟死于肺癌的人数时，需检验数据是否满足泊松分布。描述分析和分布检验的区别见表 5.2。

表 5.2　描述分析和分布检验的区别

单样本分析类型	区别
描述分析	描述数据频数、集中趋势和离散程度等
分布检验	分析研究样本与已知或假设总体/分布的关系

5.3　选择检验方法

5.3.1　描述分析

1. **连续变量**　许多检验方法都可以输出连续变量的集中趋势（如均值）、离散程度（如标准差）及数据形状（如偏度）。

2. **分类变量**　SPSS 可以输出分类变量的绝对频数（如频次）和相对频数（如百分比）等。

5.3.2　分布检验

1. **连续变量**　采用 Kolmogorov-Smirnov 检验。该检验可用于判断数据是否服从正态分布、均匀分布、指数分布或泊松分布。

2. **有序分类变量或无序分类变量**　采用卡方拟合优度检验。该检验适用于分析分类变量是否服从已知或假设分布。

3. **二分类变量**　采用二项分布检验。该检验适用于分析二分类变量是否服从已知或假设分布，可用卡方拟合优度检验代替。

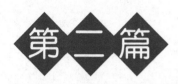

第二篇

统计分析方法及 SPSS 操作

第6章 单样本 t 检验

6.1 问题与数据

某研究者拟开展一项健康调查，在开展该研究之前，拟了解所招募的 40 名研究对象的体重指数（BMI）是否具有代表性。根据既往研究报道，目标人群的 BMI 均值为 24kg/m^2。该研究者拟分析所招募的研究对象的 BMI 均值是否也为 24kg/m^2。部分数据见图 6.1。

6.2 对问题的分析

研究者拟分析样本均值与总体均值是否不同，即判断招募研究对象的 BMI 均值与总体人群 BMI 均值 24 之间是否有差异。针对这种情况，可以使用单样本 t 检验，但需要先满足 4 项假设。

假设 1：观测变量为连续变量。本研究中的 BMI 为连续变量。

假设 2：观测值相互独立。本研究中各位研究对象的信息都是独立的，不存在相互干扰作用。

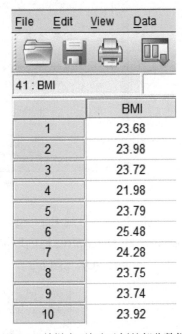

图 6.1　单样本 t 检验示例的部分数据

假设 3：观测变量不存在显著的异常值。

假设 4：观测变量接近正态分布。

假设 1 和假设 2 取决于研究设计和数据类型。本研究数据符合假设 1 和假设 2。那么应该如何检验假设 3 和假设 4 并进行单样本 t 检验呢？

6.3 SPSS 操作

6.3.1 检验假设 3：观测变量不存在显著的异常值

在主界面点击 Analyze→Descriptive Statistics→Explore，在 Explore 对话框中，将变量 BMI 选入 Dependent List（图 6.2）。

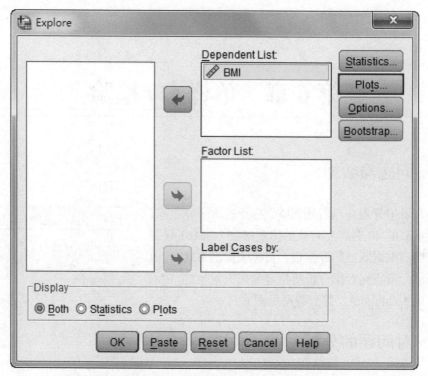

图 6.2　正态性检验 Explore 对话框

点击 Plots，出现 Explore：Plots 对话框，保留 Boxplots 内系统默认选项 Factor levels together，在 Descriptive 栏内取消选择 Stem-and-leaf，在下方勾选 Normality plots with tests。点击 Continue→OK（图 6.3）。

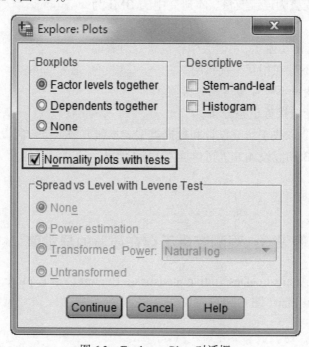

图 6.3　Explore：Plots 对话框

经上述操作，SPSS 输出箱线图，研究者可根据箱线图判断数据中是否存在异常值（图 6.4）。

SPSS 中，数据点与箱子边缘的距离大于 1.5 倍箱身长度，则定义为异常值，以圆点（°）表示；与箱子边缘的距离大于 3 倍箱身长度，则定义为极端值，以星号（＊）表示。圆点或星号附近的数值是 SPSS 系统的自动编码（Data View 窗口中最左侧一列中的编码，图 6.1）。从图 6.4 可以看出，本研究数据中没有显著异常值，满足假设 3。

如果箱线图如图 6.5 所示，则提示数组有疑似异常值。该图提示，第 17 位研究对象的数据为疑似极端值，数据值大于 3 倍箱距。第 21 位研究对象的数据为疑似异常值，数据值大于 1.5 倍箱距。

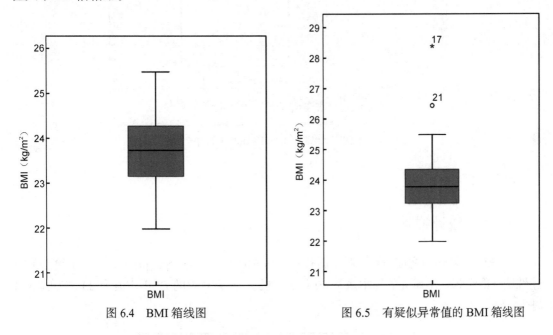

图 6.4　BMI 箱线图　　　　　图 6.5　有疑似异常值的 BMI 箱线图

6.3.2　检验假设 4：观测变量接近正态分布

正态性可以使用 Shapiro-Wilk 检验来判断。检验假设 4 时，在 Explore：Plots 对话框中勾选 Normality plots with tests 后，结果会输出正态性检验的结果（图 6.6）。

	Kolmogorov-Smirnov[a]			Shapiro-Wilk		
	Statistic	df	Sig.	Statistic	df	Sig.
BMI	.076	40	.200[*]	.981	40	.710

*. This is a lower bound of the true significance.

a. Lilliefors Significance Correction.

图 6.6　Tests of Normality 结果

一般来说，如果数据接近正态分布，那么 Shapiro-Wilk 检验的 P 大于 0.05；反之，如果数据并不接近正态分布，那么 Shapiro-Wilk 检验的 P 小于 0.05。本研究中，数据接近于正态分布（$P > 0.05$），满足假设 4。

6.3.3　单样本 *t* 检验

在主界面点击 Analyze→Compare Means→One-Sample T Test，在 One-Sample T Test 对话框中，将 BMI 变量放入 Test Variable(s)，并将对比的总体均值（本研究为 24）输入 Test Value 栏。点击 OK（图 6.7）。

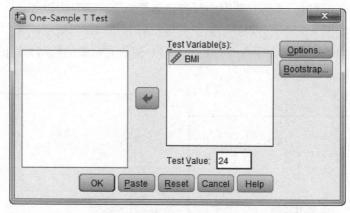

图 6.7　单样本 *t* 检验（One-Sample T Test）对话框

6.4　结果解释

6.4.1　统计描述

在进行结果解释之前，需要对数据有一个基本的了解，One-Sample Statistics 中给出了描述性统计的结果。本研究的样本量是 40（"N"栏），研究对象的 BMI 均值为 23.672±0.884（图 6.8）。

	N	Mean	Std. Deviation	Std. Error Mean
BMI	40	23.6725	.88432	.13982

图 6.8　One-Sample Statistics 结果

6.4.2　单样本 *t* 检验

One-Sample T Test 给出了对比的总体均值（Test Value=24），研究对象 BMI 均值与总体人群 BMI 均值的差值及 95%置信区间（CI）等统计量。

从标注部分可以看出，研究对象 BMI 均值与总体人群 BMI 均值的差值为−0.328（"Mean Difference"栏），95%CI 为−0.610～−0.045（"95% Confidence Interval of the Difference"栏）。结果显示，研究对象的 BMI 均值与总体人群 BMI 均值的差异有统计学意义（*t*=−2.342，*P*=0.024）（图 6.9）。

	Test Value = 24					
	t	df	Sig. (2-tailed)	Mean Difference	95% Confidence Interval of the Difference	
					Lower	Upper
BMI	-2.342	39	.024	-.32750	-.6103	-.0447

图 6.9　One-Sample T Test 结果

6.5　撰写结论

本研究采用单样本 *t* 检验判断研究对象 BMI 均值与总体人群 BMI 均值是否有差异。研究数据不存在显著异常值，且接近正态分布。结果显示，研究对象 BMI 均值为 23.673±0.884，与总体人群 BMI 均值 24 的差值为−0.328（95%CI：−0.610～−0.045）。单样本 *t* 检验结果提示，研究对象的 BMI 均值与总体人群 BMI 均值的差异有统计学意义（*t*=−2.342，*P*=0.024）。

第7章　独立样本 t 检验

7.1　问题与数据

某班级老师拟比较该班级本次考试中，男生和女生的考试成绩是否有差异。该班级男生和女生各有 20 名，变量名记录为 gender，分别赋值为 1 和 2，考试成绩变量名记录为 score，部分数据见图 7.1。

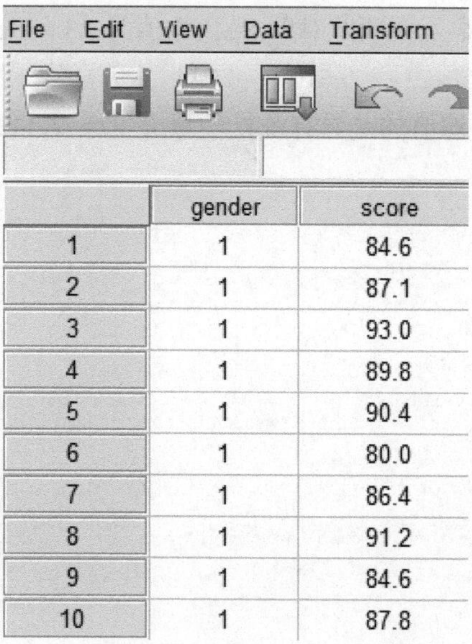
File Edit View Data Transform
gender score
1 1 84.6
2 1 87.1
3 1 93.0
4 1 89.8
5 1 90.4
6 1 80.0
7 1 86.4
8 1 91.2
9 1 84.6
10 1 87.8

图 7.1　独立样本 t 检验示例的部分数据

7.2　对问题的分析

研究者拟分析两组数据均值是否有差异，即判断男生和女生的成绩是否有差异。针对这种情况，可以使用独立样本 t 检验，但需要先满足 6 项假设。

假设 1：观测变量为连续变量。本研究中的成绩为连续变量。

假设 2：观测变量可分为 2 组。本研究中分为男生和女生。

假设 3：观测值之间相互独立。本研究中各位研究对象的信息都是独立的，不存在相互干扰。

假设 4：观测变量不存在显著的异常值。

假设 5：观测变量在各组内接近正态分布。

假设 6：两组的观测变量的方差相等。

假设 1～3 取决于研究设计和数据类型。本研究数据符合假设 1～3。那么应该如何检验假设 4～6，并进行独立样本 t 检验呢？

7.3　SPSS 操作

假设 4 和假设 5 可通过以下方式检验。假设 6 的检验结果可在结果解释部分查看。

7.3.1　检验假设 4：观测变量不存在显著的异常值

在主界面点击 Analyze→Descriptive Statistics→Explore，弹出 Explore 对话框（图 7.2）。在对话框中将 score 变量放入 Dependent List 栏，并将 gender 变量放入 Factor List 栏。

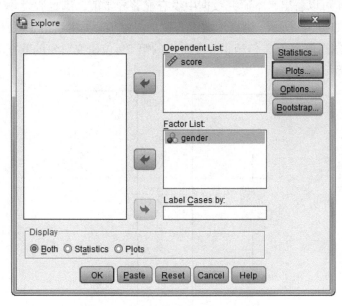

图 7.2　正态性检验 Explore 对话框

点击 Plots，出现 Explore：Plots 对话框，取消对 Descriptive 栏内 Stem-and-leaf 选项的选择，并勾选 Normality plots with tests 选项，点击 Continue→OK（图 7.3）。

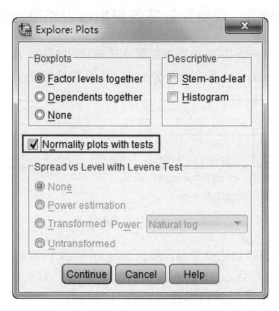

图 7.3　Explore：Plots 对话框

经上述操作，SPSS 输出箱线图（图 7.4）。

SPSS 中，数据点与箱子边缘的距离大于 1.5 倍箱身长度，则定义为异常值，以圆点（○）表示；与箱子边缘的距离大于 3 倍箱身长度，则定义为极端值，以星号（*）表示。圆点或星号附近的数值由 SPSS 系统的自动编码（Data View 窗口中最左侧一列中的编码，图 7.1）。从图 7.4 可以看出，本研究数据中没有显著异常值，满足假设 4。

如果箱线图如图 7.5 所示，则提示数组有疑似异常值。男生组第 13 位研究对象的数据为疑似极端值，数据值大于 3 倍箱距。女生组的第 29 位研究对象的数据为疑似异常值，数据值大于 1.5 倍箱距。

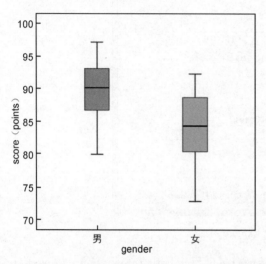

图 7.4　不同性别学生组考试成绩箱线图　　　图 7.5　不同性别学生组有疑似异常值的箱线图

7.3.2　检验假设 5：观测变量在各组内接近正态分布

正态性可以使用 Shapiro-Wilk 检验来判断。检验假设 4 时，在 Explore：Plots 对话框中勾选 Normality plots with tests 后，结果会输出正态性检验的结果（图 7.6）。

	gender	Kolmogorov-Smirnov[a]			Shapiro-Wilk		
		Statistic	df	Sig.	Statistic	df	Sig.
score	男	.083	20	.200[*]	.980	20	.928
	女	.089	20	.200[*]	.962	20	.583

*. This is a lower bound of the true significance.

a. Lilliefors Significance Correction.

图 7.6　正态性检验的结果

一般来说，如果数据接近正态分布，那么 Shapiro-Wilk 检验的 P 大于 0.05；反之，如果数据并不接近正态分布，那么 Shapiro-Wilk 检验的 P 小于 0.05。从结果可以看出，男生、女生组内数据均接近于正态分布（$P > 0.05$），满足假设 5。

扩展阅读

对于正态分布的判断，SPSS 提供了多种方法，常用的有 Shapiro-Wilk（W 检验）、Kolmogorov-Smirnov 检验（D 检验）、P-P 图、Q-Q 图，其他有直方图、箱线图、偏度系数、峰度系数等。

1. Shapiro-Wilk（W 检验）和 Kolmogorov-Smirnov 检验（D 检验）

两种检验都属于非参数检验方法。SAS 软件中规定：当样本含量 $n \le 2000$ 时，结果以 Shapiro-Wilk（W 检验）为准；当样本含量 $n > 2000$ 时，结果以 Kolmogorov-Smirnov（D 检验）为准。但是，当样本量较大时，两种方法的假阳性率较高（容易得出 $P < 0.05$，不符合正态分布的结果）。

2. P-P 图、Q-Q 图和直方图

P-P 图以样本的累计频率为横坐标，其对应的正态分布理论累计概率为纵坐标画散点图。当数据与正态分布拟合较好时，图上的点会大致围绕第一象限的对角线分布。

Q-Q 图以样本的分位数为横坐标，其对应的正态分布理论分位数为纵坐标画散点图。当数据与正态分布拟合较好时，图上的点会大致围绕第一象限的对角线分布。

此外，也可以看直方图是否以钟形分布来判断（直方图还可以选择输出正态性曲线）。

3. 正态性检验

W 检验和 D 检验在样本量较小时，容易出现假阴性；样本量过大时，容易出现假阳性。因此，对于正态性检验，应结合多种方法综合判断。此外，t 检验对数据的正态性有一定的耐受能力。如果数据只是稍微偏离正态，或者偏离较多但样本量较大，结果仍然是稳定的。否则，则需要考虑数据转换或采用非参数方法分析。

7.3.3 独立样本 t 检验

在主界面点击 Analyze→Compare Means→Independent-Samples T Test，在弹出的对话框中，将 score 变量放入 Test Variable(s)栏，并将 gender 变量放入 Grouping Variable 栏（图 7.7）。

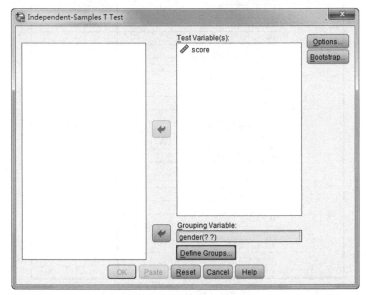

图 7.7 独立样本 t 检验（Independent-Samples T Test）对话框

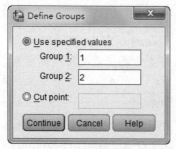

图 7.8　Define Groups 对话框

点击 Define Groups，在 Group 1 栏输入 "1"，在 Group 2 栏输入 "2"，点击 Continue→OK（图 7.8）。

7.4　结果解释

7.4.1　统计描述

在检验假设 6 和结果解释之前，需要对数据有一个基本的了解，Group Statistics 给出了描述性统计的结果。本研究中（图 7.9），男生和女生的样本量分别是 20（"N" 栏）。男生成绩平均值为 89.94（"Mean" 栏），标准差为 4.36（"Std. Deviation" 栏）；女生成绩平均值为 83.80（"Mean" 栏），标准差为 5.69（"Std. Deviation" 栏）。

	gender	N	Mean	Std. Deviation	Std. Error Mean
score	男	20	89.942	4.3622	.9754
	女	20	83.798	5.6933	1.2731

图 7.9　Group Statistics 结果

7.4.2　检验假设 6：两组的观测变量的方差相等

两组的观测变量的方差相等是进行独立样本 t 检验的必要条件。图 7.10 中 Descriptives 表中显示了各组的方差值。

	gender			Statistic	Std. Error
score	男	Mean		89.942	.9754
		95% Confidence Interval for Mean	Lower Bound	87.900	
			Upper Bound	91.984	
		5% Trimmed Mean		90.091	
		Median		90.200	
		Variance		19.029	
		Std. Deviation		4.3622	
		Minimum		80.0	
		Maximum		97.2	
		Range		17.2	
		Interquartile Range		6.6	
		Skewness		-.363	.512
		Kurtosis		-.065	.992
	女	Mean		83.798	1.2731
		95% Confidence Interval for Mean	Lower Bound	81.133	
			Upper Bound	86.463	
		5% Trimmed Mean		83.936	
		Median		84.360	
		Variance		32.414	
		Std. Deviation		5.6933	
		Minimum		72.8	
		Maximum		92.3	
		Range		19.5	
		Interquartile Range		8.7	
		Skewness		-.364	.512
		Kurtosis		-.696	.992

图 7.10　Descriptives 结果

本研究中男生组的方差值为 19.03，女生组的方差值为 32.41。单从这个数据来看，女生组的方差值几乎是男生组的 2 倍，但是这仅仅是抽样数据的方差结果，并不代表两组数据的方差一定不相等。需要通过 Levene 检验，判断两组总体的方差情况（图 7.11）。

		Levene's Test for Equality of Variances		t-test for Equality of Means					95% Confidence Interval of the Difference	
		F	Sig.	t	df	Sig. (2-tailed)	Mean Difference	Std. Error Difference	Lower	Upper
score	Equal variances assumed	1.484	.231	3.831	38	.000	6.1440	1.6038	2.8973	9.3907
	Equal variances not assumed			3.831	35.591	.000	6.1440	1.6038	2.8900	9.3980

图 7.11　Independent-Samples T Test：Levene 检验结果

Levene 检验结果显示，$F=1.484$，$P=0.231$，提示两组数据方差齐，满足假设 6。

一般来说，如果数据满足上述假设，就可以进行独立样本 t 检验。但是如果数据满足假设 1～5，但是不具有等方差性，那么就应该使用 Mann-Whitney U 检验或者 t' 检验。本研究满足假设 1～6，可以进行独立样本 t 检验。

7.4.3　独立样本 t 检验

首先可以看到两组数据的对比分析，如图 7.12 中标注部分。男生和女生成绩的差值为 6.14（"Mean Difference" 栏），95%CI：2.90～9.39（"95% Confidence Interval of the Difference" 栏）。

		Levene's Test for Equality of Variances		t-test for Equality of Means					95% Confidence Interval of the Difference	
		F	Sig.	t	df	Sig. (2-tailed)	Mean Difference	Std. Error Difference	Lower	Upper
score	Equal variances assumed	1.484	.231	3.831	38	.000	6.1440	1.6038	2.8973	9.3907
	Equal variances not assumed			3.831	35.591	.000	6.1440	1.6038	2.8900	9.3980

图 7.12　独立样本 t 检验（Independent-Samples T Test）结果

图 7.12 中，如果 Levene 检验结果显示方差齐，则读 "Equal variances assumed" 行中的 t 检验结果。如果方差不齐，则读 "Equal variances not assumed" 行中的 t 检验结果。

本研究中，Levene 检验结果显示方差齐（$F=1.484$，$P=0.231$），t 检验结果显示 $t=3.831$，$P<0.001$，提示男生和女生考试成绩存在统计学差异，男生平均成绩高于女生。

7.5　撰写结论

本研究采用独立样本 t 检验判断某班级男生和女生考试成绩的差异。研究数据不存在显著异常值，且在各组内接近正态分布，同时方差齐。结果显示，男生考试成绩（89.94±4.36）高于女生（83.80±5.69），差值为 6.14（95%CI：2.90～9.39）。独立样本 t 检验结果提示 $t=3.831$，$P<0.001$，说明男生和女生考试成绩存在统计学差异，男生平均成绩高于女生。

第 8 章　配对样本 t 检验

8.1　问题与数据

某研究者拟分析某种药物是否可以降低低密度脂蛋白胆固醇（LDL-C）水平，招募了 20 名研究对象，测量基线低密度脂蛋白胆固醇水平，记录为 LDL1，然后对患者进行 4 周的药物干预后，再次测量低密度脂蛋白胆固醇水平，记录为 LDL2，收集的部分数据见图 8.1。

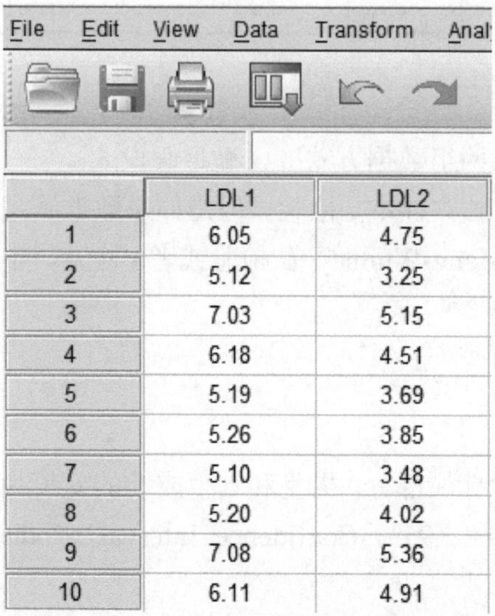

	LDL1	LDL2
1	6.05	4.75
2	5.12	3.25
3	7.03	5.15
4	6.18	4.51
5	5.19	3.69
6	5.26	3.85
7	5.10	3.48
8	5.20	4.02
9	7.08	5.36
10	6.11	4.91

图 8.1　配对样本 t 检验示例的部分数据

8.2　对问题的分析

研究者拟探索 2 个相关（配对）组别间的均数是否存在差异，可以使用配对样本 t 检验。使用配对样本 t 检验时，需要考虑 4 项假设。

假设 1：观测变量为连续变量。

假设 2：分组变量包含两个分类，并且相关（配对）。

假设 3：两个相关（配对）组别间观测变量的差值没有明显异常值。

假设 4：两个相关（配对）组别间观测变量的差值近似服从正态分布。

假设 1 和假设 2 取决于研究设计和数据类型。本研究数据满足假设 1 和假设 2。那么应该如何检验假设 3 和假设 4，并进行配对样本 t 检验呢？

8.3　SPSS 操作

8.3.1　检验假设 3：两个相关（配对）组别间观测变量的差值没有明显异常值

配对样本 t 检验中，异常值和正态性的假设检验都是基于两组间配对数值的差值进行的。因此，首先需要计算两组观测变量的差值，并把它作为一个新变量储存，变量名为 difference。

在主界面点击 Transform→Compute Variable, 出现 Compute Variable 对话框, 在 Target Variable 中输入 difference(新创建的变量名)。将变量 LDL1 选入 Numeric Expression 框中, 再单击下方的减号 "–", 最后将变量 LDL2 选入 Numeric Expression 框中。点击 OK 生成新变量 difference (图 8.2)。

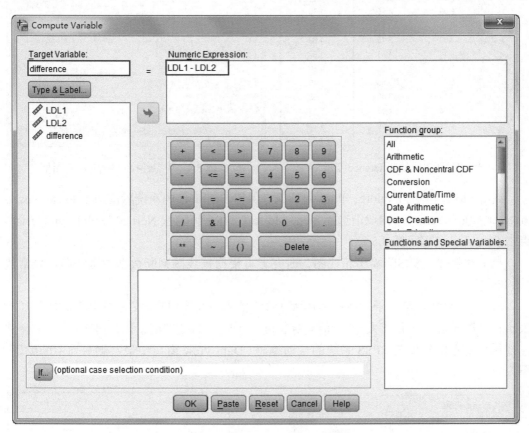

图 8.2　Compute Variable 对话框

本研究中, 两组观测变量差值的计算方法是 LDL1 减 LDL2。实际研究中, 差值的计算方法与研究设计和研究目的有关。本研究关心的是某种药物是否可以降低 LDL 水平, 如果差值是正数, 则说明可以降低, 反之亦然。

此时新变量会同时出现在 Variable View 和 Data View 窗口中。在 Data View 窗口中, 新生成的 difference 变量见图 8.3。

如果差值中的某些取值相比其他值特别大或者特别小, 则称之为异常值。异常值会影响差值的均数和标准差, 因此可能会对最终的统计结果产生较大影响。对于小样本研究, 异常值的影响尤其显著, 因此必须检查差值是否存在明显异常值。

生成差值变量 difference 后, 在主界面点击 Analyze→Descriptive Statistics→Explore, 在 Explore 对话框中, 将变量 difference 选入 Dependent List (图 8.4)。

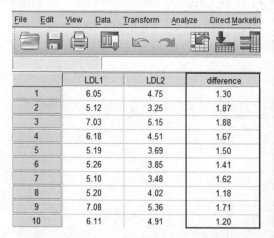

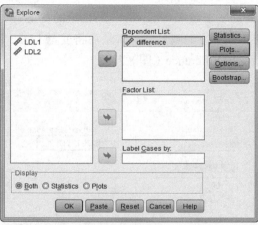

图 8.3　新生成的 difference 变量　　　　图 8.4　正态性检验 Explore 对话框

点击 Plots，出现 Explore：Plots 对话框，保留 Boxplots 内系统默认选项 Factor levels together，在 Descriptive 内取消选择 Stem-and-leaf，在下方勾选 Normality plots with tests。点击 Continue→OK（图 8.5）。

经上述操作，SPSS 输出箱线图，研究者可根据箱线图判断数据中是否存在异常值（图 8.6）。

SPSS 中数据点与箱子边缘的距离大于 1.5 倍箱身长度，则定义为异常值，以圆点（○）表示；与箱子边缘的距离大于 3 倍箱身长度，则定义为极端值，以星号（＊）表示。圆点或星号附近的数值是 SPSS 系统的自动编码（Data View 窗口中最左侧一列中的编码，图 8.1）。

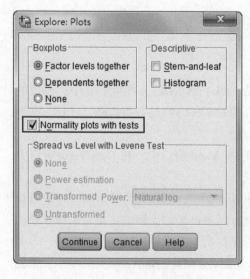

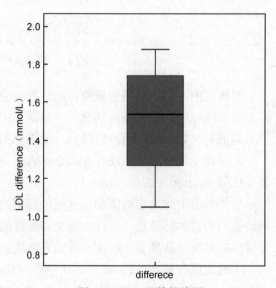

图 8.5　Explore：Plots 对话框　　　　　图 8.6　LDL 差值箱线图

导致数据中存在异常值的原因通常有 3 种：①数据录入错误：首先应该考虑异常值是否由数据录入错误所致。如果是，用正确值进行替换，并重新计算差值，重新进行所有检验。②测量误差：如果没有数据录入错误，接下来考虑是否因为测量误差导致（如仪器故障或超过量程）。通常情况下，大多数的测量误差是不可校正的。③真实的异常值：如果以上两种原因都不是，那最有可能源于真实的异常数据。这类异常值不好处理，但也没有理由将其当作无效值对待。目前它的处理方法比较有争议，还没有一种特别推荐的方法。接下来，列举几种异常值的处理方法。

异常值的处理方法通常有 2 种。①保留异常值：采用非参数检验；或用非最极端的值（如第二大的值）来代替极端值；或做变量转换；或将异常值纳入分析，并认为其对结果不会产生实质影响（可以比较有、无异常值的检验结果）。②剔除异常值：可以直接剔除异常值进行分析，但需要提供剔除异常值的信息，以便读者了解剔除的原因及其可能对结果产生的影响。

8.3.2　检验假设 4：两个相关（配对）组别间观测变量的差值近似服从正态分布

正态性检验有很多方法，这里介绍最常用的 2 种方法：Shapiro-Wilk 正态性检验和 Q-Q 图。检验假设 3 时，在 Explore：Plots 对话框中勾选 Normality plots with tests 后，结果会输出正态性检验的结果。

1. Shapiro-Wilk 正态性检验　如果样本量较少，推荐采用 Shapiro-Wilk 正态性检验。本研究的 Shapiro-Wilk 检验结果如图 8.7 所示。

	Kolmogorov-Smirnov[a]			Shapiro-Wilk		
	Statistic	df	Sig.	Statistic	df	Sig.
difference	.103	20	.200[*]	.934	20	.188

*. This is a lower bound of the true significance.

a. Lilliefors Significance Correction.

图 8.7　正态性检验结果

一般来说，如果数据接近正态分布，那么 Shapiro-Wilk 检验的 P 就大于 0.05；反之，如果数据并不接近正态分布，那么 Shapiro-Wilk 检验的 P 就小于 0.05。本研究中 $P=0.188$，满足假设 4。

如果样本量较大，推荐使用 Q-Q 图等图形方法进行正态判断。因为当样本量较大时，Shapiro-Wilk 检验会把稍稍偏离正态分布的数据也判断为有统计学差异，假阳性率较高。

2. Q-Q 图　通过 Q-Q 图可以更好地了解数据是否服从正态分布，但是不推荐对小样本数据进行正态性判断。本研究中差值 Q-Q 图结果见图 8.8。

如果 Q-Q 图中的数值大致靠近图中的斜线分布，则可以认为数据服从正态分布。本研究中，差值的数据点大致沿着 Q-Q 图的斜线分布，可以认为差值服从正态分布。

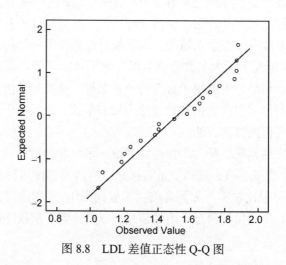

图 8.8　LDL 差值正态性 Q-Q 图

　　如果数据不服从正态分布，有如下 4 种方法进行处理。①数据转换：对转换后呈正态分布的数据进行配对样本 t 检验，而且要对转换后的数据重新做各种检验。对于一些常见的分布，有特定的转换形式，但是对于转换后数据的结果解释可能比较复杂。②使用非参数检验。③直接进行分析：配对样本 t 检验对于稍偏离正态分布的数据有一定的耐受性，但是结果中仍需报告正态性检验的结果。④检验结果的比较：将转换后和未转换的数据分别做配对样本 t 检验，并比较两者的结果；如果结论相同，使用原始数据的分析结果。

8.3.3　配对样本 t 检验

　　在主界面点击 Analyze→Compare Means→Paired-Samples T Test，在 Paired-Samples T Test 对话框中，将变量 LDL1 和 LDL2 选入 Paired Variables 中（图 8.9）。

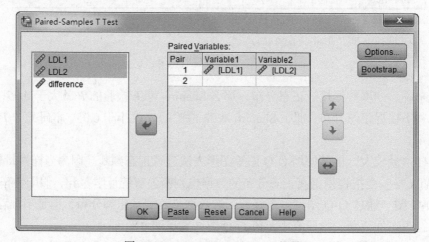

图 8.9　Paired-Samples T Test 对话框

　　SPSS 软件中配对样本 t 检验的差值是用 Variable1 减 Variable2，此步骤即用 LDL1 变量值减 LDL2 变量值。

或者点击对话框右下部的"双向箭头"，则变量 LDL1 和 LDL2 会互换位置。点击 OK，输出结果（图 8.10）。

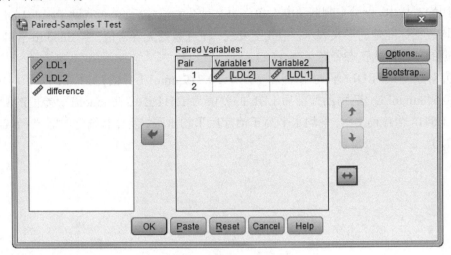

图 8.10　互换变量位置

8.4　结果解释

8.4.1　统计描述

在结果解释之前，需要对数据有一个基本的了解，Paired-Samples Statistics 给出了描述性统计的结果。本研究中，研究对象基线 LDL 平均水平为 5.694±0.717mmol/L，治疗后 LDL 平均水平为 4.183±0.648mmol/L（图 8.11）。

		Mean	N	Std. Deviation	Std. Error Mean
Pair 1	LDL1	5.6942	20	.71747	.16043
	LDL2	4.1829	20	.64788	.14487

图 8.11　Paired-Samples Statistics 结果

8.4.2　配对样本 *t* 检验

Paired-Samples T Test 中给出了两组均数的差值（LDL1 变量减 LDL2 变量），以及差值的变异程度指标。药物治疗前后 LDL 的差值为 1.511±0.276mmol/L，差值的 95%CI：1.382～1.641。差值为正数表示治疗前 LDL 平均水平高于治疗后平均水平，差异有统计学意义（*t*=24.470，*P*<0.001）（图 8.12）。

		Paired Differences							
					95% Confidence Interval of the Difference				
		Mean	Std. Deviation	Std. Error Mean	Lower	Upper	t	df	Sig. (2-tailed)
Pair 1	LDL1 - LDL2	1.51124	.27619	.06176	1.38198	1.64050	24.470	19	.000

图 8.12　Paired-Samples T Test 结果

8.5　撰写结论

利用配对样本 t 检验来判断研究对象经过某种药物治疗后,是否有助于降低 LDL 水平。数据以均数±标准差的形式表示。箱线图发现,研究数据无异常值。经 Shapiro-Wilk 检验,两组数据的差值服从正态分布（ P=0.188 ）。

研究对象基线 LDL 平均水平为 5.694±0.717mmol/L,治疗后 LDL 平均水平为 4.183±0.648mmol/L。药物治疗前后 LDL 的差值为 1.511±0.276mmol/L,差值的 95%CI:1.382～1.641。治疗前 LDL 平均水平高于治疗后平均水平,差异有统计学意义（ t=24.470, P<0.001 ）。

第 9 章　卡方检验和 Fisher 精确检验（2×2）

9.1　问题与数据

某医生拟探讨吸烟与阿尔茨海默病之间的关联性，该医生招募了 100 名研究对象，按照吸烟状态分为两组，其中吸烟者 52 人、不吸烟者 48 人，对他们进行长期随访，收集研究对象发生阿尔茨海默病的终点事件信息。部分数据见图 9.1。

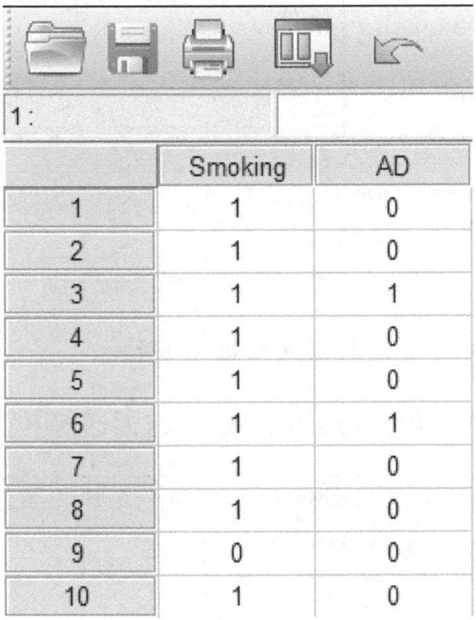

	Smoking	AD
1	1	0
2	1	0
3	1	1
4	1	0
5	1	0
6	1	1
7	1	0
8	1	0
9	0	0
10	1	0

图 9.1　卡方检验（2×2）示例的部分数据

9.2　对问题的分析

研究者拟判断不同吸烟状态发生阿尔茨海默病的风险是否相同。针对这种情况可以使用卡方检验，但需要先满足 3 项假设。

假设 1：存在两个二分类变量。本研究中的吸烟和阿尔茨海默病都是二分类变量。

假设 2：具有相互独立的观测值。本研究中各位研究对象的信息都是独立的，不存在相互干扰作用。

假设 3：样本量足够大，最少的样本量要求为分析中的任一单元格期望频数大于 5。

经分析，本研究数据符合假设 1 和假设 2，那么应该如何检验假设 3，并进行比较呢？

9.3　SPSS 操作

在主界面点击 Analyze→Descriptive Statistics→Crosstabs，弹出 Crosstabs 对话框。将变量 Smoking 和 AD 分别放入 Row（s）栏和 Column（s）栏（图 9.2）。

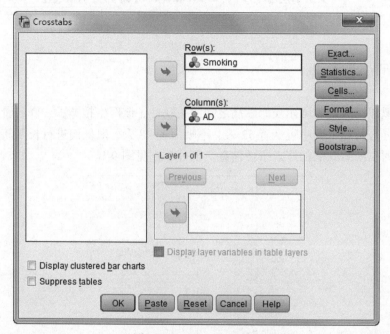

图 9.2　Crosstabs 对话框

点击 Statistics 后，在弹出的 Crosstabs：Statistics 对话框中勾选 Chi-square（图 9.3）。

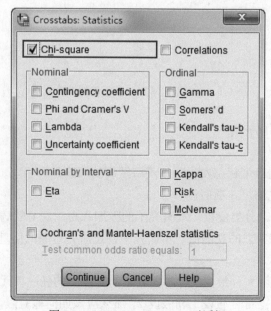

图 9.3　Crosstabs：Statistics 对话框

点击 Continue→Cells，在弹出的对话框中，选择 Counts 栏中的 Expected 选项，选择 Percentage 栏中的 Row 选项，点击 Continue（图 9.4）。

在弹出的 Exact Tests 对话框中点击 Exact，激活 Time limit per test，并默认已填写的数字"5"，点击 Continue→OK（图 9.5）。

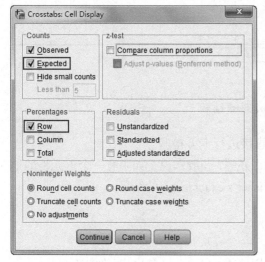

图 9.4　Crosstabs：Cell Display 对话框　　　图 9.5　Exact Tests 对话框

9.4　结果解释

9.4.1　判断研究数据是否满足假设 3

经上述 SPSS 操作，得到的结果如图 9.6、图 9.7 所示。

| | | | AD | | |
			NO	Yes	Total
Smoking	No	Count	30	18	48
		Expected Count	24.5	23.5	48.0
		% within Smoking	62.5%	37.5%	100.0%
	Yes	Count	21	31	52
		Expected Count	26.5	25.5	52.0
		% within Smoking	40.4%	59.6%	100.0%
Total		Count	51	49	100
		Expected Count	51.0	49.0	100.0
		% within Smoking	51.0%	49.0%	100.0%

图 9.6　Crosstabulation 结果

从图 9.6 中可以看出，期望频数（expected count）的最小值是 23.5，大于 5，满足假设 4。Chi-Square Tests 也对该结果做出了提示，见图 9.7 标注部分。

	Value	df	Asymp. Sig. (2-sided)	Exact Sig. (2-sided)	Exact Sig. (1-sided)	Point Probability
Pearson Chi-Square	4.885[a]	1	.027	.030	.022	
Continuity Correction[b]	4.040	1	.044			
Likelihood Ratio	4.927	1	.026	.030	.022	
Fisher's Exact Test				.030	.022	
Linear-by-Linear Association	4.836[c]	1	.028	.030	.022	.014
N of Valid Cases	100					

a. 0 cells (0.0%) have expected count less than 5. The minimum expected count is 23.52.

b. Computed only for a 2x2 table.

c. The standardized statistic is 2.199.

图 9.7　Chi-Square Tests 结果

本研究中，没有小于 5 的期望频数，可以直接进行卡方检验。

如果存在期望频数小于 5 的情况，应该怎么办呢？一般来说，如果有一个单元格的期望频数小于 5，就需要采用 Fisher 精确检验（Fisher's exact test）的结果。

9.4.2　卡方检验

本研究中所有单元格期望频数均大于 5，所以使用 Chi-Square Tests 表格中的 Pearson 卡方检验的结果。Pearson 卡方检验的结果显示 χ^2=4.885，P=0.027，结合 Crosstabulation 结果，吸烟者发生阿尔茨海默病的比例为 59.6%，可知吸烟者发生阿尔茨海默病的风险更高。

9.4.3　Fisher 精确检验

如果存在单元格期望频数小于 5 的情况，那就应该使用 Chi-Square Tests 中的 Fisher 精确检验的结果。Fisher 精确检验的结果显示 P=0.030（图 9.8）。

	Value	df	Asymp. Sig. (2-sided)	Exact Sig. (2-sided)	Exact Sig. (1-sided)	Point Probability
Pearson Chi-Square	4.885[a]	1	.027	.030	.022	
Continuity Correction[b]	4.040	1	.044			
Likelihood Ratio	4.927	1	.026	.030	.022	
Fisher's Exact Test				.030	.022	
Linear-by-Linear Association	4.836[c]	1	.028	.030	.022	.014
N of Valid Cases	100					

图 9.8　Chi-Square Tests：Fisher 精确检验结果

9.5　撰写结论

9.5.1　卡方检验

本研究招募了 100 名研究对象，其中吸烟者 52 人、不吸烟者 48 人。经过长期随访，吸烟者中有 31 人发生阿尔茨海默病（59.6%），不吸烟者中有 18 人发生阿尔茨海默病（37.5%）。Pearson 卡方检验的结果显示 χ^2=4.885，P=0.027，提示吸烟患者发生阿尔茨海默病的风险更高。

9.5.2 Fisher 精确检验

如果具体研究的数据不满足卡方检验使用条件，使用 Fisher 精确检验法比较后，结论为：本研究招募了100 名研究对象，其中吸烟者 52 人、不吸烟者 48 人。经过长期随访，吸烟者中有 31 人发生阿尔茨海默病（59.6%），不吸烟者中有 18 人发生阿尔茨海默病（37.5%）。由于样本量不足，采取 Fisher 精确检验，结果显示 P=0.030，提示吸烟患者发生阿尔茨海默病的风险更高。

第 10 章　卡方检验（2×*C*）

10.1　问题与数据

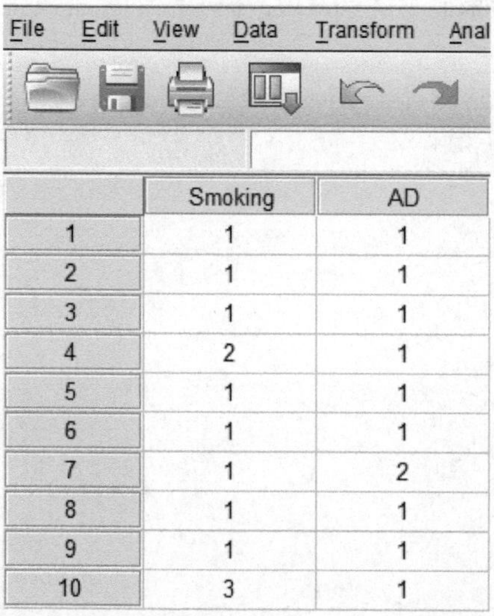

	Smoking	AD
1	1	1
2	1	1
3	1	1
4	2	1
5	1	1
6	1	1
7	1	2
8	1	1
9	1	1
10	3	1

图 10.1　卡方检验（2×*C*）示例的部分数据

某医生拟探讨吸烟（Smoking）与阿尔茨海默病（AD）之间的关联性，该医生招募了 150 名研究对象，按照吸烟状态分为 3 组，其中持续吸烟者 52 人，曾经吸烟者 51 人、从不吸烟者 47 人，对他们进行长期随访，收集研究对象发生阿尔茨海默病的终点事件信息。部分数据见图 10.1。

10.2　对问题的分析

研究者拟判断不同吸烟状态（>2 种）的研究对象阿尔茨海默病的发生情况是否不同。针对这种情况，可以使用卡方检验（2×*C*），但需要先满足 4 项假设。

假设 1：观测变量是二分类变量。本研究中阿尔茨海默病是二分类变量。

假设 2：存在多个分组（>2 个）。本研究有 3 种不同的吸烟状态。

假设 3：具有相互独立的观测值。本研究中各位研究对象的信息都是独立的，不存在相互干扰作用。

假设 4：样本量足够大，最少的样本量要求为分析中的任一单元格期望频数大于 5。

经分析，本研究数据符合假设 1～3，那么应该如何检验假设 4，并进行卡方检验（2×*C*）呢？

10.3　SPSS 操作

10.3.1　计算期望频数

在主界面点击 Analyze→Descriptive Statistics→Crosstabs，弹出 Crosstabs 对话框。将变量 AD 和 Smoking 分别放入 Row（s）栏和 Column（s）栏（图 10.2）。

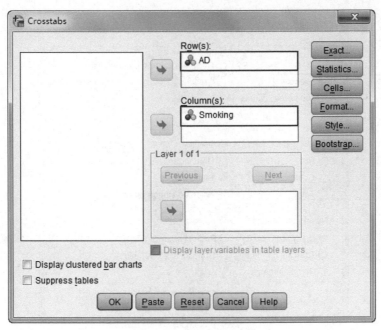

图 10.2　Crosstabs 对话框

点击 Statistics 后，在弹出的对话框中勾选 Chi-square（图 10.3）。

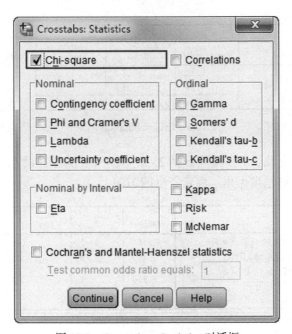

图 10.3　Crosstabs：Statistics 对话框

点击 Continue→Cells，在弹出的对话框中，勾选 Counts 栏中 Expected 选项，点击 Continue→OK（图 10.4）。

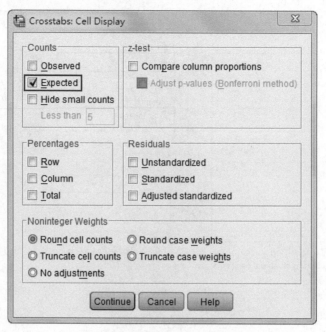

图 10.4　Crosstabs：Cell Display 对话框

经上述操作，SPSS 输出期望频数结果如图 10.5 所示。

Expected Count

		Smoking			
		Non-smoker	Former smoker	Current smoker	Total
AD	Yes	23.2	25.2	25.7	74.0
	No	23.8	25.8	26.3	76.0
Total		47.0	51.0	52.0	150.0

图 10.5　Crosstabulation 结果

结果显示，本研究最小的期望频数是 23.2，大于 5，满足假设 4，具有足够的样本量。Chi-Square Tests 也对该结果做出了提示，见图 10.6。

	Value	df	Asymp. Sig. (2-sided)
Pearson Chi-Square	8.315[a]	2	.016
Likelihood Ratio	8.463	2	.015
Linear-by-Linear Association	6.316	1	.012
N of Valid Cases	150		
a. 0 cells (0.0%) have expected count less than 5. The minimum expected count is 23.19.			

图 10.6　Chi-Square Tests 结果

即在本研究中，没有小于 5 的期望频数，可以直接进行卡方检验（$2 \times C$）。那么，如果存在期望频数小于 5 的情况，应该怎么办呢？一般来说，如果期望频数小于 5，就需要进行 Fisher 精确检验（$2 \times C$）。

10.3.2　卡方检验

重复上述步骤，并在 Crosstabs：Cell Display 对话框中选择 Percentage 栏中的 Column 选项，点击 Continue→OK（图 10.7）。

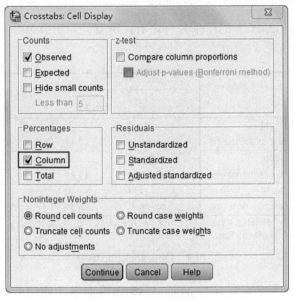

图 10.7　Crosstabs：Cell Display 卡方检验对话框

10.3.3　组间比较

重复上述步骤，并在 Crosstabs：Cell Display 对话框中，选择 z-test 栏中的 Compare column proportions 和 Adjust p-values（Bonferroni method），点击 Continue→OK（图 10.8）。

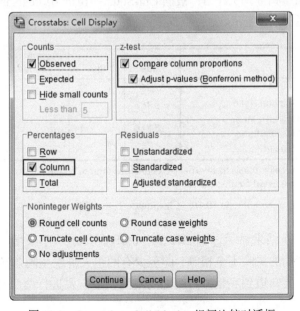

图 10.8　Crosstabs：Cell Display 组间比较对话框

10.4　结果解释

10.4.1　统计描述

在进行卡方检验（2×C）的结果分析之前，需要先对研究数据有基本的了解。SPSS 输出结果如图 10.9 所示。

			Smoking			Total
			Non-smoker	Former smoker	Current smoker	
AD	Yes	Count	15a	29b	30b	74
		% within Smoking	31.9%	56.9%	57.7%	49.3%
	No	Count	32a	22b	22b	76
		% within Smoking	68.1%	43.1%	42.3%	50.7%
Total		Count	47	51	52	150
		% within Smoking	100.0%	100.0%	100.0%	100.0%

Each subscript letter denotes a subset of Smoking categories whose column proportions do not differ significantly from each other at the .05 level.

图 10.9　Crosstabulation 结果

Crosstabulation 结果显示，不吸烟的 47 名研究对象中有 15 人发生阿尔茨海默病（31.9%），曾经吸烟的 51 名研究对象中有 29 人发生阿尔茨海默病（56.9%），而持续吸烟的 52 名研究对象中有 30 人发生阿尔茨海默病（57.7%）。

10.4.2　卡方检验（2×C）

本研究中任一期望频数均大于 5，根据 Chi-Square Tests 中 Pearson Chi-Square 判断各组的差别，结果如图 10.10 所示。

	Value	df	Asymp. Sig. (2-sided)
Pearson Chi-Square	8.315a	2	.016
Likelihood Ratio	8.463	2	.015
Linear-by-Linear Association	6.316	1	.012
N of Valid Cases	150		

a. 0 cells (0.0%) have expected count less than 5. The minimum expected count is 23.19.

图 10.10　Chi-Square Tests 结果

卡方检验（2×C）结果显示 $\chi^2=8.315$，$P=0.016$，提示从不吸烟、曾经吸烟和持续吸烟者发生阿尔茨海默病的风险不全相等，即至少有两组人群发生阿尔茨海默病的风险差异有统计学意义。如果要知道到底是哪组之间不同，还需要进行两两比较。

10.4.3 卡方检验（2×*C*）中的两两比较

SPSS 输出的 AD＊Smoking Crosstabulation 中通过下角标（a，b 等）标记了两两比较的结果。每种吸烟状态的标记（上下两行的角标）一定相同，不同吸烟状态对应的阿尔茨海默病发生情况的标记（左右三列的角标）可能相同，也可能不同（图 10.11）。

			Smoking			
			Non-smoker	Former smoker	Current smoker	Total
AD	Yes	Count	15a	29b	30b	74
		% within Smoking	31.9%	56.9%	57.7%	49.3%
	No	Count	32a	22b	22b	76
		% within Smoking	68.1%	43.1%	42.3%	50.7%
Total		Count	47	51	52	150
		% within Smoking	100.0%	100.0%	100.0%	100.0%

Each subscript letter denotes a subset of Smoking categories whose column proportions do not differ significantly from each other at the .05 level.

图 10.11 Crosstabulation 结果

Crosstabulation 结果中标记的意思：如果两组之间标记字母相同，说明这两组之间的差异无统计学意义；如果两组标记字母不同，说明这两组之间的差异有统计学意义。

根据这一原则，本研究中从不吸烟者（"a"）与曾经吸烟者（"b"）发生阿尔茨海默病的风险差异存在统计学意义（$P<0.05$），从不吸烟者（"a"）与持续吸烟者（"b"）发生阿尔茨海默病的风险差异存在统计学意义（$P<0.05$），而曾经吸烟者（"b"）与持续吸烟者（"b"）发生阿尔茨海默病的风险没有差异。

10.5 撰写结论

该医生招募了 150 名研究对象，按照吸烟状态分为 3 组并进行长期随访，从不吸烟的 47 名研究对象中有 15 人发生阿尔茨海默病（31.9%），曾经吸烟的 51 名研究对象中有 29 人发生阿尔茨海默病（56.9%），而持续吸烟的 52 名研究对象中有 30 人发生阿尔茨海默病（57.7%），三组差异具有统计学意义（$\chi^2=8.315$，$P=0.016$）。两两比较发现，从不吸烟者与曾经吸烟者、持续吸烟者发生阿尔茨海默病的风险差异存在统计学意义（$P<0.05$），而曾经吸烟者与持续吸烟者发生阿尔茨海默病的风险没有差异。

第 11 章　Fisher 精确检验（2×C）

11.1　问题与数据

某研究人员拟比较接受 3 种不同药物治疗的肺癌患者的 1 年生存情况，共招募了 135 名肺癌患者，将其随机分成 3 组，每组各 45 人，分别给予药物 1（Drug1）、药物 2（Drug2）和药物 3（Drug3），并进行为期 1 年的随访，记录每位研究对象的生存情况，变量名为 death，生存记为 0，死亡记为 1。最终共有 118 名研究对象完成试验，3 组分别为 43 人、37 人和 38人。部分数据见图 11.1。

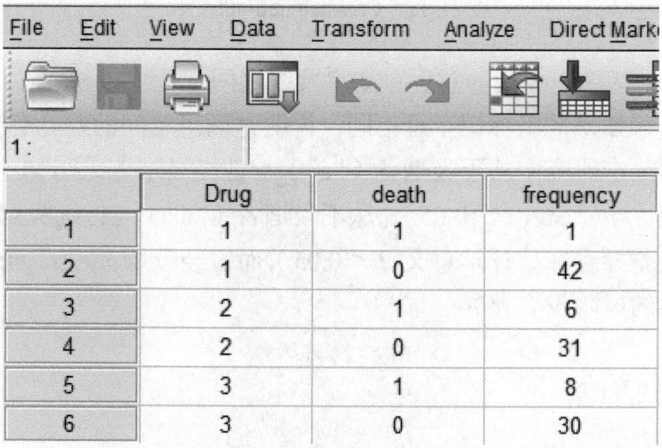

	Drug	death	frequency
1	1	1	1
2	1	0	42
3	2	1	6
4	2	0	31
5	3	1	8
6	3	0	30

图 11.1　Fisher 精确检验（2×C）示例的部分数据

11.2　对问题的分析

进行 Fisher 精确检验（2×C）也需要满足 4 项假设。

假设 1：观测变量是二分类变量。本研究中结局变量死亡（death）是二分类变量。

假设 2：存在多个分组（>2 个）。本研究有 3 个不同的药物治疗组。

假设 3：具有相互独立的观测值。本研究中各位研究对象的信息都是独立的，不存在相互干扰作用。

假设 4：任一单元格期望频数小于 5。

经分析，本研究数据符合假设 1～3，那么应该如何检验假设 4，并进行 Fisher 精确检验（2×C）呢？

11.3　SPSS 操作

11.3.1　数据加权

如果数据是汇总格式，则在进行 Fisher 精确检验之前，需要先进行数据加权。

数据加权的步骤：在主界面点击 Data→Weight Cases，弹出 Weight Cases 对话框后，点击 Weight cases by，激活 Frequency Variable 窗口。将 frequency 变量放入 Frequency Variable 栏，点击 OK（图 11.2）。

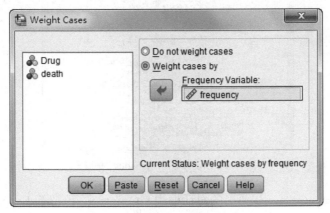

图 11.2　将 frequency 变量放入 Frequency Variable 栏

11.3.2　计算期望频数

在主界面点击 Analyze→Descriptive Statistics→Crosstabs，弹出 Crosstabs 对话框。将变量 Drug 和 death 分别放入 Row（s）栏和 Column（s）栏（图 11.3）。

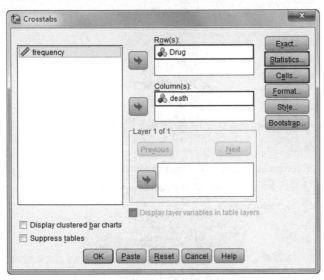

图 11.3　Crosstabs 对话框

点击 Statistics 后，弹出的对话框中选择 Chi-square（图 11.4 ）。

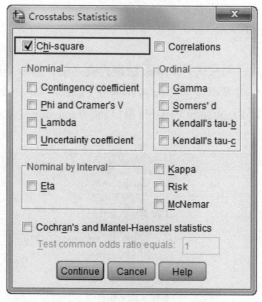

图 11.4　Crosstabs：Statistics 对话框

点击 Continue→Cells，在弹出的对话框中，Counts 栏下选择 Expected 选项，点击 Continue→OK（图 11.5 ）。

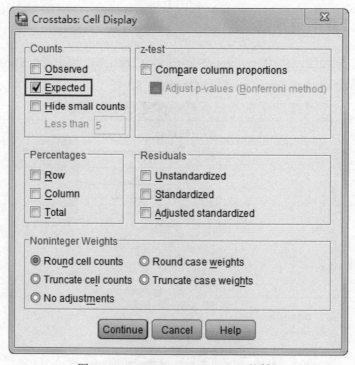

图 11.5　Crosstabs：Cell Display 对话框

经上述操作，SPSS 输出期望频数结果如图 11.6 所示。

		death		Total
		No	Yes	
Drug	Drug1	37.5	5.5	43.0
	Drug2	32.3	4.7	37.0
	Drug3	33.2	4.8	38.0
Total		103.0	15.0	118.0

图 11.6　Crosstabulation 结果

Crosstabulation 结果显示，本研究最小的期望频数是 4.7，小于 5，满足假设 4。Chi-Square Tests 也对该结果做出了提示，见图 11.7。即在本研究中，存在小于 5 的期望频数，不能进行卡方检验（2×C），需进行 Fisher 精确检验（2×C）。

	Value	df	Asymp. Sig. (2-sided)
Pearson Chi-Square	6.972[a]	2	.031
Likelihood Ratio	8.474	2	.014
Linear-by-Linear Association	6.449	1	.011
N of Valid Cases	118		

a. 2 cells (33.3%) have expected count less than 5. The minimum expected count is 4.70.

图 11.7　Chi-Square Tests 结果

11.3.3　Fisher 精确检验

重复上述步骤，并在 Crosstabs：Cell Display 对话框中选择 Percentage 栏中的 Row 选项，点击 Continue（图 11.8）。

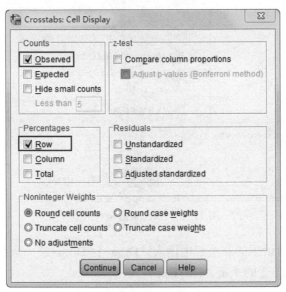

图 11.8　Crosstabs：Cell Display 对话框

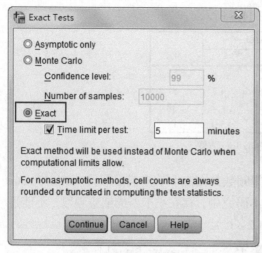

图 11.9 Exact Tests 对话框

点击 Exact，激活 Time limit per test，并默认已填写的数字"5"，点击 Continue→OK（图 11.9）。

11.3.4 两两比较

Fisher 精确检验（2×C）需要先筛选个案，再两两比较。仅以药物 1 和药物 2 两组的组间比较为例，下面介绍 SPSS 操作。

1. 筛选个案

在主界面点击 Data→Select Cases，在 Select Cases 对话框中，选择 Select 栏中的 If condition is satisfied（图 11.10）。

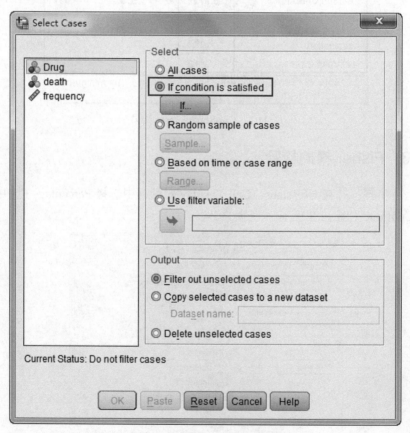

图 11.10 Select Cases 对话框

点击 If，在弹出对话框的右上栏中输入"Drug=1 | Drug=2"（竖线的意思是"或"，表示选择 Drug=1 或 Drug=2 的个案，图 11.11）。

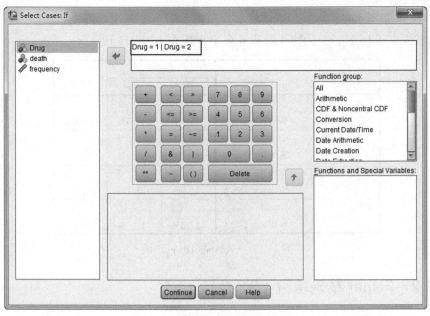

图 11.11　Select Cases：If 对话框

点击 Continue→OK 后，数据视图变为图 11.12，数据库中新生成一个筛选变量 filter_$，1 表示筛选进入分析，0 表示剔除不纳入分析，对应的第 5、6 两行左侧的划斜线即表示这两部分个案不参与分析。

	Drug	death	frequency	filter_$
1	1	1	1	1
2	1	0	42	1
3	2	1	6	1
4	2	0	31	1
5	3	1	8	0
6	3	0	30	0

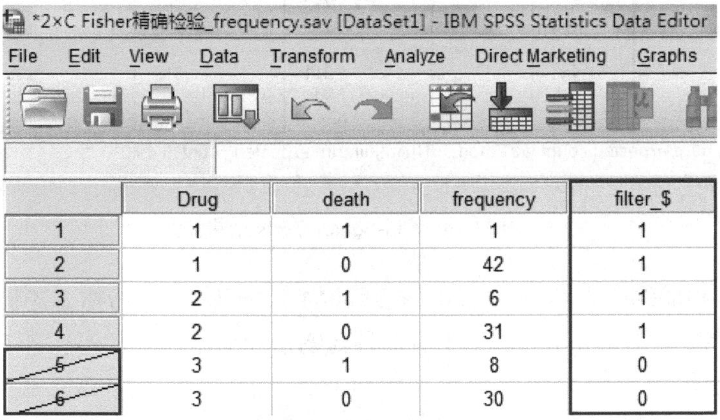

图 11.12　筛选个案后的部分数据

2. 两两比较

重复上述 11.3.3 的步骤即可。

11.4　结果解释

11.4.1　统计描述

在进行 Fisher 精确检验（2×C）的结果分析之前，需要先对研究数据有基本的了解。

SPSS 输出结果如图 11.13 所示。结果显示，药物 1 组有 1 名患者死亡（2.3%），药物 2 组有 6 名患者死亡（16.2%），药物 3 组有 8 名患者死亡（21.1%）。

			death		Total
			No	Yes	
Drug	Drug1	Count	42	1	43
		% within Drug	97.7%	2.3%	100.0%
	Drug2	Count	31	6	37
		% within Drug	83.8%	16.2%	100.0%
	Drug3	Count	30	8	38
		% within Drug	78.9%	21.1%	100.0%
Total		Count	103	15	118
		% within Drug	87.3%	12.7%	100.0%

图 11.13   Crosstabulation 结果

11.4.2   Fisher 精确检验（2×C）

本研究中存在期望频数小于 5 的情况，所以根据 Chi-Square Tests 中的 Fisher's Exact Test 判断各组的差别，结果如图 11.14 所示。

	Value	df	Asymp. Sig. (2-sided)	Exact Sig. (2-sided)	Exact Sig. (1-sided)	Point Probability
Pearson Chi-Square	6.972[a]	2	.031	.025		
Likelihood Ratio	8.474	2	.014	.021		
Fisher's Exact Test	7.696			.020		
Linear-by-Linear Association	6.449[b]	1	.011	.012	.008	.005
N of Valid Cases	118					

a. 2 cells (33.3%) have expected count less than 5. The minimum expected count is 4.70.

b. The standardized statistic is 2.539.

图 11.14   Chi-Square Tests 结果

Fisher 精确检验结果显示 $P=0.020$，提示药物 1、药物 2 与药物 3 不同治疗方案中肺癌患者 1 年生存情况不全相等，即至少有两种药物治疗措施对于肺癌患者 1 年生存情况的影响有统计学差异。

11.4.3   Fisher 精确检验（2×C）中的两两比较

根据 Fisher 精确检验（2×C）的结果，只能判断各组之间是不全相等，但不能说明是哪两组之间存在差异。因此，需要对 Fisher 精确检验（2×C）的各组进行两两比较。但是，两两比较会增加 I 型错误的风险。我们需要根据 Bonferroni 法调整显著性水平（调整 α 水平），作为判断两两比较的显著性水平。

依据 Bonferroni 法，调整 α 水平=原 α 水平÷比较次数。例如，本研究共有 3 组，需要两两比较的次数为 3 次，调整 α 水平=0.05÷3=0.016 667。Bonferroni 法相对应的比较次数及调整 α 水平见图 11.15。

# of contrasts	Original alpha (α) level	New alpha (α) level
1	.05	.05
2	.05	.025
3	.05	.016667
4	.05	.0125
5	.05	.01
6	.05	.008333

图 11.15　Bonferroni 法相对应的比较次数及调整 α 水平

因此，本研究两两比较的结果，应当以 $\alpha=0.016\ 667$ 作为显著性水平。如果两两比较的 P 小于 $0.016\ 667$，就说明两组之间的差异具有统计学意义；但如果两两比较的 P 大于 $0.016\ 667$，就说明两组之间没有统计学差异。

对于药物 1 组与药物 2 组的两两比较，SPSS 输出的结果如图 11.16 所示。

	Value	df	Asymp. Sig. (2-sided)	Exact Sig. (2-sided)	Exact Sig. (1-sided)	Point Probability
Pearson Chi-Square	4.806[a]	1	.028	.045	.035	
Continuity Correction[b]	3.224	1	.073			
Likelihood Ratio	5.176	1	.023	.045	.035	
Fisher's Exact Test				.045	.035	
Linear-by-Linear Association	4.746[c]	1	.029	.045	.035	.031
N of Valid Cases	80					

a. 2 cells (50.0%) have expected count less than 5. The minimum expected count is 3.24.

b. Computed only for a 2x2 table.

c. The standardized statistic is 2.179.

图 11.16　药物 1 组与药物 2 组的两两比较结果

结果提示两种干预药物治疗措施对于肺癌患者 1 年生存情况的影响没有统计学差异（$P=0.045$，$>0.016\ 667$）。

同样可以得到药物 1 组和药物 3 组的组间比较结果（图 11.17）。结果提示药物 3 组患者 1 年生存率要低于药物 1 组，差异有统计学差异（$P=0.011$，$<0.016\ 667$）。

	Value	df	Asymp. Sig. (2-sided)	Exact Sig. (2-sided)	Exact Sig. (1-sided)	Point Probability
Pearson Chi-Square	7.163[a]	1	.007	.011	.009	
Continuity Correction[b]	5.392	1	.020			
Likelihood Ratio	7.898	1	.005	.011	.009	
Fisher's Exact Test				.011	.009	
Linear-by-Linear Association	7.075[c]	1	.008	.011	.009	.008
N of Valid Cases	81					

a. 2 cells (50.0%) have expected count less than 5. The minimum expected count is 4.22.

b. Computed only for a 2x2 table.

c. The standardized statistic is 2.660.

图 11.17　药物 1 组与药物 3 组的两两比较结果

药物 2 组和药物 3 组的组间比较结果如图 11.18 所示。结果提示两种药物治疗措施对于肺癌患者 1 年生存情况的影响没有统计学差异（$P=0.768$，$>0.016\,667$）（注：此时最小期望值为 $6.91>5$，故需要看第一行 Pearson Chi-Square 的检验结果）。

	Value	df	Asymp. Sig. (2-sided)	Exact Sig. (2-sided)	Exact Sig. (1-sided)	Point Probability
Pearson Chi-Square	.289[a]	1	.591	.768	.405	
Continuity Correction[b]	.058	1	.810			
Likelihood Ratio	.290	1	.590	.768	.405	
Fisher's Exact Test				.768	.405	
Linear-by-Linear Association	.285[c]	1	.593	.768	.405	.203
N of Valid Cases	75					

a. 0 cells (0.0%) have expected count less than 5. The minimum expected count is 6.91.

b. Computed only for a 2x2 table.

c. The standardized statistic is .534.

图 11.18　药物 2 组与药物 3 组的两两比较结果

但有时即使 Fisher 精确检验（$2\times C$）的 P 小于 0.05，也可能出现各组两两比较结果无差异的情况。当然，此处采用 Bonferroni 法调整后的 α 水平进行判断，结果比较保守。如果仍使用 0.05 为 α 水平，就会提示药物 1 与药物 2 对于肺癌患者 1 年生存情况的影响有统计学意义（$P<0.05$）。但我们仍建议使用 Bonferroni 法调整后的 α 水平报告两两比较的结果，以降低 I 型错误的发生风险。

11.5　撰写结论

本研究招募并随访 118 名肺癌患者，分别给予药物 1、药物 2 和药物 3 治疗。研究结束时，药物 1 组 43 名研究对象中有 1 人（2.3%）死亡，药物 2 组 37 名研究对象中有 6 人（16.2%）死亡，而药物 3 组 38 名研究对象中有 8 人（21.1%）死亡。Fisher 精确检验（$2\times C$）结果显示，三组差异具有统计学意义（$P=0.020$）。两两比较采用 Bonferroni 法调整 α 水平，结果显示，药物 1 和药物 3 对于肺癌患者 1 年生存情况的影响有统计学意义（$P=0.011$）。

第 12 章 卡方检验（$R \times C$）

12.1 问题与数据

某研究人员拟分析血型和职业之间的关系，共招募了 333 位研究对象，收集他们的血型（blood_type）和职业（occupation）信息。其中血型分为 A、B、AB、O 型 4 种，职业分为律师（lawyer）、医生（doctor）、教师（teacher）和工人（worker），部分数据见图 12.1。

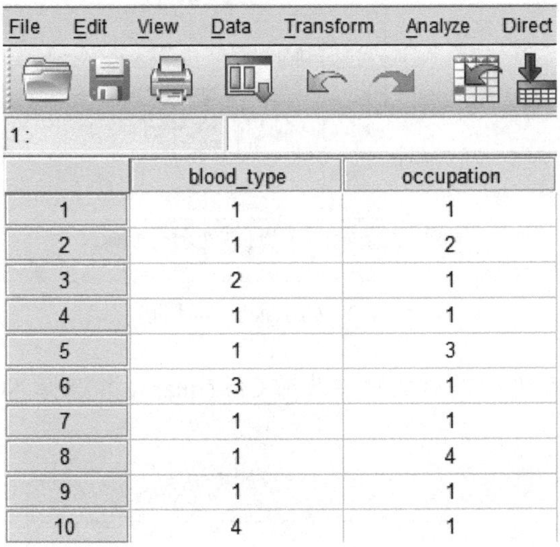

图 12.1 卡方检验（$R \times C$）示例的部分数据

12.2 对问题的分析

研究者拟分析血型与职业类型的关系，建议使用卡方检验（$R \times C$），但需要先满足 3 项假设。

假设 1：存在两个无序多分类变量。本研究中血型和职业类型均为无序分类变量。

假设 2：具有相互独立的观测值。本研究中各研究对象的信息都是独立的，不会相互干扰。

假设 3：样本量足够大，最小的样本量要求为分析中的任一单元格期望频数大于 5。

经分析，本研究数据符合假设 1 和假设 2，那么应该如何检验假设 3，并进行卡方检验（$R \times C$）呢？

12.3　SPSS 操作

在主页面点击 Analyze→Descriptive Statistics→Crosstabs，弹出 Crosstabs 对话框。将变量 blood_type 和 occupation 分别放入 Row（s）栏和 Column（s）栏（图 12.2）。

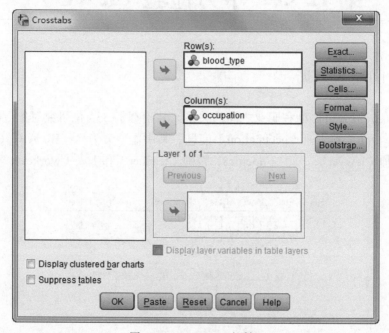

图 12.2　Crosstabs 对话框

点击 Statistics 后，在弹出的对话框中选择 Chi-square，并选择 Nominal 栏中的 "Phi and Cramer's V"（图 12.3）。

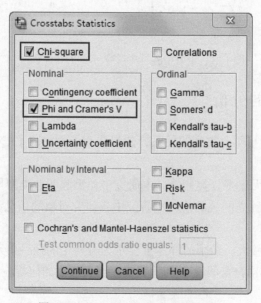

图 12.3　Crosstabs：Statistics 对话框

　　点击 Continue→Cells，在弹出的对话框中，选择 Counts 栏中的 Observed 和 Expected 选项，并点击 Percentages 栏中的 Row 和 Column 选项，Residuals 栏中的 Adjusted Standardized，点击 Continue→OK（图 12.4）。

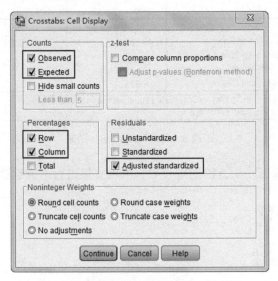

图 12.4　Crosstabs：Cell Display 对话框

经上述操作，SPSS 输出预期频数结果如图 12.5 所示。

| | | | occupation | | | | Total |
			Lawyer	Doctor	Teacher	Worker	
blood_type	Type A	Count	31	28	18	12	89
		Expected Count	18.2	16.3	27.3	27.3	89.0
		% within blood_type	34.8%	31.5%	20.2%	13.5%	100.0%
		% within occupation	45.6%	45.9%	17.6%	11.8%	26.7%
		Adjusted Residual	3.9	3.7	-2.5	-4.1	
	Type B	Count	8	7	14	17	46
		Expected Count	9.4	8.4	14.1	14.1	46.0
		% within blood_type	17.4%	15.2%	30.4%	37.0%	100.0%
		% within occupation	11.8%	11.5%	13.7%	16.7%	13.8%
		Adjusted Residual	-.5	-.6	.0	1.0	
	Type AB	Count	12	16	29	34	91
		Expected Count	18.6	16.7	27.9	27.9	91.0
		% within blood_type	13.2%	17.6%	31.9%	37.4%	100.0%
		% within occupation	17.6%	26.2%	28.4%	33.3%	27.3%
		Adjusted Residual	-2.0	-.2	.3	1.6	
	Type O	Count	17	10	41	39	107
		Expected Count	21.8	19.6	32.8	32.8	107.0
		% within blood_type	15.9%	9.3%	38.3%	36.4%	100.0%
		% within occupation	25.0%	16.4%	40.2%	38.2%	32.1%
		Adjusted Residual	-1.4	-2.9	2.1	1.6	
Total		Count	68	61	102	102	333
		Expected Count	68.0	61.0	102.0	102.0	333.0
		% within blood_type	20.4%	18.3%	30.6%	30.6%	100.0%
		% within occupation	100.0%	100.0%	100.0%	100.0%	100.0%

图 12.5　Crosstabulation 结果（1）

结果显示，本研究最小的期望频数是 8.4，大于 5，满足假设 3，具有足够的样本量。Chi-Square Tests 也对该结果做出了提示，见图 12.6。

	Value	df	Asymp. Sig. (2-sided)
Pearson Chi-Square	42.959[a]	9	.000
Likelihood Ratio	43.727	9	.000
Linear-by-Linear Association	26.585	1	.000
N of Valid Cases	333		

a. 0 cells (0.0%) have expected count less than 5. The minimum expected count is 8.43.

图 12.6　Chi-Square Tests 结果

即在本研究中，没有小于 5 的期望频数，可以直接进行卡方检验（$R \times C$）。

12.4　结果解释

12.4.1　统计描述

在进行卡方检验（$R \times C$）的结果分析之前，需要先对研究数据有基本的了解。SPSS 输出结果如图 12.7 所示。

			occupation				Total
			Lawyer	Doctor	Teacher	Worker	
blood_type	Type A	Count	31	28	18	12	89
		Expected Count	18.2	16.3	27.3	27.3	89.0
		% within blood_type	34.8%	31.5%	20.2%	13.5%	100.0%
		% within occupation	45.6%	45.9%	17.6%	11.8%	26.7%
	Type B	Count	8	7	14	17	46
		Expected Count	9.4	8.4	14.1	14.1	46.0
		% within blood_type	17.4%	15.2%	30.4%	37.0%	100.0%
		% within occupation	11.8%	11.5%	13.7%	16.7%	13.8%
	Type AB	Count	12	16	29	34	91
		Expected Count	18.6	16.7	27.9	27.9	91.0
		% within blood_type	13.2%	17.6%	31.9%	37.4%	100.0%
		% within occupation	17.6%	26.2%	28.4%	33.3%	27.3%
	Type O	Count	17	10	41	39	107
		Expected Count	21.8	19.6	32.8	32.8	107.0
		% within blood_type	15.9%	9.3%	38.3%	36.4%	100.0%
		% within occupation	25.0%	16.4%	40.2%	38.2%	32.1%
Total		Count	68	61	102	102	333
		Expected Count	68.0	61.0	102.0	102.0	333.0
		% within blood_type	20.4%	18.3%	30.6%	30.6%	100.0%
		% within occupation	100.0%	100.0%	100.0%	100.0%	100.0%

图 12.7　Crosstabulation 结果（2）

图 12.7 中结果比较复杂，需要分类逐项获取信息。首先从观测值（"Count"行）开始，结果显示的是不同血型人群的职业类型。例如，血型为 A 的研究对象，职业类型主要为律

师（31/89），其次为医生（28/89），具体见图 12.8。

		occupation				Total
		Lawyer	Doctor	Teacher	Worker	
blood_type	Type A	31	28	18	12	89
	Type B	8	7	14	17	46
	Type AB	12	16	29	34	91
	Type O	17	10	41	39	107
Total		68	61	102	102	333

图 12.8　Crosstabulation（Count）结果（1）

再如，血型为 O 的研究对象，职业类型主要为教师（41/107），其次为工人（39/107），具体见图 12.9。

		occupation				Total
		Lawyer	Doctor	Teacher	Worker	
blood_type	Type A	31	28	18	12	89
	Type B	8	7	14	17	46
	Type AB	12	16	29	34	91
	Type O	17	10	41	39	107
Total		68	61	102	102	333

图 12.9　Crosstabulation（Count）结果（2）

同时，Crosstabulation 结果中也包括各观测值所占的比例。"% within blood_type"行显示的是不同职业在该血型人群中所占的比例。例如，血型为 A 的研究对象中律师所占的比例为 34.8%（31/89）。而"% within occupation"行显示的是各种职业类型中不同血型所占的比例。例如，律师中 A 型血的人群所占的比例为 45.6%（31/68）（图 12.10）。

			occupation				Total
			Lawyer	Doctor	Teacher	Worker	
blood_type	Type A	Count	31	28	18	12	89
		Expected Count	18.2	16.3	27.3	27.3	89.0
		% within blood_type	34.8%	31.5%	20.2%	13.5%	100.0%
		% within occupation	45.6%	45.9%	17.6%	11.8%	26.7%
	Type B	Count	8	7	14	17	46
		Expected Count	9.4	8.4	14.1	14.1	46.0
		% within blood_type	17.4%	15.2%	30.4%	37.0%	100.0%
		% within occupation	11.8%	11.5%	13.7%	16.7%	13.8%
	Type AB	Count	12	16	29	34	91
		Expected Count	18.6	16.7	27.9	27.9	91.0
		% within blood_type	13.2%	17.6%	31.9%	37.4%	100.0%
		% within occupation	17.6%	26.2%	28.4%	33.3%	27.3%
	Type O	Count	17	10	41	39	107
		Expected Count	21.8	19.6	32.8	32.8	107.0
		% within blood_type	15.9%	9.3%	38.3%	36.4%	100.0%
		% within occupation	25.0%	16.4%	40.2%	38.2%	32.1%
Total		Count	68	61	102	102	333
		Expected Count	68.0	61.0	102.0	102.0	333.0
		% within blood_type	20.4%	18.3%	30.6%	30.6%	100.0%
		% within occupation	100.0%	100.0%	100.0%	100.0%	100.0%

图 12.10　Crosstabulation（Count）结果（3）

12.4.2　卡方检验（$R×C$）

本研究中任一期望频数均大于 5，所以根据 Chi-Square Tests 结果判断各组的差别，如图 12.11 所示。

	Value	df	Asymp. Sig. (2-sided)
Pearson Chi-Square	42.959[a]	9	.000
Likelihood Ratio	43.727	9	.000
Linear-by-Linear Association	26.585	1	.000
N of Valid Cases	333		

a. 0 cells (0.0%) have expected count less than 5. The minimum expected count is 8.43.

图 12.11　Chi-Square Tests 结果

卡方检验（$R×C$）结果显示 χ^2=42.959，$P<0.001$，提示不同血型的研究对象职业类型不同，两者之间存在一定的相关性。

如果想了解血型与职业类型之间的相关强度，可以参看 SPSS 输出的 Symmetric Measures 结果，见图 12.12。

		Value	Approx. Sig.
Nominal by Nominal	Phi	.359	.000
	Cramer's V	.207	.000
N of Valid Cases		333	

图 12.12　Symmetric Measures 结果

图 12.12 提示的 Phi（φ）和 Cramer's V 系数均是提供分类变量相关强度的指数。但是 Phi（φ）仅适用于 2×2 的数据格式，而 Cramer's V 系数的适用范围较广。当数据中只有 2 个二分类变量时，Cramer's V 系数的结果与 Phi（φ）相同。针对本研究的数据情况，我们要关注 Cramer's V 系数。Cramer's V 系数的取值在 0~1，数值越大相关性越强，具体对应关系见图 12.13。

Magnitude of effect size	Value of Cramer's V
Small	0.1
Medium (Moderate)	0.3
Large	0.5

图 12.13　Cramer's V 系数对应的相关性

可以看出血型与职业类型之间的相关性 Cramer's V=0.207，$P<0.001$，根据图 12.13 所示，Cramer's V 值位于 0.1~0.3，提示血型与职业类型之间的相关性较弱。

12.4.3 卡方检验（$R \times C$）中的 Post hoc testing 检验

卡方检验（$R \times C$）的结果只能判断各组之间是否存在差异，但不能说明具体是哪两组之间有差异。因此，需要对结果进行更加深入的分析。这时，可以采用之前章节中介绍过的卡方检验结果两两比较的方法（Bonferroni 法调整 α 水平）。但是，就 $R \times C$ 的数据结构而言，两两比较过于烦琐，建议使用 Post hoc testing 检验，根据调整后的标准化残差（adjusted standardized residuals）判断各组的差异。

一般来说，调整后的标准化残差可以是正值，也可以是负值。正值说明观测频数大于期望频数，负值说明观测频数小于期望频数。

调整后的标准化残差服从均数为 0、标准差为 1 的标准正态分布。因此，当调整后标准化残差的绝对值大于 2 时，我们就认为该数值的观测频数与期望频数之间的差异存在统计学意义。这是因为，标准正态分布 95%CI 的边界为 1.96 倍标准差（为了方便起见，可以选择绝对值为 2）。由于涉及多重比较，为了估计更加保守，可以选择调整后标准化残差的绝对值以 3 为界。当大于 3 时，就认为该数值的观测频数与期望频数之间的差异存在统计学意义。

12.3 SPSS 操作部分的图 12.4，在 Cells 对话框下，选择 Residuals 栏中的 Adjusted Standardized 后，SPSS 操作可输出以下结果，见图 12.14。

			occupation				Total
			Lawyer	Doctor	Teacher	Worker	
blood_type	Type A	Count	31	28	18	12	89
		Expected Count	18.2	16.3	27.3	27.3	89.0
		Adjusted Residual	3.9	3.7	-2.5	-4.1	
	Type B	Count	8	7	14	17	46
		Expected Count	9.4	8.4	14.1	14.1	46.0
		Adjusted Residual	-.5	-.6	.0	1.0	
	Type AB	Count	12	16	29	34	91
		Expected Count	18.6	16.7	27.9	27.9	91.0
		Adjusted Residual	-2.0	-.2	.3	1.6	
	Type O	Count	17	10	41	39	107
		Expected Count	21.8	19.6	32.8	32.8	107.0
		Adjusted Residual	-1.4	-2.9	2.1	1.6	
Total		Count	68	61	102	102	333
		Expected Count	68.0	61.0	102.0	102.0	333.0

图 12.14　Crosstabulation（Adjusted Standardized）结果（1）

可见，A 型血工人的调整后标准化残差的绝对值最大，调整后标准化残差为 -4.1，观测频数（12）接近期望频数（27.3）的 1/2，差异存在统计学意义，说明 A 型血研究对象不倾向选择工人职业（图 12.15）。

			occupation				Total
			Lawyer	Doctor	Teacher	Worker	
blood_type	Type A	Count	31	28	18	12	89
		Expected Count	18.2	16.3	27.3	27.3	89.0
		Adjusted Residual	3.9	3.7	-2.5	-4.1	
	Type B	Count	8	7	14	17	46
		Expected Count	9.4	8.4	14.1	14.1	46.0
		Adjusted Residual	-.5	-.6	.0	1.0	
	Type AB	Count	12	16	29	34	91
		Expected Count	18.6	16.7	27.9	27.9	91.0
		Adjusted Residual	-2.0	-.2	.3	1.6	
	Type O	Count	17	10	41	39	107
		Expected Count	21.8	19.6	32.8	32.8	107.0
		Adjusted Residual	-1.4	-2.9	2.1	1.6	
Total		Count	68	61	102	102	333
		Expected Count	68.0	61.0	102.0	102.0	333.0

图 12.15　Crosstabulation（Adjusted Standardized）结果（2）

再如，A 型血研究对象中律师的观测值（31）接近期望值（18.2）的 2 倍，调整后的标准化残差为 3.9，说明 A 型血更倾向选择律师职业（图 12.16）。

			occupation				Total
			Lawyer	Doctor	Teacher	Worker	
blood_type	Type A	Count	31	28	18	12	89
		Expected Count	18.2	16.3	27.3	27.3	89.0
		Adjusted Residual	3.9	3.7	-2.5	-4.1	
	Type B	Count	8	7	14	17	46
		Expected Count	9.4	8.4	14.1	14.1	46.0
		Adjusted Residual	-.5	-.6	.0	1.0	
	Type AB	Count	12	16	29	34	91
		Expected Count	18.6	16.7	27.9	27.9	91.0
		Adjusted Residual	-2.0	-.2	.3	1.6	
	Type O	Count	17	10	41	39	107
		Expected Count	21.8	19.6	32.8	32.8	107.0
		Adjusted Residual	-1.4	-2.9	2.1	1.6	
Total		Count	68	61	102	102	333
		Expected Count	68.0	61.0	102.0	102.0	333.0

图 12.16　Crosstabulation（Adjusted Standardized）结果（3）

12.5　撰写结论

本研究招募了 333 位研究对象，分析血型和职业类型的关系。结果显示，本研究中任一期望频数均大于 5，采用卡方检验，$\chi^2 = 42.959$，$P < 0.001$，提示不同血型的研究对象职业类型不同。血型与职业类型之间存在弱相关性，Cramer's $V = 0.207$，$P < 0.001$。

第13章　配对卡方（McNemar）检验

13.1　问题与数据

某研究者拟观察戒酒干预的效果，招募了 50 名研究对象，其中饮酒者 24 名、不饮酒者 26 名。所有研究对象均观看饮酒造成严重交通事故的视频。2 周后，研究者询问研究对象是否还在饮酒。研究者收集了所有研究对象的干预前饮酒状态（Before）和干预后饮酒状态（After）。两个变量均为二分类变量，即不饮酒与饮酒（分别赋值为 1 和 2），部分数据见图 13.1。

13.2　对问题的分析

研究者拟了解同一人群干预前后的饮酒状态，且饮酒状态为二分类变量。针对这种情况，可以使用配对卡方检验（McNemar 检验），但需要先满足 2 项假设。

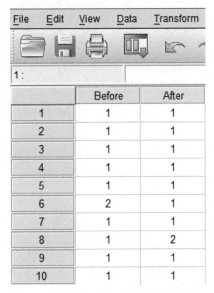

图 13.1　配对卡方检验示例的部分数据

假设 1：观测变量为二分类，且两类之间互斥。

假设 2：分组变量包含 2 个分类，且相关（当分组变量有 3 个及以上分类时，可使用 Cochran's Q 检验）。

这 2 项假设均与研究设计和数据类型有关。

13.3　SPSS 操作

在主界面点击 Analyze→Nonparametric Tests→Related Samples。出现 Nonparametric Tests：Two or More Related Samples 对话框。确认在 What is your objective? 区域勾选了 Automatically compare observed data to hypothesized（图 13.2）。

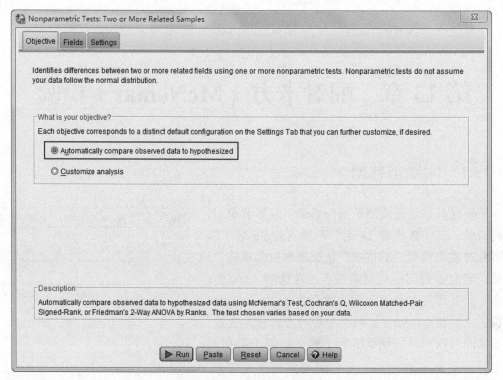

图 13.2　Objective 对话框

点击 Fields，将变量 Before 和 After 选入 Fields 框（图 13.3）。

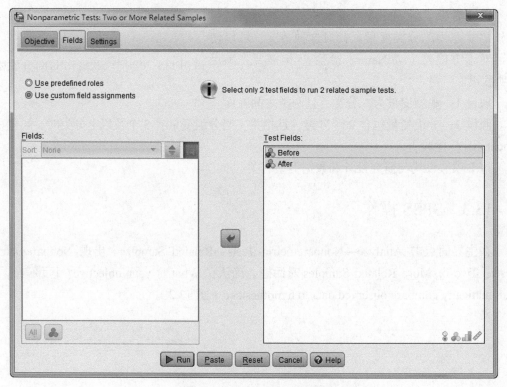

图 13.3　Test Fields 对话框

点击 Settings，选择 Customize tests 并勾选 Test for Change in Binary Data 区域的 McNemar's test（2 samples），点击 Run（图 13.4）。

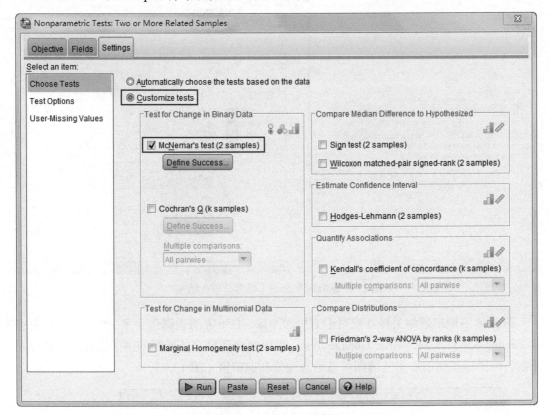

图 13.4　Settings 对话框

13.4　结果解释

13.4.1　统计描述

配对卡方检验的最终结果如图 13.5 所示。

	Null Hypothesis	Test	Sig.	Decision
1	The distributions of different values across Before and After are equally likely.	Related-Samples McNemar Test	.041[1]	Reject the null hypothesis.

Asymptotic significances are displayed. The significance level is .05.

[1]Exact significance is displayed for this test.

图 13.5　Hypothesis Test Summary（假设检验）结果

双击 Hypothesis Test Summary，启动 Model Viewer 窗口（图 13.6）。

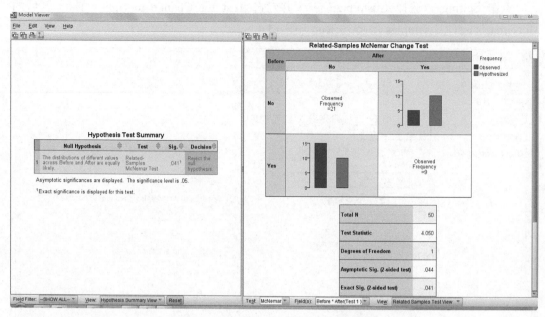

图 13.6　Model Viewer（模型分析）结果

　　图 13.6 右侧出现相关样本配对卡方检验结果，右下方的表则包含多个统计量。首先查看 Related-Samples McNemar Change Test。可以观察到只有条形图的格子没有观测数和期望数，将鼠标移到条形图区域即可显示观测值和期望值（图 13.7）。

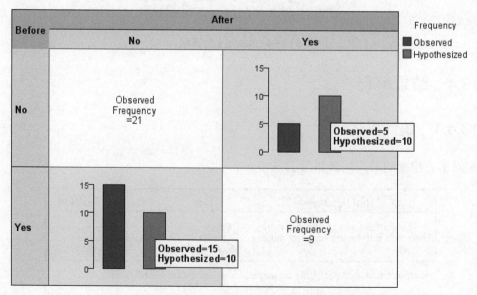

图 13.7　Related-Samples McNemar Change Test 结果

　　报告配对卡方检验结果前，研究者需要了解数据才能更好地进行解读。其中，最重要的就是分别汇报干预前饮酒者在干预后继续饮酒和戒酒的比例。研究者在进行配对卡方检验前可以计算这些比例，也可以利用 Related-Samples McNemar Change Test 计算。

50 例研究对象中 26 例为不饮酒者，即干预前不饮酒者的比例为 52%（26÷50×100%=52%）。干预后，50 例研究对象中有 36 例不饮酒，因此不饮酒者的比例上升至 72%（36÷50×100%=72%）。除此之外，还应该报告干预前后饮酒状态发生改变的研究对象。

图 13.7 中左下角格子表示，有 15 例研究对象干预前饮酒，干预后戒酒。右上角格子表示，5 例研究对象干预前不饮酒，干预后开始饮酒。

因此，研究者应该汇报：本研究招募了 50 例研究对象参与有关戒酒的干预试验，干预前饮酒者和不饮酒者各占 48% 和 52%。干预后，不饮酒者比例增加至 72%，饮酒者比例降低至 28%。15 例饮酒者在干预后戒酒，另有 5 例不饮酒者在干预后开始饮酒。

13.4.2　McNemar 检验结果

将图 13.6 Model Viewer 中右侧的检验结果，整理后如图 13.8 所示。

图 13.5 Hypothesis Test Summary 结果中 "Sig." 一列的值与此处 "Exact Sig.（2-sided test）" 的值相等，均为 0.041。

配对卡方检验中可以根据二项分布得出精确 P 值，也可通过卡方分布（自由度为 1）得出近似 P 值。如果副对角线的格子中研究对象总数小于等于 25，则采用精确法计算。

从图 13.7 中可以看到副对角线格子（左下和右上标注的格子）的观测数为 20（15+5=20），小于 25，因此本例中根据二项分布计算精确 P 值。

图 13.8 "Exact Sig.（2-sided test）" 一行的 P 值为 0.041，"Asymptotic Sig.（2-sided test）" 一行的近似 P 值为 0.044。副对角线格子的观测数大于 25 时，不展示精确 P 值，只展示近似 P 值，此时 Hypothesis Test Summary 表中结果也是近似 P 值。

Total N	50
Test Statistic	4.050
Degrees of Freedom	1
Asymptotic Sig. (2-sided test)	.044
Exact Sig. (2-sided test)	.041

图 13.8　Exact Sig.（2-sided test）结果

不管 SPSS 给出精确 P 值还是近似 P 值，判断假设检验的方法仍然相同。如果 P 小于 0.05，McNemar 检验有统计学意义，即干预前后不饮酒者比例的差异有统计学意义。

13.5　撰写结论

如果得到的是根据二项分布计算配对卡方检验的精确 P 值，则汇报：本研究招募了 50 例研究对象参与有关戒酒的干预试验，干预前饮酒者和不饮酒者各占 48% 和 52%。干预后，不饮酒者比例增加至 72%（36 例），饮酒者比例降低至 28%（14 例）。15 例饮酒者在干预后戒酒，另有 5 例不饮酒者在干预后开始饮酒。采用配对卡方精确检验发现，干预前后不饮酒者比例的差异有统计学意义，P=0.041。

如果得到的是根据卡方分布计算配对卡方检验的近似 P 值，则汇报：本研究招募了 50 例研究对象参与有关戒酒的干预试验，干预前饮酒者和不饮酒者各占 48% 和 52%。干预后，不饮酒者比例增加至 72%（36 例），饮酒者比例降低至 28%（14 例）。15 例饮酒者在干预后戒酒，另有 5 例不饮酒者在干预后开始饮酒。采用校正配对卡方检验发现，干预前后不饮酒者比例的差异有统计学意义，P=0.044。

第 14 章　相对危险度（2×2）的计算

14.1　问题与数据

某研究者拟探索幽门螺杆菌感染与消化道肿瘤之间的关系，从一般人群中随机抽取 700 名研究对象建立前瞻性队列随访 10 年。在研究开始时，所有研究对象均未患消化道肿瘤，幽门螺杆菌感染状态为感染或未感染。基线时幽门螺杆菌感染状态的变量为 HP，感染赋值为 1，未感染赋值为 2；随访 10 年后消化道肿瘤发病与否的变量为 cancer，发生肿瘤赋值为 1，未发生肿瘤赋值为 2。部分数据见图 14.1。

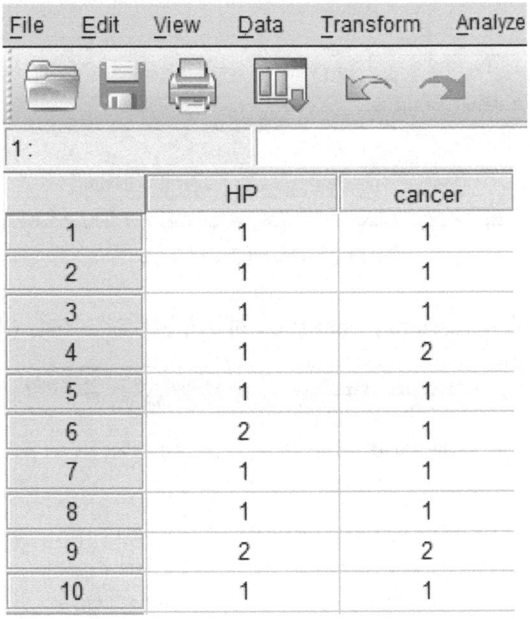

	HP	cancer
1	1	1
2	1	1
3	1	1
4	1	2
5	1	1
6	2	1
7	1	1
8	1	1
9	2	2
10	1	1

图 14.1　相对危险度（2×2）示例的部分数据

14.2　对问题的分析

要计算相对危险度，需要满足以下 3 项假设。

假设 1：因变量和自变量均为二分类变量。

假设 2：各观测间相互独立。

假设 3：只有特定的研究设计才能计算相对危险度，如前瞻性或回顾性队列，随机对照试验。

14.3　SPSS 操作

在主界面点击 Analyze→Descriptive Statistics→Crosstabs，在 Crosstabs 对话框中，将变量 HP 选入 Row（s）框，变量 cancer 选入 Column（s）框（图 14.2）。

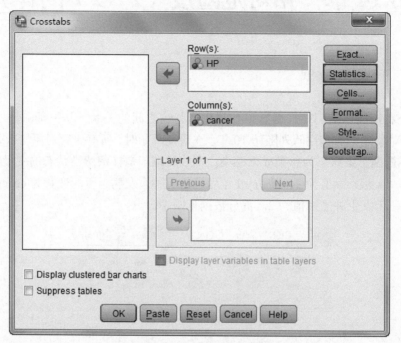

图 14.2　Crosstabs 对话框

点击 Statistics 键，在 Crosstabs：Statistics 对话框中勾选 Risk（图 14.3）。

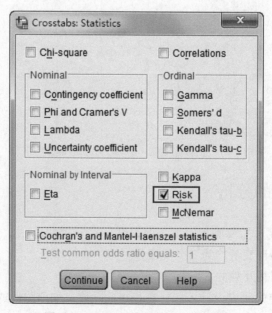

图 14.3　Crosstabs：Statistics 对话框

点击 Continue，返回 Crosstabs 对话框。点击 Cells，在 Crosstabs：Cell Display 对话框中，勾选 Counts 区域的 Observed，勾选 Percentages 区域的 Row。点击 Continue→OK（图 14.4）。

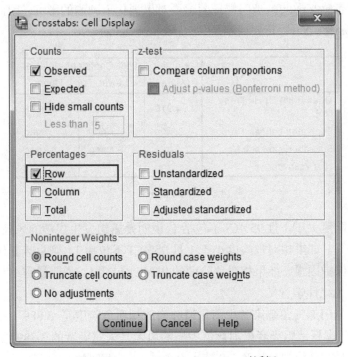

图 14.4　Crosstabs：Cell Display 对话框

14.4　结果解释

14.4.1　统计描述

在报告相对危险度前，首先应查看一些基本的统计量，了解数据特征。从 Crosstabulation 结果中可看到，350 例幽门螺杆菌感染者中 35 例患消化道肿瘤，占 10.0%。350 例未感染者中 9 例发生消化道肿瘤，占 2.6%（图 14.5）。因此，可以得到初步结论：与未感染者相比，幽门螺杆菌感染者发生消化道肿瘤的风险更高。

| | | | cancer | | Total |
			Yes	No	
HP	Yes	Count	35	315	350
		% within HP	10.0%	90.0%	100.0%
	No	Count	9	341	350
		% within HP	2.6%	97.4%	100.0%
Total		Count	44	656	700
		% within HP	6.3%	93.7%	100.0%

图 14.5　Crosstabulation 结果

14.4.2　相对危险度

相对危险度的结果可以在 Risk Estimate（相对危险度估算）中查看，见图 14.6。需要注意的是，研究者感兴趣的是幽门螺杆菌感染对患消化道肿瘤的影响，因此应该查看结果中"For cohort cancer=Yes"行，而不是"For cohort cancer=No"行。

	Value	95% Confidence Interval	
		Lower	Upper
Odds Ratio for HP (Yes / No)	4.210	1.992	8.898
For cohort cancer = Yes	3.889	1.898	7.969
For cohort cancer = No	.924	.889	.960
N of Valid Cases	700		

图 14.6　Risk Estimate 结果

如果相对危险度大于 1 且 95%CI 不包括 1，说明暴露组发生疾病的风险高于非暴露组，是结局的危险因素。如果相对危险度小于 1 且 95%CI 不包括 1，则意味着暴露组患病风险降低，是结局的保护因素。如果相对危险度的 95%CI 包括 1，说明暴露组与非暴露组发生疾病的风险差异无统计学意义。

本研究中，幽门螺杆菌感染者患消化道肿瘤的相对危险度是 3.889（95%CI：1.898～7.969），说明幽门螺杆菌感染者患消化道肿瘤的风险是未感染者的 3.889 倍。

需要注意的是，必须把自变量 HP 选入 Row（s），因变量 cancer 选入 Column（s）。如果错误选择变量，则相对危险度会错误地计算为 1.657（95%CI：1.398～1.963）（图 14.7）。

	Value	95% Confidence Interval	
		Lower	Upper
Odds Ratio for cancer (Yes / No)	4.210	1.992	8.898
For cohort HP = Yes	1.657	1.398	1.963
For cohort HP = No	.393	.219	.708
N of Valid Cases	700		

图 14.7　错误选择变量后的 Risk Estimate 结果

14.5　撰写结论

本研究随机抽取 700 名研究对象，幽门螺杆菌感染者和未感染者各 350 名。随访观察 10 年后，感染者患消化道肿瘤的比例（10.0%）高于未感染者的比例（2.6%）。与未感染者相比，幽门螺杆菌感染者患消化道肿瘤的相对危险度为 3.889（95%CI：1.898～7.969）。

第15章　比值比（2×2）的计算

15.1　问题与数据

研究者拟探索不同性别人群患心脏病的比例是否有差异,随机招募了870名研究对象,记录性别及既往心脏病病史。性别变量为 gender,男性赋值为 1,女性赋值为 2;心脏病病史的变量为 CVD,发生赋值为 1,未发生赋值为 2。部分数据见图 15.1。

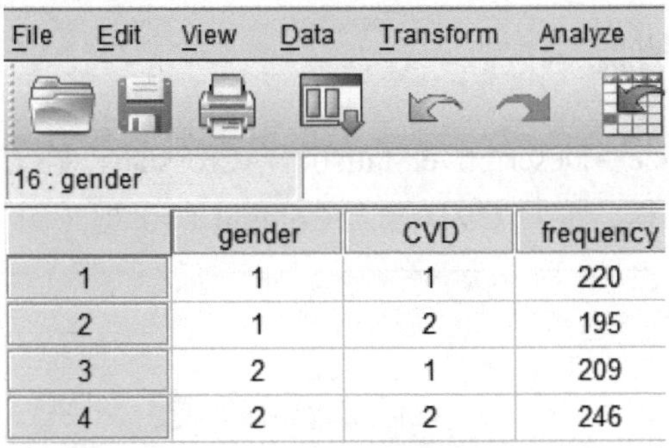

	gender	CVD	frequency
1	1	1	220
2	1	2	195
3	2	1	209
4	2	2	246

图 15.1　比值比（2×2）示例的部分数据

15.2　对问题的分析

要计算比值比,需要满足以下 2 项假设。

假设 1：自变量和因变量均为二分类变量。

假设 2：观测间相互独立。

15.3　SPSS 操作

15.3.1　数据加权

如果数据是汇总格式,则在计算比值比之前,需要先进行数据加权。

数据加权的步骤如下：

在主界面点击 Data→Weight Cases。弹出 Weight Cases 对话框后,点击 Weight cases by,激活 Frequency Variable 窗口。将 frequency 变量放入 Frequency Variable 栏,点击 OK（图 15.2）。

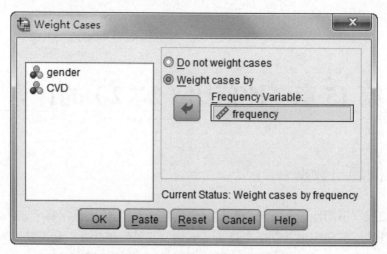

图 15.2　Weight Cases（个例加权）对话框

15.3.2　计算比值比

在主界面点击 Analyze→Descriptive Statistics→Crosstabs，在 Crosstabs 对话框中，将变量 gender 选入 Row（s）框，变量 CVD 选入 Column（s）框（图 15.3）。

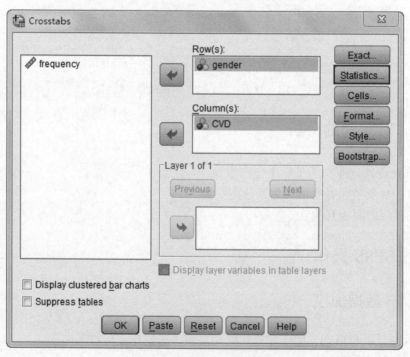

图 15.3　Crosstabs 对话框

点击 Statistics 键，在 Crosstabs：Statistics 对话框中勾选 Risk。点击 Continue→OK（图 15.4）。

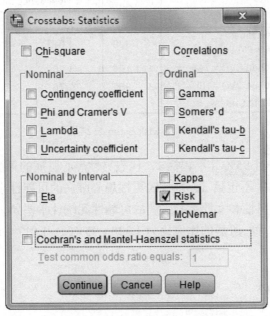

图 15.4　Crosstabs：Statistics 对话框

15.4　结果解释

15.4.1　统计描述

在报告比值比之前，首先应查看基本的一些统计量，了解数据特征。从 Crosstabulation 结果中可看到，415 名男性中，220 名男性患心脏病、195 名未患心脏病。男性患心脏病的比值为患病与不患病的概率之比，即患心脏病的男性数量除以未患病的男性数量，得到比值为 1.13（220÷195=1.13）。同理，也可以得到女性患心脏病的比值为 0.85（209÷246=0.85）（图 15.5）。

		CVD		
		Yes	No	Total
gender	Male	220	195	415
	Female	209	246	455
Total		429	441	870

图 15.5　Crosstabulation 结果

15.4.2　比值比

比值比的结果可以在 Risk Estimate 中查看，见图 15.6。

		95% Confidence Interval	
	Value	Lower	Upper
Odds Ratio for gender (Male / Female)	1.328	1.017	1.734
For cohort CVD = Yes	1.154	1.009	1.320
For cohort CVD = No	.869	.761	.992
N of Valid Cases	870		

图 15.6　Risk Estimate 结果

如果比值比大于 1 且 95%CI 不包括 1，代表男性患心脏病的可能性大于女性；反之，比值比小于 1 且 95%CI 不包括 1，则代表男性患心脏病的可能性小于女性；若比值比的 95%CI 包括 1，则说明男性和女性患心脏病的可能性无统计学差异。

本研究中，性别与患心脏病的比值比为 1.328（95%CI：1.017～1.734），说明男性患心脏病的可能性更高。

15.5　撰写结论

本研究招募了 870 名研究对象，男性 415 人、女性 455 人。与女性相比，男性患心脏病的可能性更高，比值比为 1.328（95%CI：1.017～1.734）。

第16章　卡方拟合优度检验

16.1　问题与数据

　　某研究者招募了 100 位研究对象，拟分析招募的研究对象体型分布是否与总体人群一致。该研究者已知总体人群中有 50%是正常体型(normal),35%为超重(overweight),15%为肥胖（ obese）。现统计了这 100 位研究对象的体型（BMI）信息，部分数据见图 16.1。

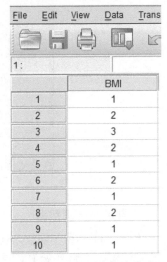

图 16.1　卡方拟合优度检验示例的部分数据

16.2　对问题的分析

　　若研究者拟检验数据是否服从某个指定分布，如本研究中拟判断招募的研究对象体型分布是否与总体人群一致，建议使用卡方拟合优度检验，但需要先满足 3 项假设。

　　假设 1：存在一个分类变量。本研究中研究对象的体型变量是分类变量。

　　假设 2：具有相互独立的观测值。本研究中各位研究对象的信息都是独立的，不会相互干扰。

　　假设 3：样本量足够大，最小的样本量要求为分析中的任一预测频数大于 5。

　　经分析，本研究数据符合假设 1 和假设 2，那么应该如何检验假设 3，并进行卡方拟合优度检验呢?

16.3　SPSS 操作

　　一般来说，卡方拟合优度检验主要分为等比例（ equal proportions ）和自定义比例（ unequal proportions ）两种。其中，等比例是指研究者假设研究对象有相等的可能性被分为任一种类。例如，认为患者在一周中的任意一天中去医院就诊的可能性相同，那么该研究数据就是等比例数据。相反，如果认为患者在周一、周五和周六去医院就诊的可能性更高，那么该研究就是自定义比例数据。

　　针对这两种情况，卡方拟合优度检验有不同的 SPSS 操作方法。本研究指定了总体人群体型分布的比例，属于自定义比例数据，但是为了让大家更全面地了解该检验，这里分别介绍两种类型。

1. 等比例数据

在主界面点击 Analyze→ Nonparametric Tests→Legacy Dialogs→Chi-square Test，在弹出的对话框中，将变量 BMI 放入 Test Variable List 栏，点击 OK（图 16.2）。

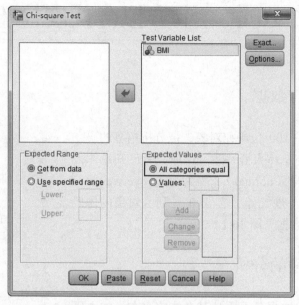

图 16.2　等比例数据卡方检验对话框

2. 自定义比例数据

在主界面点击 Analyze→Nonparametric Tests→ Legacy Dialogs→Chi-square Test，在弹出的对话框中，将变量 BMI 放入 Test Variable List 栏。选择 Expected Values 中的 Values，输入"50"，并点击 Add（图 16.3）。

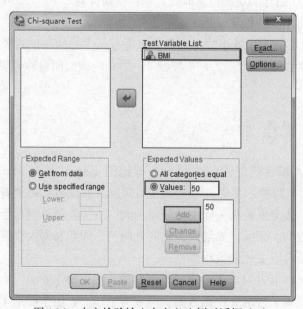

图 16.3　卡方检验输入自定义比例对话框（1）

注意：要按照 BMI 变量的命名顺序输入总体人群的体型分布比例。如图 16.4 所示，BMI 变量是以正常、超重、肥胖的顺序命名的，那么也要以对应的总体人群比例"50"、"35"和"15"输入"Value"栏。

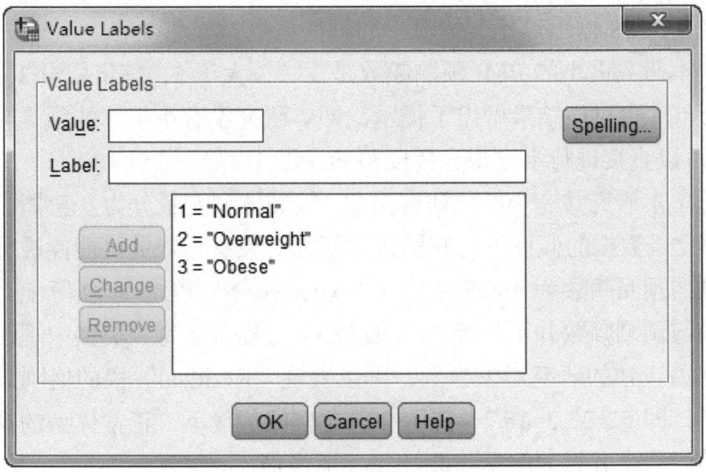

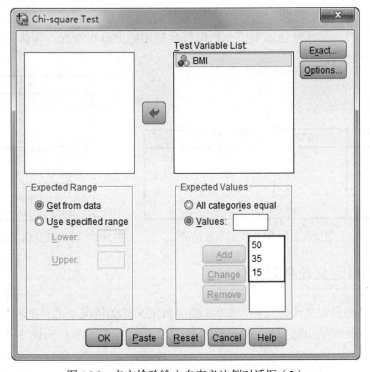

图 16.4 设置变量标签对话框

因此，本研究要依次输入"50"→点击 Add，输入"35"→点击 Add，输入"15"→点击 Add，最后点击 OK（图 16.5）。

图 16.5 卡方检验输入自定义比例对话框（2）

16.4　结果解释

16.4.1　等比例数据

经上述操作，SPSS 输出等比例情况下的预期频数，如图 16.6。

结果显示，本研究最小的 BMI 预测频数是 33.3，大于 5，满足假设 3，具有足够的样本量。Test Statistics 也对该结果做出了提示，即本研究没有小于 5 的预测频数（最小预测频数为 33.3），可以直接进行卡方拟合优度检验（图 16.7）。

图 16.6 提示，本研究共有 100 位研究对象，按照体型变量分为"正常"、"超重"和"肥胖" 3 类。在等比例数据的假设下，我们认为研究对象有相等的可能性被分为任意一类。因此，每一类别的预测频数为 100/3=33.3（"Expected N"栏）。但实际上，研究对象体型类型的观测频数与预测频数并不相等，"Residual"栏提示了每一类型中观测频数与预测频数的差别。以体型正常的研究对象为例，可以发现"Residual"栏的值刚好是观测频数和预测频数的差值，即 52−33.3=18.7，提示在等比例的假设下，正常体型的观测频数比预测频数高 18.7。其他两个分类的解释与此一致，不再赘述。

在卡方拟合优度检验中，每一类别的残差值越小说明调查数据与指定分布的拟合程度越好。当假设数据是等比例分布时，本研究的数据残差值较大，提示研究对象的体型数据不符合等比例分布。图 16.7 输出了等比例数据卡方拟合优度检验的结果，χ^2=17.840，$P<$ 0.001，说明本研究数据不符合指定数据分布情况，提示研究对象的体型数据不符合等比例分布。

如果 $P>0.05$，那么就说明本研究数据符合指定数据分布情况，即认为研究对象的体型数据符合等比例分布。

	Observed N	Expected N	Residual
Normal	52	33.3	18.7
Overweight	30	33.3	-3.3
Obese	18	33.3	-15.3
Total	100		

图 16.6　等比例数据 BMI 预期频数结果

	BMI
Chi-Square	17.840[a]
df	2
Asymp. Sig.	.000

a. 0 cells (0.0%) have expected frequencies less than 5. The minimum expected cell frequency is 33.3.

图 16.7　等比例数据 Test-Statistics 结果

16.4.2　自定义比例数据

同样，如果是自定义比例数据，SPSS 输出自定义比例情况下的预期频数，见图 16.8。结果显示本研究最小的 BMI 预测频数是 15.0（大于 5），满足假设 3，具有足够的样本量。

Test Statistics 也对该结果做出了提示，本研究没有小于 5 的预测频数，可以直接进行卡方拟合优度检验（图 16.9）。

	Observed N	Expected N	Residual
Normal	52	50.0	2.0
Overweight	30	35.0	-5.0
Obese	18	15.0	3.0
Total	100		

图 16.8　自定义比例数据 BMI 预期频数结果

	BMI
Chi-Square	1.394[a]
df	2
Asymp. Sig.	.498

a. 0 cells (0.0%) have expected frequencies less than 5. The minimum expected cell frequency is 15.0.

图 16.9　自定义比例数据 Test-Statistics 结果

图 16.8 提示本研究中共有 100 位研究对象，可按照体型变量分为"正常""超重""肥胖" 3 类。根据输入的指定分布比例，SPSS 在 "Expected N" 栏提示各体型类别的预测频数：50%、35% 和 15%。同样也可以看出，研究对象体型的观测频数与预测频数并不相等，"Residual" 栏提示了每一类型中观测频数与预测频数的差值。以体型正常的研究对象为例，残差值刚好是观测频数与预测频数的差，即 52.0–50.0=2.0。其他两个分类的解释与此一致，不再赘述。

在卡方拟合优度检验中，每一类别的绝对值越小说明调查数据与指定分布的拟合程度越好。当假设总体人群的体型分布比例为 50%、35% 和 15% 时，本研究的数据残差值较小，提示研究对象的体型数据符合该比例分布。卡方拟合优度检验结果显示 $\chi^2=1.394$，$P=0.498$，提示本研究数据符合指定数据分布，即这 100 位研究对象的体型分布情况与总体人群一致。

16.5　撰写结论

16.5.1　等比例数据

本研究共招募 100 名研究对象，其中 52 人体型正常，30 人超重，18 人肥胖。采用卡方拟合优度检验判断这些研究对象的体型数据是否符合等比例分布。结果显示，本研究最小的预测频数为 33.3，可以采用卡方拟合优度检验，$\chi^2=17.840$，$P<0.001$，提示研究对象的体型数据不符合等比例分布。

16.5.2　自定义比例数据

本研究共招募 100 名研究对象，其中 52 人体型正常、30 人超重、18 人肥胖。采用卡方拟合优度检验判断这些研究对象的体型分布（正常、超重和肥胖的比例分别为 50%、35% 和 15%）是否与总体人群一致。结果显示，本研究最小的预测频数为 15.0，可以采用卡方拟合优度检验，$\chi^2=1.394$，$P=0.498$，说明本研究数据符合指定数据分布，提示研究对象的体型分布与总体人群一致。

第17章　两个有序分类变量相关性的卡方检验

17.1　问题与数据

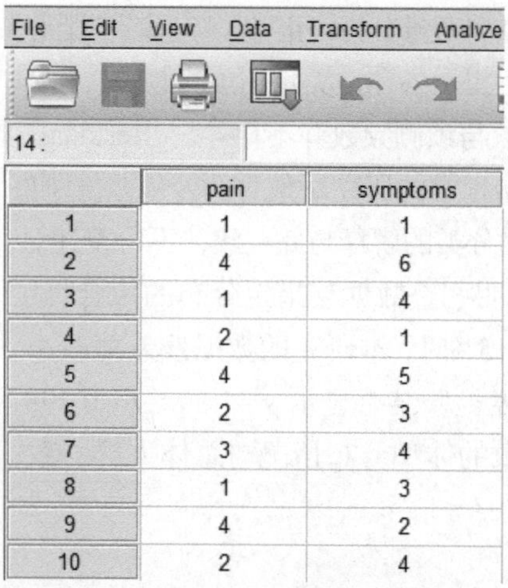

图 17.1　两个有序分类变量相关性的卡方检验示例的部分数据

研究者拟探讨类风湿关节炎躯体感觉的症状数量与疼痛等级之间的关系，从一家大型医院入院治疗的类风湿关节炎患者中随机招募了 364 名研究对象。类风湿关节炎躯体感觉共有 6 种症状，研究者请研究对象报告其所出现的症状。类风湿关节炎门诊的医生使用疼痛量表对每个研究对象的疼痛进行评级。研究对象自报的类风湿关节炎躯体感觉症状数量在 1～6 个，为有序分类变量，变量名为 symptoms。医生将研究对象的疼痛分为四级：1 级（轻度影响生活，轻度疼痛）、2 级（轻度影响生活，高度疼痛）、3 级（高度影响生活，疼痛致行为中度受限）和 4 级（高度影响生活，疼痛致行为重度受限），变量名为 pain。部分数据见图 17.1。

17.2　对问题的分析

要判断类风湿关节炎躯体感觉症状数量与疼痛等级之间是否有线性变化的趋势，可以使用 Mantel-Haenszel 卡方检验。

进行 Mantel-Haenszel 卡方检验，需要满足以下 2 项假设。

假设 1：其中一个变量是有序分类变量。

假设 2：另一个变量是有序分类变量（或二分类变量）。

假设 1 和假设 2 与研究设计有关。经分析本研究数据符合假设 1 和 2。

> **扩展阅读**
>
> 趋势检验可以使用 Mantel-Haenszel 卡方检验或 Cochran-Armitage 趋势检验。Mantel-Haenszel 卡方检验也称线性趋势检验（test for linear trend）或定序检验（linear by linear test）。
>
> Mantel-Haenszel 卡方检验和 Cochran-Armitage 趋势检验的区别：Mantel-Haenszel 卡方检验要求一个变量是有序分类变量，另一个变量可以是二分类变量，也可以是有序

多分类变量；而 Cochran-Armitage 趋势检验要求一个变量是有序分类变量，另一个变量是二分类变量。

SPSS 不提供 Cochran-Armitage 趋势检验，使用 Mantel-Haenszel 卡方检验可以得到近似的结果。Cochran-Armitage 趋势检验可以在 SAS 等其他软件中实现（SAS 可以同时提供 Cochran-Armitage 趋势检验和 Mantel-Haenszel 卡方检验的结果）。

17.3　SPSS 操作

此处除了进行 Mantel-Haenszel 卡方检验处，还要计算 Pearson 相关系数。

在主界面点击 Analyze→Descriptive Statistics→Crosstabs，弹出 Crosstabs 对话框。将变量 symptoms 和 pain 分别放入 Row（s）栏和 Column（s）栏（图 17.2）。

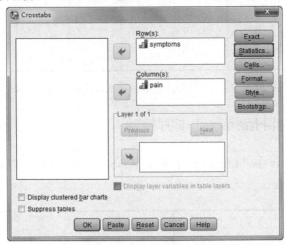

图 17.2　Crosstabs 对话框

点击 Statistics，在弹出的对话框中，勾选 Chi-square 和 Correlations，前者将输出 Mantel-Haenszel 卡方检验结果，后者将计算 Pearson 相关系数。点击 Continue→OK（图 17.3）。

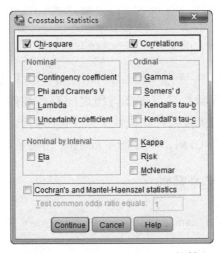

图 17.3　Crosstabs：Statistics 对话框

17.4 结果解释

17.4.1 统计描述

首先需要通过列联表了解数据（图 17.4），本例中可观察到列联表对角线附近的观测数最多，提示两个变量之间可能存在关联。是否存在线性关联则需要通过 Mantel-Haenszel 卡方检验来判断。

		pain				Total
		1	2	3	4	
symptoms	1	22	27	11	7	67
	2	19	18	5	5	47
	3	17	28	9	5	59
	4	11	14	17	8	50
	5	10	7	29	16	62
	6	7	13	37	22	79
Total		86	107	108	63	364

图 17.4 疼痛等级和症状数量交叉表格统计描述结果

17.4.2 Mantel-Haenszel 卡方检验

在 Chi-Square Tests 中 "Linear-by-Linear Association" 一行可以查看 Mantel-Haenszel 卡方检验结果（图 17.5）。

	Value	df	Asymp. Sig. (2-sided)
Pearson Chi-Square	80.991[a]	15	.000
Likelihood Ratio	85.186	15	.000
Linear-by-Linear Association	50.082	1	.000
N of Valid Cases	364		

a. 0 cells (0.0%) have expected count less than 5. The minimum expected count is 8.13.

图 17.5 Chi-Square Tests 结果

"Asymp. Sig.（2-sided）" 一列为 Mantel-Haenszel 卡方检验的 P 值。本例中显示为 $P < 0.001$，因此躯体感觉症状数量与疼痛等级之间存在线性关系。但需要注意的是，Mantel-Haenszel 卡方检验只能说明存在线性关系，但不能给出这种线性相关的强度和方向。要判断线性相关的强度和方向，需要查看 Pearson 相关系数。

17.4.3 Pearson 相关系数

Pearson 相关系数可以在 Symmetric Measures 中 "Pearson's R" 一行中查看（图 17.6）。

		Value	Asymp. Std. Error[a]	Approx. T[b]	Approx. Sig.
Interval by Interval	Pearson's R	.371	.047	7.612	.000[c]
Ordinal by Ordinal	Spearman Correlation	.379	.046	7.801	.000[c]
N of Valid Cases		364			

a. Not assuming the null hypothesis.

b. Using the asymptotic standard error assuming the null hypothesis.

c. Based on normal approximation.

图 17.6　Symmetric Measures 结果

结果显示，$R=0.371$，P（Approx. Sig.）<0.001，说明 symptoms 和 pain 间存在中度正相关。

17.5　撰写结论

采用 Mantel-Haenszel 卡方检验判断类风湿关节炎躯体感觉症状数量与疼痛等级之间是否存在线性关系。躯体感觉症状数量取值 $1\sim6$，疼痛等级取值 $1\sim4$。Mantel-Haenszel 卡方检验结果显示躯体感觉症状数量与疼痛等级之间存在线性关系，$\chi^2=50.082$，$P<0.001$。Pearson 相关结果显示，$R=0.371$，$P<0.001$，说明疼痛等级随躯体感觉症状数量增加而升高。

17.6　作图

目前还没有推荐的图形展示 Mantel-Haenszel 卡方检验的结果，简单的散点图无法反映躯体感觉症状数量与疼痛等级间的线性关系（图 17.7）。因此，建议在散点图中以点的大小（散点也可设置为更加醒目的颜色）来反映列联表中的不同的观测数（图 17.8）。

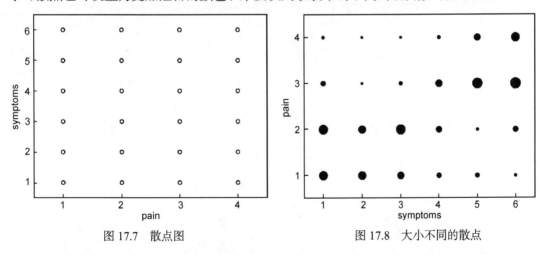

图 17.7　散点图　　　　　图 17.8　大小不同的散点

通过此图可以观察到躯体感觉症状数量与疼痛等级之间存在线性关系：躯体感觉症状数量少则疼痛等级低，躯体感觉症状数量多则疼痛等级高，代表频数的点明显较大。

17.6.1　散点图的 SPSS 操作

如果需要作和图 17.8 类似的图，必须将数据整理成频数的数据格式（图 17.9）。

	pain	symptoms	frequency
1	1	1	22
2	1	2	19
3	1	3	17
4	1	4	11
5	1	5	10
6	1	6	7
7	2	1	27
8	2	2	18
9	2	3	28
10	2	4	14

图 17.9　数据频数格式

　　在主界面点击 Graphs→Graphboard Template Chooser，选中 Graphboard Template Chooser 对话框左上角中的两个变量 symptoms 和 pain。Graphboard Template Chooser 对话框右侧显示 11 种图形选项，选择"Scatterplot"（图 17.10）。

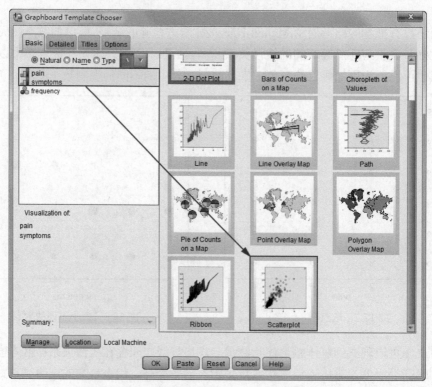

图 17.10　Graphboard Template Chooser：Basic 对话框

点击左上角的 Detailed，在 Visualization type 下选择"Scatterplot"，并在右侧完成两个变量 pain 和 symptoms 在坐标轴上的分配。点击 X 轴后的下拉键后选择 symptoms，点击 Y 轴后的下拉键后选择 pain（Mantel-Haenszel 卡方检验对于哪个变量在 X、X 轴没有要求，可以随意转换。本例中，暂时将 pain 作为因变量 Y、symptoms 作为自变量 X）。点击 Optional Aesthetics 区域 Size 后的下拉键，选择变量 frequency（图 17.11）。点击 OK，生成简单散点图（图 17.12）。

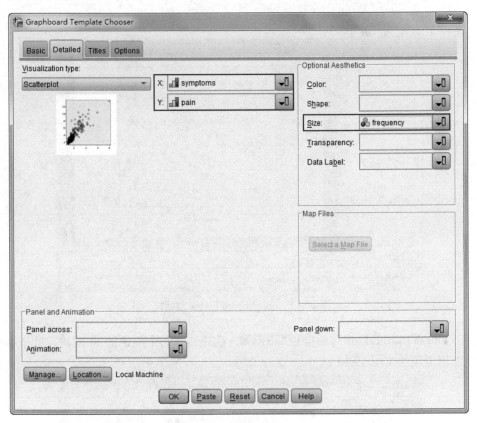

图 17.11　Graphboard Template Chooser：Detailed 对话框

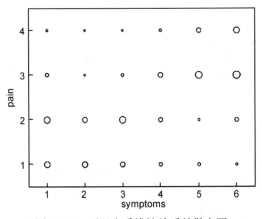

图 17.12　可以查看线性关系的散点图

通过以上散点图已经可以查看线性关系，如果为了使散点图更加实用，可继续编辑。

17.6.2 编辑散点图

双击散点图任意区域，出现 Graphboard Editor 对话框，点击任意一个散点后，所有点周围变成黄色，提示处于可编辑状态（图 17.13）。

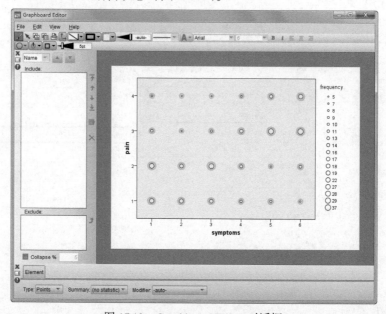

图 17.13　Graphboard Editor 对话框

点击 Graphboard Editor 对话框顶部的 ，选择任意一个颜色的 ■ 模块，此步骤可使散点变为相应颜色（图 17.14）。

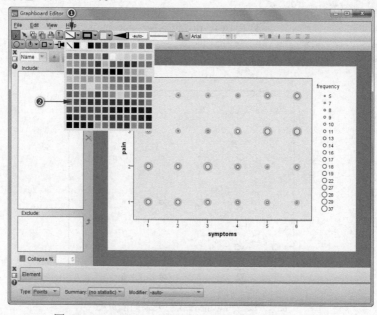

图 17.14　Graphboard Editor：Changes the color 对话框

点击 Graphboard Editor 对话框顶部的 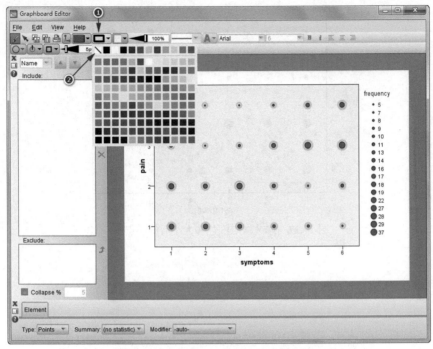，选择 ＼ 模块，此步骤可去除散点边框（图 17.15 ）。

图 17.15　Graphboard Editor：Changes the border 对话框

点击 Graphboard Editor 对话框顶部的 5px，可滑动改变散点大小，比如改成 20px（图 17.16 ）。

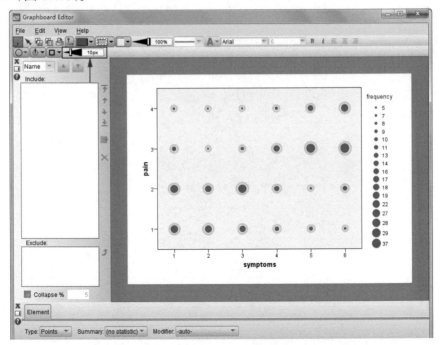

图 17.16　Graphboard Editor：Changes the size 对话框

　　点击 Graphboard Editor 对话框的关闭键，退出编辑状态，最终得到可查看线性关系的散点图（图 17.17）。

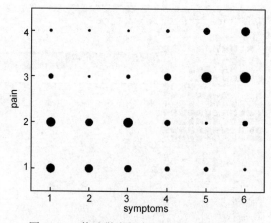

图 17.17　修改散点颜色和大小后的散点图

第18章 单因素方差分析

18.1 问题与数据

有研究者认为，学历越高生活幸福指数越高。为了验证这一假设，研究人员招募了 31 名研究对象，分别调查他们的学历水平，并测量其生活幸福指数。根据学历的高低，研究对象被分为 4 组：高中及以下、本科、硕士研究生、博士研究生，变量名为 group。利用专业的量表得分来评估研究对象的幸福指数，变量名为 index，满分为 100 分，得分越高代表幸福感越强。研究者拟分析幸福指数的高低是否与学历水平有关，即幸福指数 index 的平均得分是否随着学历 group 变量的不同而不同。部分数据见图 18.1。

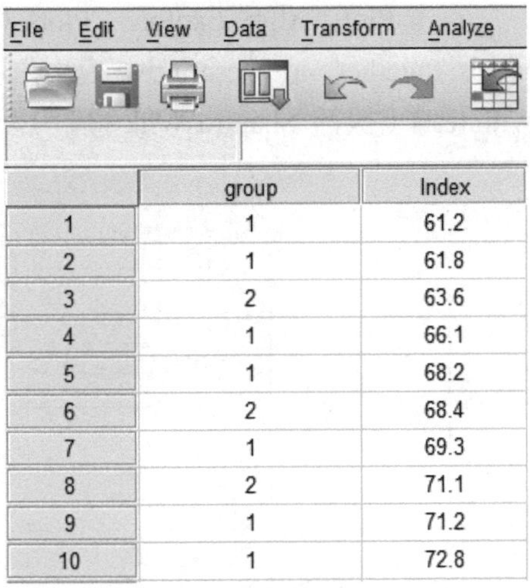

	group	Index
1	1	61.2
2	1	61.8
3	2	63.6
4	1	66.1
5	1	68.2
6	2	68.4
7	1	69.3
8	2	71.1
9	1	71.2
10	1	72.8

图 18.1 单因素方差分析示例的部分数据

18.2 对问题的分析

研究者拟分析不同 group 间的 index 得分差异，可以采用单因素方差分析（one way ANOVA）。单因素方差分析适用于 2 种类型的研究设计：①判断 3 个及以上独立的组间均数是否存在差异（也可以是 2 组，此时等同于成组 t 检验）；②判断前后变化的差值是否存在差异。使用单因素方差分析时，需要考虑 6 项假设。

假设 1：因变量为连续变量。

假设 2：自变量组间相互独立，且包含 3 个及以上分类。

假设 3：各组间和组内的观测值相互独立。

假设 4：各组内没有明显异常值。

假设 5：各组内因变量符合正态分布。

假设 6：各组间的方差齐。

假设 1、假设 2 和假设 3 与研究设计有关，本研究数据满足假设 1～3。那么应该如何检验假设 4～6，并进行单因素方差分析呢？

18.3　SPSS 操作

18.3.1　检验假设 4：各组内没有明显异常值

如果某个组别中的某些因变量取值和其他值相比特别大或者特别小，则称之为异常值。异常值会影响该组的均数和标准差，因此会对最终的统计检验结果产生影响。对于小样本研究，异常值的影响尤其显著，必须检查每组内是否存在明显异常值。

在主界面点击 Analyze→Descriptive Statistics→Explore，把因变量 index 选入 Dependent List 框中，把自变量 group 选入 Factor List 框中（图 18.2）。

点击 Plots，出现 Explore：Plots 对话框。在 Boxplots 模块内保留系统默认选项 Factor levels together，在 Descriptive 模块内取消选择 Stem-and-leaf，在下方勾选 Normality plots with tests（执行 Shapiro-Wilk 检验）（图 18.3）。

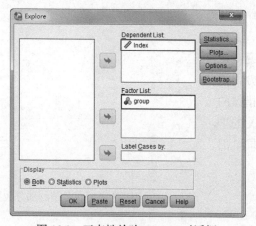

图 18.2　正态性检验 Explore 对话框

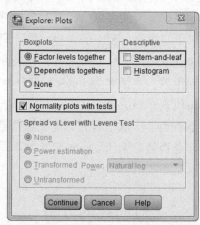

图 18.3　Explore：Plots 对话框

点击 Continue，返回 Explore 对话框，在 Display 模块内点击 Plots。如果使用偏度和峰度（skewness and kurtosis）进行正态性判断，则保留 Display 模块内的默认选项 Both 或者选择 Statistics（图 18.4）。

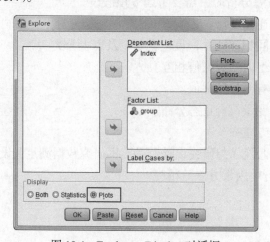

图 18.4　Explore：Display 对话框

点击 OK，输出结果。根据输出的箱线图，判断每个组别内是否存在异常值（图 18-5）。

SPSS 中数据点与箱子边缘的距离大于 1.5 倍箱身长度，则定义为异常值，以圆点（○）表示；与箱子边缘的距离大于 3 倍箱身长度，则定义为极端值，以星号（*）表示。圆点或星号附近的数值是 SPSS 系统的自动编码（Data View 窗口中最左侧一列中的编码，图18.1）。从图 18.5 可以看出，本研究数据中没有显著异常值，满足假设 4。

如果箱线图如图 18.6 所示，则提示数组有疑似异常值。该图提示，高中及以下组第 4 位研究对象的数据为疑似异常值，数据值大于 1.5 倍箱距。硕士研究生组的第 24 位研究对象的数据为疑似异常值，数据值大于 1.5 倍箱距。

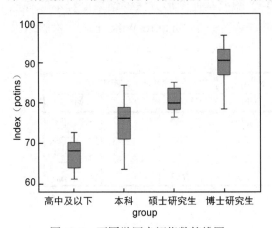
图 18.5　不同学历幸福指数箱线图

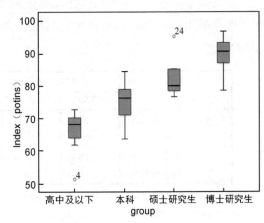
图 18.6　不同学历有疑似异常值的幸福指数箱线图

1. 导致数据中存在异常值的 3 种原因

（1）数据录入错误：首先应该考虑异常值是否由数据录入错误所致。如果是，用正确值替换并重新进行检验。

（2）测量误差：如果不是由于数据录入错误，接下来考虑是否因为测量误差导致（如仪器故障或超过量程）。

（3）真实的异常值：如果以上两种原因都不是，那最有可能是一种真实的异常数据。这种异常值不好处理，但也没有理由将其当作无效值看待。目前对于它的处理方法比较有争议，尚未有一种特别推荐的方法。

需要注意的是，如果存在多个异常值，应先把最极端的异常值去掉后，重新检查异常值情况。这是因为有时最极端异常值去掉后，其他异常值可能会回归正常。

2. 异常值的 2 种处理方法

（1）保留异常值

1）采用非参数 Kruskal-Wallis H 检验。

2）用非最极端的值来代替极端异常值（如用第二极端的值代替）。

3）因变量转换成其他形式。

4）将异常值纳入分析，并坚信这样做对结果不会产生实质性影响。

（2）剔除异常值：直接删除异常值很简单，但却是没有办法的办法。当需要删掉异常值时，应报告异常值大小及其对结果的影响，最好分别报告删除异常值前后的结果。而且，应该考虑有异常值的个体是否符合研究的纳入标准。如果其不属于合格的研究对象，应将其剔除，否则会影响结果的推论。

18.3.2　检验假设 5：各组内因变量符合正态分布

正态性检验有很多方法，这里只介绍最常用的一种：Shapiro-Wilk 正态性检验（其他还有偏度和峰度值、直方图等）。对假设 4 的判断中，在 Explore：Plots 对话框中勾选了 Normality plots with tests，输出结果中会给出 Shapiro-Wilk 检验的结果。

如果样本量较小（＜50），并且对正态 Q-Q 图或其他图形方法的结果诠释不够有把握，推荐采用 Shapiro-Wilk 检验。每组自变量都会有一个 Shapiro-Wilk 正态性检验结果（图 18.7）。

	group	Kolmogorov-Smirnov[a]			Shapiro-Wilk		
		Statistic	df	Sig.	Statistic	df	Sig.
Index	高中及以下	.174	7	.200[*]	.930	7	.554
	本科	.140	9	.200[*]	.969	9	.888
	硕士研究生	.164	8	.200[*]	.920	8	.427
	博士研究生	.169	7	.200[*]	.953	7	.761

*. This is a lower bound of the true significance.

a. Lilliefors Significance Correction.

图 18.7　正态性检验结果

如果数据符合正态分布，显著性水平应该大于 0.05。Shapiro-Wilk 检验的无效假设是数据服从正态分布，备择假设是数据不服从正态分布。因此，如果拒绝无效假设（$P<0.05$），表示数据不服从正态分布。本例中每组正态性检验 P 均大于 0.05。

如果样本量大于 50，推荐使用正态 Q-Q 图等图形方法进行正态判断，因为当样本量较大时，Shapiro-Wilk 检验会把稍稍偏离正态分布的数据也标记为有统计学差异，即数据不服从正态分布。

如果数据不服从正态分布，可以有如下 4 种方法进行处理。

（1）数据转换：对转换后呈正态分布的数据进行单因素方差分析。当各组因变量的分布形状相同时，正态转换才有可能成功。对于一些常见的分布，有特定的转换形式，但是对于转换后数据的结果解释可能比较复杂。

（2）使用非参数检验：可以使用 Kruskal-Wallis H 等非参数检验方法，但是要注意 Kruskal-Wallis H 和单因素重复测量方差分析的无效假设和备择假设不太一致。

（3）直接进行分析：单因素方差分析对于偏离正态分布比较稳健，尤其是在各组样本量相等或近似相等的情况下，而且非正态分布实质上并不影响犯 I 型错误的概率，因此可以直接进行检验，但是结果中仍需报告对正态分布的偏离。

（4）检验结果的比较：将转换后和未转换的数据分别进行单因素方差分析，如果二者结论相同，则使用原始数据的分析结果。

18.3.3 单因素方差分析

在主界面点击 Analyze→Compare Means→One-Way ANOVA。在 One-Way ANOVA 对话框中，把因变量 index 选入 Dependent List 框中，自变量 group 选入 Factor 框中（图 18.8）。

点击 Options，在 Statistics 模块内勾选 Descriptive、Homogeneity of variance test 和 Welch，同时勾选 Means plot（图 18.9）。

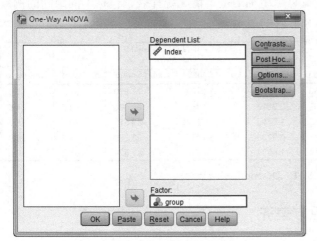
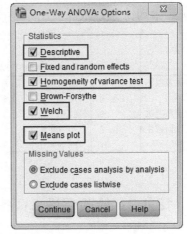

图 18.8　One-Way ANOVA 对话框　　　　图 18.9　One-Way ANOVA：Options 对话框

点击 Continue，返回 One-Way ANOVA 对话框。点击 Post Hoc…，出现 One-Way ANOVA：Post Hoc Multiple Comparisons 对话框。在 Equal Variances Assumed（各组方差齐）模块内勾选 Tukey，在 Equal Variances Not Assumed（各组方差不齐）模块内勾选 Games-Howell（图 18.10）。SPSS 提供了许多两两比较的方法，这里仅以 Tukey 和 Games-Howell 为例，分别说明各组方差齐或不齐时，Post Hoc 检验的表述方法。

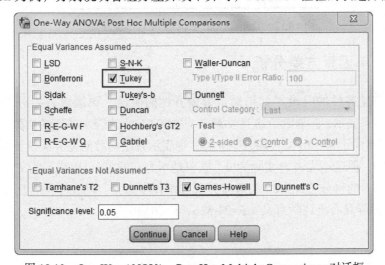

图 18.10　One-Way ANOVA：Post Hoc Multiple Comparisons 对话框

点击 Continue，返回 One-Way ANOVA 对话框。点击 OK，输出结果。

18.4 结果解释

18.4.1 统计描述

在检验假设 6 和结果解释之前，需要对数据有一个基本的了解，Descriptives 给出了描述性统计的结果。SPSS 会给出自变量每个组别的基本情况统计表，包括不同组间的例数（N）、平均得分（Mean）及标准差（Std. Deviation）等（图 18.11）。

	N	Mean	Std. Deviation	Std. Error	95% Confidence Interval for Mean		Minimum	Maximum
					Lower Bound	Upper Bound		
高中及以下	7	67.229	4.4560	1.6842	63.107	71.350	61.2	72.8
本科	9	75.444	6.7537	2.2512	70.253	80.636	63.6	84.5
硕士研究生	8	80.812	3.2273	1.1410	78.114	83.511	76.6	85.2
博士研究生	7	89.600	6.1474	2.3235	83.915	95.285	78.6	96.9
Total	31	78.171	9.4144	1.6909	74.718	81.624	61.2	96.9

图 18.11　Descriptives 结果

18.4.2 检验假设 6：各组方差齐

使用 Levene 方差齐性检验来检验方差齐的假设，检验结果见 Test of Homogeneity of Variances 表格。其中 Sig.一列数值代表了检验中 P。如果 Levene 检验的差异具有统计学意义（$P < 0.05$），则不满足方差齐性的假设；如果 Levene 检验的差异无统计学意义（$P > 0.05$），则不能拒绝方差齐的假设。本例中 $P = 0.309$，表示各组方差相等（图 18.12）。

Levene Statistic	df1	df2	Sig.
1.255	3	27	.309

图 18.12　Test of Homogeneity of Variances 结果

18.4.3 单因素方差分析

1. 满足方差齐性的假设　如果满足方差齐性的假设，单因素方差分析的结果如图 18.13 所示。结果显示，差异具有统计学意义（$P < 0.05$），这表示各组的均数不全相等（至少有一组均数不同于另一组）。如果 $P > 0.05$，则表示各组均数的差异无统计学意义。本例中，P 为 0.000，但这不代表 P 实际为 0（概率是不为 0 的），可以表示为 $P < 0.001$。本例各组间（group）的得分（index）均数差异具有统计学意义，即在不同学历水平组间，幸福指数 index 差异具有统计学意义（$F = 21.536$，$P < 0.001$）。

	Sum of Squares	df	Mean Square	F	Sig.
Between Groups	1875.239	3	625.080	21.536	.000
Within Groups	783.685	27	29.025		
Total	2658.924	30			

图 18.13　单因素方差分析检验结果

如果事前没有对特定组间差异进行假设，或者关心所有组间的两两比较，则可以进行所有组间的两两比较（post hoc test）。当满足方差齐性的条件时，可以使用 Tukey 检验进行组间两两比较。Tukey 检验不仅提供了每两个组间比较的 P 值，也给出了均数差值的置信区间（即 Tukey 区间）。

当各组例数不相等时，Tukey 检验可能不太适用，此时应该进行校正后的 Tukey-Kramer 检验。Tukey-Kramer 检验结果偏保守，但适用于各组例数不等的情况。当各组例数相等时，结果与 Tukey 检验相同。当勾选了 Tukey 检验，而各组例数不同时，SPSS 软件会自动给出 Tukey-Kramer 检验结果。本例中由于各组例数不等，SPSS 软件会进行 Tukey-Kramer 检验，但依然称之为 Tukey 检验。

本例中自变量分为 4 组，因此会有 6 种不同的两两组合。当要比较高中及以下组和本科组结果时，框出的 2 行均为该两组间比较的结果，但是均值差值的计算方式不同，故数值相同，但符号相反，均值差值的 95% 置信区间也是如此，而均数差值的标准误和 P 值是完全一致的（图 18.14）。

(I) group	(J) group	Mean Difference (I-J)	Std. Error	Sig.	95% Confidence Interval	
					Lower Bound	Upper Bound
高中及以下	本科	-8.2159*	2.7151	.026	-15.646	-.786
	硕士研究生	-13.5839*	2.7883	.000	-21.214	-5.954
	博士研究生	-22.3714*	2.8798	.000	-30.252	-14.491
本科	高中及以下	8.2159*	2.7151	.026	.786	15.646
	硕士研究生	-5.3681	2.6179	.195	-12.532	1.796
	博士研究生	-14.1556*	2.7151	.000	-21.585	-6.726
硕士研究生	高中及以下	13.5839*	2.7883	.000	5.954	21.214
	本科	5.3681	2.6179	.195	-1.796	12.532
	博士研究生	-8.7875*	2.7883	.019	-16.418	-1.157
博士研究生	高中及以下	22.3714*	2.8798	.000	14.491	30.252
	本科	14.1556*	2.7151	.000	6.726	21.585
	硕士研究生	8.7875*	2.7883	.019	1.157	16.418

*. The mean difference is significant at the 0.05 level.

图 18.14　多重比较：Tukey 法

以高中及以下组和本科组比较为例，高中及以下组的幸福指数 index 平均得分比本科组低 8.22，$P=0.026$，小于 0.05，表示两组间差异有统计学意义（即两组间均数差值不等于 0）。两组间均数差值的 95%CI 为 -15.65～-0.79，该区间范围不包括 0，等同于 $P < 0.05$，差异有统计学意义。

2. 不满足方差齐性的假设　不满足方差齐性的假设，必须使用校正的单因素方差分析。可采用 Welch 方差分析，结果见 Robust Tests of Equality of Means 表格（图 18.15）。

	Statistic[a]	df1	df2	Sig.
Welch	22.292	3	14.113	.000

a. Asymptotically F distributed.

图 18.15　Welch 方差分析结果

结果显示，不同学历水平组间，幸福指数 index 差异有统计学意义，Welch F=22.292，P＜0.001。

当方差不齐，且关心所有组间的两两比较时，推荐采用 Games-Howell 检验。Games-Howell 检验不仅提供了每两个组间比较的 P 值，也给出了均数差值的置信区间（图 18.16）。

		Mean Difference (I-J)	Std. Error	Sig.	95% Confidence Interval	
(I) group	(J) group				Lower Bound	Upper Bound
高中及以下	本科	-8.2159[*]	2.8115	.049	-16.408	-.023
	硕士研究生	-13.5839[*]	2.0343	.000	-19.723	-7.445
	博士研究生	-22.3714[*]	2.8697	.000	-31.016	-13.727
本科	高中及以下	8.2159[*]	2.8115	.049	.023	16.408
	硕士研究生	-5.3681	2.5239	.201	-12.885	2.149
	博士研究生	-14.1556[*]	3.2352	.003	-23.596	-4.715
硕士研究生	高中及以下	13.5839[*]	2.0343	.000	7.445	19.723
	本科	5.3681	2.5239	.201	-2.149	12.885
	博士研究生	-8.7875[*]	2.5885	.034	-16.905	-.670
博士研究生	高中及以下	22.3714[*]	2.8697	.000	13.727	31.016
	本科	14.1556[*]	3.2352	.003	4.715	23.596
	硕士研究生	8.7875[*]	2.5885	.034	.670	16.905

*. The mean difference is significant at the 0.05 level.

图 18.16　多重比较结果：Games-Howell 法

Games-Howell 检验的结果解释与 Tukey 检验相同，这里不再赘述。

18.5　撰写结论

1. 方差齐，方差分析显示组间差异有统计学意义，并进行两两比较　采用单因素方差分析法，判断不同学历水平组间的幸福指数 index 是否有差异。研究对象被分为 4 组：高中及以下组（7 人）、本科组（9 人）、硕士研究生组（8 人）、博士研究生组（7 人）。经箱线图判断，数据无异常值；经 Shapiro-Wilk 检验，各组数据服从正态分布（P＞0.05）；经 Levene 方差齐性检验，各组数据方差齐（P=0.309）。不同学历水平组间的幸福指数得分差异具有统计学意义，F=21.536，P＜0.001。数据以均数±标准差的形式表示，幸福指数 index 得分：高中及以下组 67.23±4.46、本科组 75.44±6.75、硕士研究生组 80.81±3.23、博士研究生组 89.60±6.15。Tukey 检验结果表明，从高中及以下组到本科组，index 平均得分增加 8.22（95%CI：0.79～15.65），差异具有统计学意义（P=0.026）；从高中及以下组到硕士研究生组，index 平均得分增加 13.58（95%CI：5.95～21.21），差异具有统计学意义（P <0.001），其他组比较解释同上。

2. 方差不齐，方差分析显示组间差异有统计学意义，并进行两两比较　采用 Welch 方差分析法，判断不同学历水平组间的幸福指数 index 是否有差异。研究对象被分为 4 组：高中及以下组（7 人）、本科组（9 人）、硕士研究生组（8 人）、博士研究生组（7 人）。经箱线图判断，数据无异常值；经 Shapiro-Wilk 检验，各组数据服从正态分布（P>0.05）；假设经 Levene 方差齐性检验，各组数据方差不齐。不同学历水平组间的幸福指数得分差异具有统计学意义，Welch F=22.292，P<0.001。数据以均数±标准差的形式表示，幸福指数index 得分：高中及以下组 67.23±4.46、本科组 75.44±6.75、硕士研究生组 80.81±3.23、博士研究生组 89.60±6.15。Games-Howell 检验结果表明，从高中及以下组到本科组，index 平均得分增加 8.22（95%CI：0.02～16.41），差异具有统计学意义（P=0.049）；从高中及以下组到硕士研究生组，index 平均得分增加 13.58（95%CI：7.45～19.72），差异具有统计学意义（P<0.001），其他组比较解释同上。

3. 方差齐，方差分析显示组间差异无统计学意义　采用单因素方差分析法，判断不同学历水平组间的幸福指数 index 是否有差异。研究对象被分为 4 组：高中及以下组（7 人）、本科组（9 人）、硕士研究生组（8 人）、博士研究生组（7 人）。经箱线图判断，数据无异常值；经 Shapiro-Wilk 检验，各组数据服从正态分布（P>0.05）；经 Levene 方差齐性检验，各组数据方差齐（P=0.309）。数据以均数±标准差的形式表示，幸福指数 index 得分：高中及以下组 67.23±4.46、本科组 75.44±6.75、硕士研究生组 80.81±3.23、博士研究生组 89.60±6.15。不同学历水平组间的幸福指数 index 得分差异无统计学意义，F=1.116，P=0.523。

4. 方差不齐，方差分析显示组间差异无统计学意义　采用 Welch 方差分析法，判断不同学历水平组间的幸福指数 index 是否有差异。研究对象被分为 4 组：高中及以下组（7 人）、本科组（9 人）、硕士研究生组（8 人）、博士研究生组（7 人）。经箱线图判断，数据无异常值；经 Shapiro-Wilk 检验，各组数据服从正态分布（P>0.05）；经 Levene 方差齐性检验，各组数据方差不齐（P=0.002）。数据以均数±标准差的形式表示，幸福指数 index 得分：高中及以下组 67.23±4.46、本科组 75.44±6.75、硕士研究生组 80.81±3.23、博士研究生组 89.60±6.15。不同学历水平组间的幸福指数 index 得分差异无统计学意义，Welch F=1.316，P=0.523。

第 19 章　单因素重复测量方差分析

19.1　问题与数据

研究者拟分析锻炼对心率（heart rate，HR）的影响，招募了 10 名研究对象，并进行了 6 个月的锻炼干预。共测量了 3 次 HR，干预前：HR_1，干预中（3 个月）：HR_2 和干预后（6 个月）：HR_3。部分数据见图 19.1。

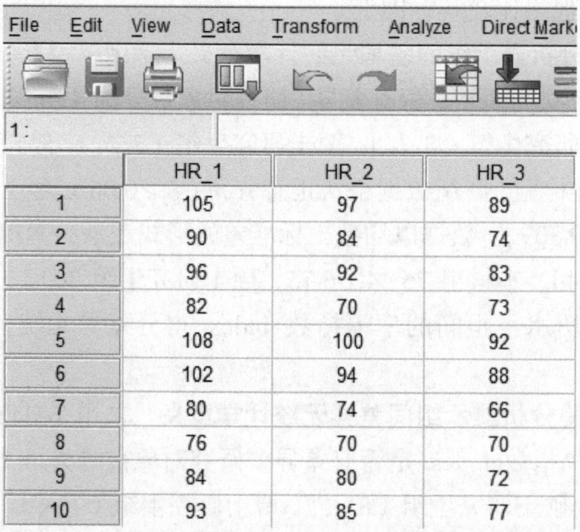

	HR_1	HR_2	HR_3
1	105	97	89
2	90	84	74
3	96	92	83
4	82	70	73
5	108	100	92
6	102	94	88
7	80	74	66
8	76	70	70
9	84	80	72
10	93	85	77

图 19.1　单因素重复测量方差分析示例的部分数据

19.2　对问题的分析

对于单因素重复测量的数据，可以使用单因素重复测量方差分析（one-way repeated measures ANOVA），但需要考虑 5 项假设。

假设 1：因变量唯一，且为连续变量。

假设 2：研究对象内因素（本例为干预的不同时间）有 3 个或以上的水平。

假设 3：研究对象内因素的各个水平中，因变量没有明显异常值。

假设 4：研究对象内因素的各个水平中，因变量需服从近似正态分布。

假设 5：对于研究对象内因素的各个水平组合而言，因变量的方差协方差矩阵相等，满足球形假设。

假设 1、假设 2 与研究设计有关，本研究数据满足。那么应该如何检验假设 3、假设 4 和假设 5，并进行单因素重复测量方差分析呢？

19.3　SPSS 操作

19.3.1　检验假设 3：研究对象内因素的各个水平中，因变量没有明显异常值

如果研究对象内因素某个水平中的某些因变量取值和其他值相比特别大或者特别小，则称之为异常值。异常值会影响该水平的均数和标准差，因此会对最终的统计检验结果产生影响。对于小样本研究，异常值的影响尤其显著，必须检查每组各个水平内是否存在明显异常值。

在主界面点击 Analyze→Descriptive Statistics→Explore，把 HR_1、HR_2 和 HR_3 选入 Dependent List 框中（图 19.2）。

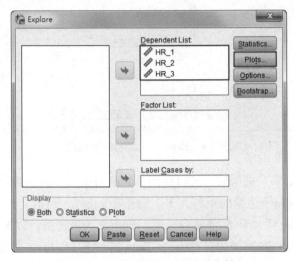

图 19.2　正态性检验 Explore 对话框

点击 Plots，出现 Explore：Plots 对话框。在 Boxplots 模块内选择 Dependents together，在 Descriptive 模块内取消选择 Stem-and-leaf，在下方勾选 Normality plots with tests（执行 Shapiro-Wilk 检验）（图 19.3）。

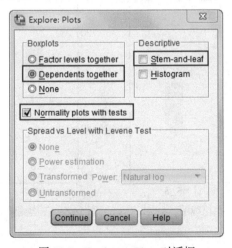

图 19.3　Explore：Plots 对话框

　　点击 Continue，返回 Explore 对话框，在 Display 模块内点击 Plots。如果使用偏度和峰度（skewness and kurtosis）进行正态性判断，则保留 Display 模块内的默认选项 Both 或者选择 Statistics（图 19.4）。

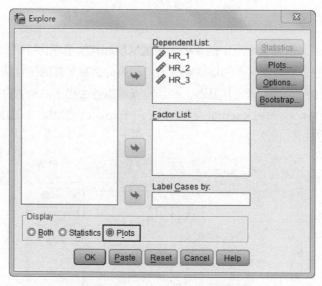

图 19.4　Explore：Display 对话框

　　点击 OK，输出结果。根据输出的箱线图，判断每个水平内是否存在异常值。

　　SPSS 中数据点与箱子边缘的距离大于 1.5 倍箱身长度，则定义为异常值，以圆点（○）表示；与箱子边缘的距离大于 3 倍箱身长度，则定义为极端值，以星号（＊）表示。圆点或星号附近的数值是 SPSS 系统的自动编码（Data View 窗口中最左侧蓝色一列中的编码）。从图 19.5 可以看出，本研究数据中没有显著异常值，满足假设 4。

　　如图 19.6 所示箱线图，则提示数组有疑似异常值。第 10 位研究对象干预前的心率（HR_1）为疑似异常值，数据值大于 1.5 倍箱距。第 1 位研究对象干预后 6 个月的心率（HR_3）为疑似极端值，数据值大于 3 倍箱距。

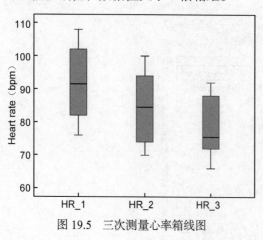

图 19.5　三次测量心率箱线图

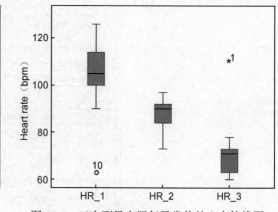

图 19.6　三次测量有疑似异常值的心率箱线图

1．导致数据中存在异常值的原因有 3 种

（1）数据录入错误：首先应该考虑异常值是否由数据录入错误所致。如果是，用正确值进行替换并重新进行检验。

（2）测量误差：如果不是由于数据录入错误，接下来考虑是否因为测量误差导致（如仪器故障或超过量程）。

（3）真实的异常值：如果以上两种原因都不是，那最有可能是一种真实的异常数据。这种异常值不好处理，但也没有理由将其当作无效值看待。目前它的处理方法比较有争议，尚未有一种特别推荐的方法。

需要注意的是，如果存在多个异常值，应先把最极端的异常值去掉后，重新检查异常值情况。这是因为有时最极端异常值去掉后，其他异常值可能会回归正常。

2．异常值的处理方法分为 2 种

（1）保留异常值

1）采用非参数 Friedman 检验。

2）用非最极端的值来代替极端异常值（如用第二极端的值代替）。

3）将因变量转换成其他形式。

4）将异常值纳入分析，并坚信这样做对结果不会产生实质性影响。

（2）剔除异常值：直接删除异常值很简单，但却是没有办法的办法。当需要删掉异常值时，应报告异常值大小及其对结果的影响，最好分别报告删除异常值前后的结果。而且，应该考虑有异常值的个体是否符合研究的纳入标准。如果其不属于合格的研究对象，应将其剔除，否则会影响最终结果。

19.3.2　检验假设 4：研究对象内因素的各个水平中，因变量服从近似正态分布

正态性检验有很多方法，这里只介绍最常用的一种：Shapiro-Wilk 正态性检验（其他还有偏度和峰度值、直方图等）。对假设 3 的判断中，在 Explore：Plots 对话框中勾选了 Normality plots with tests，输出结果中会给出 Shapiro-Wilk 检验的结果。

如果样本量较小（＜50），并且对正态 Q-Q 图或其他图形方法的结果诠释不够有把握，推荐采用 Shapiro-Wilk 检验。研究对象内因素的各个水平都会有一个 Shapiro-Wilk 正态性检验结果（图 19.7）。

	Kolmogorov-Smirnov[a]			Shapiro-Wilk		
	Statistic	df	Sig.	Statistic	df	Sig.
HR_1	.153	10	.200[*]	.951	10	.678
HR_2	.149	10	.200[*]	.929	10	.443
HR_3	.188	10	.200[*]	.927	10	.416

*. This is a lower bound of the true significance.

a. Lilliefors Significance Correction.

图 19.7　正态性检验结果

如果数据符合正态分布，P 应该大于 0.05。Shapiro-Wilk 检验的无效假设是数据服从正态分布，备择假设是数据不服从正态分布。因此，如果拒绝无效假设（<0.05），表示数据不服从正态分布。本例中各水平的正态性检验 P 均大于 0.05。

如果样本量大于 50，推荐使用正态 Q-Q 图等图形方法进行正态判断，因为当样本量较大时，Shapiro-Wilk 检验会把稍稍偏离正态分布的数据也标记为有统计学差异，即数据不服从正态分布。

如果数据不服从正态分布，可以有如下 4 种方法进行处理：

（1）数据转换：对转换后呈正态分布的数据进行单因素方差分析。当各组因变量的分布形状相同时，正态转换才有可能成功。对于一些常见的分布，有特定的转换形式，但是对于转换后数据的结果解释可能比较复杂。

（2）使用非参数检验：可以使用 Friedman test 等非参数检验方法，但是要注意 Friedman test 和单因素重复测量方差分析的无效假设和备择假设不太一致。

（3）直接进行分析：由于单因素重复测量方差分析对于偏离正态分布比较稳健，尤其是在各组样本量相等或近似相等的情况下，而且非正态分布实质上并不影响犯 I 型错误的概率，因此可以直接进行检验，但是结果中仍需报告对正态分布的偏离。

（4）检验结果的比较：将转换后和未转换的数据分别进行单因素重复测量方差分析，如果二者结论相同，则使用原始数据的分析结果。

19.3.3 单因素重复测量方差分析

在主界面点击 Analyze→General Linear Model→Repeated Measures，出现 Repeated Measures Define Factor（s）对话框，在 Within-Subject Factor Name 中将"factor1"更改为 time，因为共测量了 3 次 HR，所以在 Number of Levels 中填入 3，点击 Add。

在 Measure Name 中赋予因变量一个合理的名字。本例中因变量为心率，所以填入 HR，点击下方的 Add（图 19.8）。

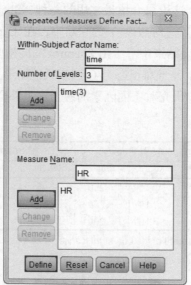

图 19.8　Repeated Measures Define Factor（s）对话框

点击 Define，出现 Repeated Measures 对话框。将 HR_1、HR_2 和 HR_3 一起选入右侧的框中（图 19.9）。

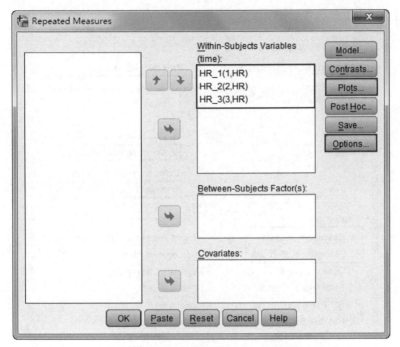

图 19.9 Repeated Measures 对话框

点击 Plots，在 Repeated Measures：Profile Plots 对话框中，将 time 选入 Horizontal Axis 框中，点击 Add→Continue（图 19.10）。

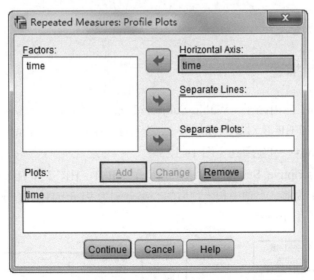

图 19.10 Repeated Measures：Profile Plots 对话框

点击 Options，在 Repeated Measures：Options 对话框中，将 time 选入 Display Means for 中，下方 Compare main effects 为勾选状态。在 Confidence interval adjustment 下选择

Bonferroni。在 Display 下方勾选 Descriptive statistics 和 Estimates of effect size，点击 Continue→OK（图 19.11）。

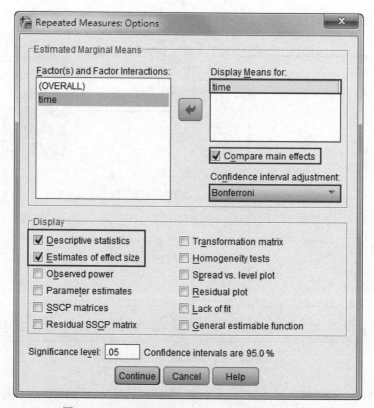

图 19.11　Repeated Measures：Profile Plots 对话框

19.4　结果解释

19.4.1　统计描述

　　SPSS 首先给出主体内因子（Within-Subjects Factors）结果，该结果提示了研究对象内因素 HR_1、HR_2 和 HR_3 对应的标签为 1、2 和 3，在后面的 Estimates 结果和两两比较（Pairwise Comparisons）中会用到（图 19.12）。

　　描述统计（Descriptive Statistics）结果给出了 HR_1、HR_2 和 HR_3 的均值、标准差和例数。研究对象干预前、干预中和干预后的心率分别为 91.6±11.1 次/分、84.6±11.0 次/分和 78.4±9.0 次/分（图 19.13）。

time	Dependent Variable
1	HR_1
2	HR_2
3	HR_3

图 19.12　Within-Subjects Factors 结果

	Mean	Std. Deviation	N
HR_1	91.60	11.098	10
HR_2	84.60	11.027	10
HR_3	78.40	8.984	10

图 19.13　Descriptive Statistics 结果

Estimates 结果中没有再出现 HR_1、HR_2 和 HR_3 的变量名，而是给出了对应的 3 个时间点的标签（图 19.14）。该结果中给出了 HR_1、HR_2 和 HR_3 的均值、标准误和 95%的置信区间。

time	Mean	Std. Error	95% Confidence Interval	
			Lower Bound	Upper Bound
1	91.600	3.509	83.661	99.539
2	84.600	3.487	76.712	92.488
3	78.400	2.841	71.973	84.827

图 19.14　Estimates 结果

心率估计边际平均值（Estimated Marginal Means of HR）图给出了三个时间点 HR 的均值的折线，可以看到 HR 从干预前到干预后呈下降趋势（图 19.15）。

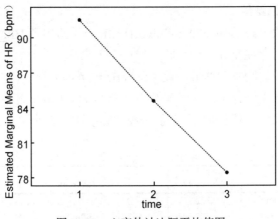

图 19.15　心率估计边际平均值图

19.4.2　检验假设 5：是否满足球形假设

在 Mauchly's Test of Sphericity 中，给出了球形假设的检验结果。如果 $P<0.05$，则球形假设不满足；如果 $P>0.05$，则满足球形假设。本例中，$\chi^2=3.776$，$P=0.151$，所以满足球形假设。

当违背了球形假设条件时，需要进行 epsilon（ε）校正。如图 19.16 显示，SPSS 共用了三种方法进行校正，分别为 Greenhouse-Geisser、Huynh-Feldt 和 Lower-bound。在实际应用中，建议使用 Greenhouse-Geisser 和 Huynh-Feldt 两种方法，这两种方法计算的 epsilon（ε）的值越低，说明违反球形假设的程度越大，当 epsilon（ε）=1 时，说明完美地服从了球形假设。有学者建议当 epsilon（ε）<0.75 时，使用 Greenhouse-Geisser 方法校正；epsilon（ε）>0.75 时，使用 Huynh-Feldt 方法校正。但实际上，两种校正方法的差别较小，当 epsilon（ε）>0.75 时，可以使用其中任何一种（图 19.16）。

Mauchly's Test of Sphericity^a

Measure: HR

Within Subjects Effect	Mauchly's W	Approx. Chi-Square	df	Sig.	Epsilon^b		
					Greenhouse-Geisser	Huynh-Feldt	Lower-bound
time	.624	3.776	2	.151	.727	.830	.500

Tests the null hypothesis that the error covariance matrix of the orthonormalized transformed dependent variables is proportional to an identity matrix.

a. Design: Intercept
   Within Subjects Design: time.

b. May be used to adjust the degrees of freedom for the averaged tests of significance. Corrected tests are displayed in the Tests of Within-Subjects Effects table.

图 19.16　Mauchly's Test of Sphericity 结果

19.4.3　单因素重复测量的方差分析

1. 满足球形假设的结果

主体内效应检验表（Tests of Within-Subjects Effects）给出了 HR_1、HR_2 和 HR_3 在不同时间点的均值是否存在差异。

如果满足球形假设，则查看球形假设（Sphericity Assumed）行。如果 $P>0.05$，则表示各时间点的均数差异无统计学意义（本例中，P 显示为 0.000，不代表 P 实际为 0，而是表示 $P<0.001$）。结果所示，不同时间点的心率的差异具有统计学意义，$F(2,18)=74.718$，$P<0.001$（图 19.17）。

Source		Type III Sum of Squares	df	Mean Square	F	Sig.	Partial Eta Squared
time	Sphericity Assumed	872.267	2	436.133	74.718	.000	.892
	Greenhouse-Geisser	872.267	1.453	600.238	74.718	.000	.892
	Huynh-Feldt	872.267	1.661	525.281	74.718	.000	.892
	Lower-bound	872.267	1.000	872.267	74.718	.000	.892
Error(time)	Sphericity Assumed	105.067	18	5.837			
	Greenhouse-Geisser	105.067	13.079	8.033			
	Huynh-Feldt	105.067	14.945	7.030			
	Lower-bound	105.067	9.000	11.674			

图 19.17　Tests of Within-Subjects Effects：Sphericity Assumed 结果

2. 不满足球形假设的结果

当不满足球形假设时，可以采用 Greenhouse-Geisser 法或 Huynh-Feldt 法进行校正。图 19.16 显示，Greenhouse-Geisser 法的 epsilon（ε）小于 0.75，这里使用 Greenhouse-Geisser 法进行校正。可以看到，自由度（df）由原来符合球形假设时的 2 变成了 1.453，均方（Mean Square）由原来的 436.133 变成了 600.238，方差不变。Greenhouse-Geisser 的校正结果显示不同时间点的心率的差异具有统计学意义，$F(1.453, 13.079)=74.718$，$P<0.001$（图 19.18）。

Source		Type III Sum of Squares	df	Mean Square	F	Sig.	Partial Eta Squared
time	Sphericity Assumed	872.267	2	436.133	74.718	.000	.892
	Greenhouse-Geisser	872.267	1.453	600.238	74.718	.000	.892
	Huynh-Feldt	872.267	1.661	525.281	74.718	.000	.892
	Lower-bound	872.267	1.000	872.267	74.718	.000	.892
Error(time)	Sphericity Assumed	105.067	18	5.837			
	Greenhouse-Geisser	105.067	13.079	8.033			
	Huynh-Feldt	105.067	14.945	7.030			
	Lower-bound	105.067	9.000	11.674			

图 19.18　Tests of Within-Subjects Effects：Greenhouse-Geisser 结果

19.4.4　组间的两两比较

如果先前没有对特定组间差异进行假设，或者关心所有组间的两两比较，则建议进行所有组间的两两比较（post hoc test）。推荐使用 Bonferroni post hoc test 方法进行组间两两比较。该检验不仅提供了每两个组间比较的 P 值，也给出了均数差值的置信区间。

Bonferroni post hoc test 的实质是在进行 Bonferroni 对显著性水平校正的基础上，采用配对 t 检验进行多重比较。本例中研究对象内因素有 3 个，因此会有 3 种不同的组间组合。当要比较 HR_1 和 HR_2 时，可以见图 19.19 标示部分。

(I) time	(J) time	Mean Difference (I-J)	Std. Error	Sig.b	95% Confidence Interval for Difference b	
					Lower Bound	Upper Bound
1	2	7.000*	.745	.000	4.814	9.186
	3	13.200*	1.073	.000	10.053	16.347
2	1	-7.000*	.745	.000	-9.186	-4.814
	3	6.200*	1.340	.004	2.269	10.131
3	1	-13.200*	1.073	.000	-16.347	-10.053
	2	-6.200*	1.340	.004	-10.131	-2.269

Based on estimated marginal means.

*. The mean difference is significant at the .05 level.

b. Adjustment for multiple comparisons: Bonferroni.

图 19.19　两两比较结果

参考图 19.14 的描述，可知图 19.19 中第一行的 Mean Difference（I-J）为 HR_1 与 HR_2 之差：91.6–84.6=7.0。而第三行为 HR_2 与 HR_1 之差：84.6–91.6=–7.0。两行的标准误和 P 值相等，置信区间的上限和下限符号不同，绝对值相同。

对于组间的两两比较，可以报告：干预前的心率为 91.6±11.1 次/分，干预中 3 个月时的心率为 84.6±11.0 次/分，比干预前显著降低了 7.0（95%CI：4.8～9.2）次/分（$P<0.001$）；干预后 6 个月时的心率为 78.4±9.0 次/分，比干预前显著降低了 13.2（95%CI：10.1～16.3）次/分（$P<0.001$），比干预中 3 个月时的心率显著降低了 6.2（95%CI：2.3～10.1）次/分（$P=0.004$）。

19.5　撰写结论

1. 满足球形假设,单因素重复测量方差分析显示组间差异有统计学意义,并进行两两比较　采用单因素重复测量方差分析方法,判断 6 个月的锻炼干预对研究对象心率的影响。经箱线图判断,数据无异常值;经 Shapiro-Wilk 检验,各组数据服从正态分布($P>0.05$);经 Mauchly 球形假设检验,因变量的方差协方差矩阵相等,$\chi^2=3.776$,$P=0.151$。数据以均数±标准差的形式表示。研究对象干预前、干预中和干预后的心率分别为 91.6±11.1 次/分、84.6±11.0 次/分和 78.4±9.0 次/分。干预前、干预中和干预后的心率差异具有统计学意义,$F(2,18)=74.718$,$P<0.001$。干预中 3 个月时的心率比干预前显著降低了 7.0(95%CI:4.8～9.2)次/分($P<0.001$);干预后 6 个月时的心率比干预前显著降低了 13.2(95%CI:10.1～16.3)次/分($P<0.001$),比干预中 3 个月时的心率显著降低了 6.2(95%CI:2.3～10.1)次/分($P=0.004$)。

2. 不满足球形假设,单因素重复测量方差分析显示组间差异无统计学意义　采用单因素重复测量方差分析方法,判断 6 个月的锻炼干预对研究对象心率的影响。经箱线图判断,数据无异常值;经 Shapiro-Wilk 检验,各组数据服从正态分布($P>0.05$);经 Mauchly 球形假设检验,因变量的方差协方差矩阵不相等,$\chi^2=6.270$,$P=0.043$,通过 Greenhouse-Geisser 方法校正 epsilon(ε)$=0.648$。数据以均数±标准差的形式表示。研究对象干预前、干预中和干预后的心率分别为 91.6±11.1 次/分、84.6±11.0 次/分和 78.4±9.0 次/分。干预前、干预中和干预后的心率差异不具有统计学意义,校正后 $F(1.296,11.663)=1.256$,$P=0.300$(此种情况操作同前,不再赘述)。

3. 不满足球形假设,单因素重复测量方差分析显示组间差异有统计学意义,并进行两两比较　采用单因素重复测量方差分析方法,判断 6 个月的锻炼干预对研究对象心率的影响。经箱线图判断,数据无异常值;经 Shapiro-Wilk 检验,各组数据服从正态分布($P>0.05$);经 Mauchly 球形假设检验,因变量的方差协方差矩阵不相等,$\chi^2=6.270$,$P=0.043$,通过 Greenhouse-Geisser 方法校正 $\varepsilon=0.648$。数据以均数±标准差的形式表示。研究对象干预前、干预中和干预后的心率分别为 91.6±11.1 次/分、84.6±11.0 次/分和 78.4±9.0 次/分。干预前、干预中和干预后的心率差异具有统计学意义,校正后 $F(1.453,13.079)=74.718$,$P<0.001$。干预中 3 个月时的心率比干预前显著降低了 7.0(95%CI:4.8～9.2)次/分($P<0.001$);干预后 6 个月时的心率比干预前显著降低了 13.2(95%CI:10.1～16.3)次/分($P<0.001$),比干预中 3 个月时的心率显著降低了 6.2(95%CI:2.3～10.1)次/分($P=0.004$)。

第 20 章　单因素协方差分析

20.1　问题与数据

某研究者拟分析两种药物对血脂浓度的影响，招募了 45 名中年男性并分为三组，第一组给予药物 1 治疗（为期 6 周），第二组给予药物 2 治疗（为期 6 周），第三组作为空白对照组。研究者测量了每位研究对象接受干预前的总胆固醇浓度（TC1）和干预后的总胆固醇浓度（TC2），部分数据见图 20.1。

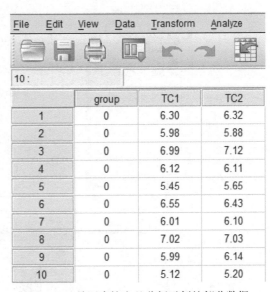

图 20.1　单因素协方差分析示例的部分数据

20.2　对问题的分析

研究者拟判断不同干预方法组（group）对因变量（治疗后 TC2）的影响，但是不能忽视协变量（治疗前 TC1）对因变量的作用。针对这种情况，可以使用单因素协方差分析，但需要先满足以下 10 项假设。

假设 1：因变量是连续变量。

假设 2：自变量存在 2 个或多个分组。

假设 3：协变量是连续变量。

假设 4：各研究对象之间具有相互独立的观测值。

假设 5：各组内协变量和因变量之间存在线性关系。

假设 6：各组间协变量和因变量的回归直线平行。

假设 7：各组内因变量的残差近似服从正态分布。

假设 8：各组内因变量的残差方差齐。

假设 9：各组间因变量的残差方差齐。

假设 10：因变量没有显著异常值。

经分析，本研究数据满足假设 1~4，那么应该如何检验假设 5~10，并进行单因素协方差分析呢？

20.3　SPSS 操作

20.3.1　检验假设 5：各组内协变量和因变量之间存在线性关系

为检验假设 5，需要先绘制协变量与因变量在不同组内的散点图。在主界面点击 Graphs→Chart Builder，在 Chart Builder 对话框下，从 Choose from 选择 Scatter/Dot。在中下部的 8 种图形中，选择"Grouped Scatter"，并拖拽到主对话框中（图 20.2）。

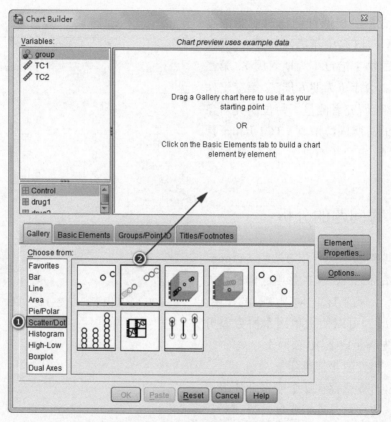

图 20.2　Chart Builder 对话框：选择图形样式

将 TC1、TC2 和 group 变量分别拖拽到"X-Axis？"、"Y-Axis？"和"Set color"方框内（图 20.3）。

在 Element Properties 框内点击"Y-Axis1（Point1）"，在 Scale Range 框内取消对 Minimum 的勾选（图 20.4）。

点击 Apply→OK，得到散点图（图 20.5）。

在 Chart Editor 界面下可以添加散点图的趋势线。双击散点图，点击 Elements→Fit Line at Subgroups，得到带趋势线的散点图（图 20.6）。

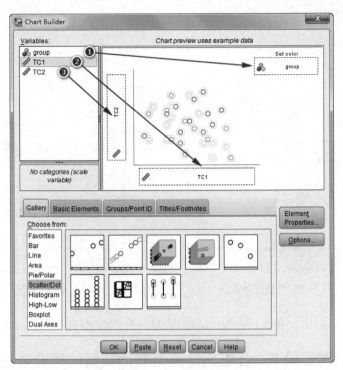

图 20.3 Chart Builder 对话框：选择横坐标、纵坐标及绘图变量

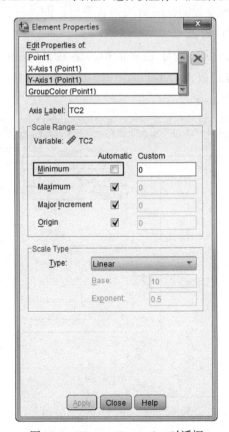

图 20.4 Element Properties 对话框

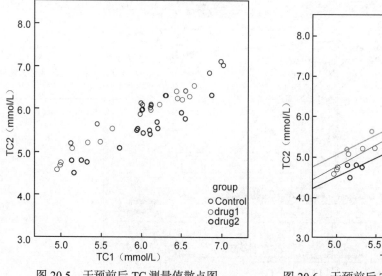

图 20.5　干预前后 TC 测量值散点图　　　　图 20.6　干预前后 TC 测量值带趋势线散点图

从图 20.6 可以看出，各组内协变量和因变量存在线性相关关系，满足假设 5。

20.3.2　检验假设 6：各组间协变量和因变量的回归直线平行

检验各组间协变量和因变量的回归直线是否平行，即检验回归方程中自变量（组别）与协变量之间是否存在交互作用。

在主界面点击 Analyze→General Linear Model→Univariate，在弹出的对话框中，将 TC2、group 和 TC1 变量分别放入 Dependent Variable、Fixed Factor（s）和 Covariate（s）栏（图 20.7）。

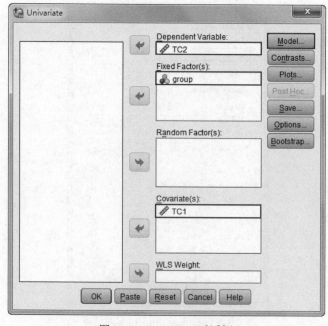

图 20.7　Univariate 对话框

点击 Model，选择 Specify Model 栏内的 Custom 选项，按住 Shift 键同时选择 Factors & Covariates 栏中 group 和 TC1 变量放入 Model 栏，生成交互项，点击 Continue→OK（图 20.8）。

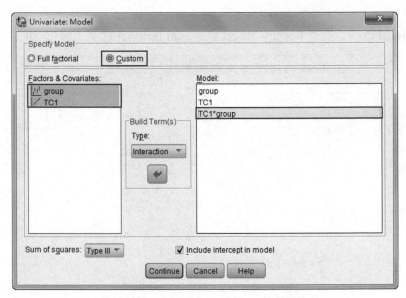

图 20.8 Univariate：Model 对话框

经上述操作，SPSS 输出主体间效应检验（Tests of Between-Subjects Effects）结果（图 20.9）。

Source	Type III Sum of Squares	df	Mean Square	F	Sig.
Corrected Model	18.574[a]	5	3.715	327.082	.000
Intercept	.001	1	.001	.119	.732
group	.035	2	.018	1.555	.224
TC1	12.298	1	12.298	1082.887	.000
group * TC1	.044	2	.022	1.933	.158
Error	.443	39	.011		
Total	1507.174	45			
Corrected Total	19.016	44			

a. R Squared = .977 (Adjusted R Squared = .974).

图 20.9 Tests of Between-Subjects Effects 结果

如果自变量与协变量的交互项具有统计学意义，那么就说明各组间回归斜率不同；若自变量与协变量的交互项没有统计学意义，就说明各组间回归斜率相同。在本研究中 group 与 TC1 变量交互项的 P 为 0.158，提示各组间协变量和因变量的回归直线平行，即自变量（组别）与协变量之间不存在交互作用，满足假设 6。

20.3.3 检验假设 7～10

为检验假设 7～10，需要先生成预测值（PRE_1）和标准化残差（ZRE_1）变量，SPSS

操作如下：

在主界面点击 Analyze→General Linear Model→Univariate，在弹出的对话框中，将 TC2、group 和 TC1 变量分别放入 Dependent Variable、Fixed Factor（s）和 Covariate（s）栏（图 20.7）。

点击 Model 选项，选择 Specify Model 栏的 Full factorial 选项（图 20.10）。

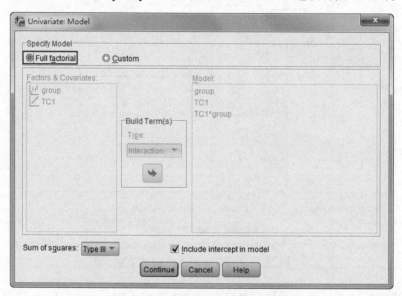

图 20.10 Univariate：Model 对话框

点击 Continue→Save。选择 Predicted Values 栏的 Unstandardized 选项，Residuals 栏的 Standardized 选项（图 20.11）。

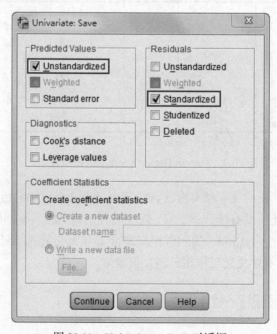

图 20.11 Univariate：Save 对话框

点击 Continue→Options，将 group 变量放入 Display Means for 栏。点击 Display 栏内的 Descriptive statistics、Estimates of effect size 和 Homogeneity tests 选项。点击 Continue→OK（图 20.12）。

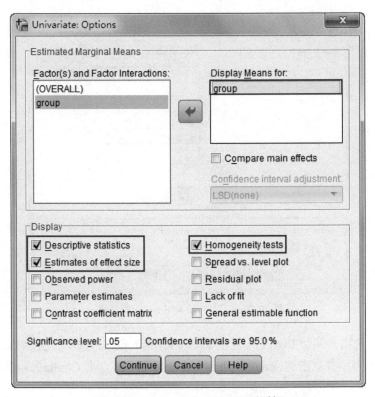

图 20.12　Univariate：Options 对话框

经上述操作，SPSS 生成回归模型的非标准化预测值（PRE_1）和标准化残差（ZRE_1）变量，Data View 界面的更新结果如图 20.13 所示。

	group	TC1	TC2	PRE_1	ZRE_1
1	0	6.30	6.32	6.32	.01
2	0	5.98	5.88	6.01	-1.15
3	0	6.99	7.12	7.00	1.13
4	0	6.12	6.11	6.14	-.30
5	0	5.45	5.65	5.49	1.51
6	0	6.55	6.43	6.56	-1.24
7	0	6.01	6.10	6.03	.60
8	0	7.02	7.03	7.03	.04
9	0	5.99	6.14	6.02	1.15
10	0	5.12	5.20	5.16	.36

图 20.13　更新后的部分数据对话框

1. 检验假设 7：各组内因变量残差近似服从正态分布　在主界面点击 Analyze→ Descriptive Statistics→Explore，在弹出的对话框中，将标准化残差 ZRE_1 变量放入 Dependent List 栏，group 变量放入 Factor List 栏（图 20.14）。

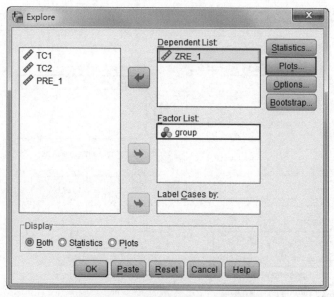

图 20.14　正态性检验 Explore 对话框

点击 Plots 选项，保留 Boxplots 栏的 Factor levels together 选项，去除 Descriptive 栏的 Stem-and-leaf 选项，并点击 Normality plots with tests 选项。点击 Continue→OK（图 20.15）。

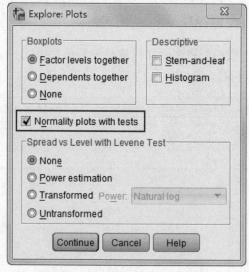

图 20.15　Explore：Plots 对话框

经上述操作，SPSS 输出了 Kolmogorov-Smirnov 和 Shapiro-Wilk 正态性检验的结果，以及各组 P-P 图、Q-Q 图等。Kolmogorov-Smirnov 和 Shapiro-Wilk 正态性检验的结果如图 20.16 所示。

	group	Kolmogorov-Smirnov[a]			Shapiro-Wilk		
		Statistic	df	Sig.	Statistic	df	Sig.
ZRE_1	Control	.149	15	.200[*]	.958	15	.652
	drug1	.179	15	.200[*]	.939	15	.371
	drug2	.129	15	.200[*]	.982	15	.983

*. This is a lower bound of the true significance.

a. Lilliefors Significance Correction.

图 20.16　正态性检验结果

一般来说，可以使用 Shapiro-Wilk 检验判断数据的正态分布情况。如果数据接近正态分布，那么 Shapiro-Wilk 检验的 P 大于 0.05；反之则小于 0.05（各种正态性判断方法的异同点详见"独立样本 t 检验"的扩展阅读）。可以看出，各组内因变量的残差接近于正态分布，满足假设 7。

2. 检验假设 8：各组内因变量的残差方差齐　因变量的残差方差齐，即因变量的残差不随自变量的变化而变化。在两者组成的散点图上，则表现为因变量的残差均匀地分布在其均值的上下两侧，不随自变量取值的变化而变化。

在主界面点击 Graphs→Chart Builder，在弹出的对话框中，从 Choose from 中选择 Scatter/Dot。并在中下部的 8 种图形中，选择"Simple Scatter"，拖拽到主对话框中（图 20.17）。

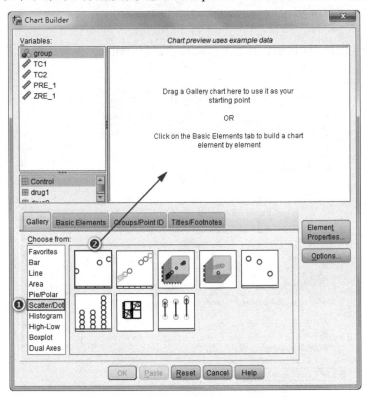

图 20.17　Chart Builder 对话框：选择图形样式

将预测值（PRE_1）和标准化残差（ZRE_1）变量分别拖拽到"X-Axis？"和"Y-Axis？"方框内（图 20.18）。

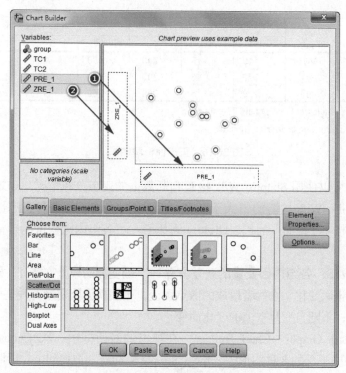

图 20.18   Chart Builder 对话框：选择横坐标、纵坐标

选择 Groups/Point ID 选项，点击 Columns panel variable，主对话框弹出"Panel？"框（图 20.19）。

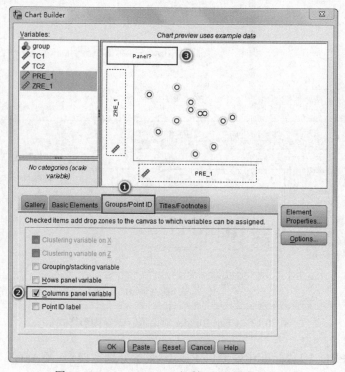

图 20.19   Chart Builder 对话框：设置按列分组

将 group 变量放入 Panel?栏，点击 OK（图 20.20）。

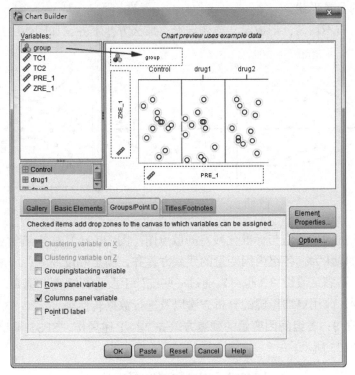

图 20.20 Chart Builder 对话框：选择分组变量

经上述操作，SPSS 输出因变量预测值与标准化残差的散点图（图 20.21）。

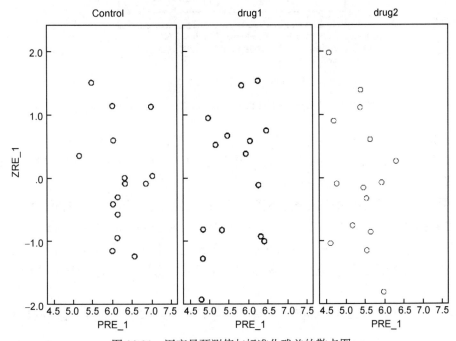

图 20.21 因变量预测值与标准化残差的散点图

如果因变量的残差方差齐，不同预测值对应的残差应大致相同，即图中各点均匀分布，不会出现特殊的分布形状。

如果残差分布不均匀，形成漏斗或者扇形，那么方差不齐，如图 20.22 所示。

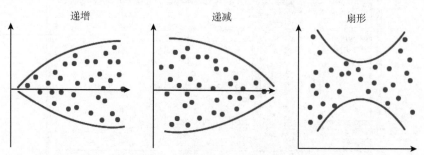

图 20.22　不具有等方差性的散点图

各组内因变量的预测值与标准化残差的散点图（图 20.21）中各点均匀分布，没有特殊形状。因此可以认为，各组内因变量的残差方差齐，满足假设 8。

当然，如果不满足假设 8，也可以通过一些统计手段进行矫正。例如，采用加权最小二乘法回归方程，改用更加稳健的分析方法以及进行数据转换等。

3. 检验假设 9：各组间因变量的残差方差齐　经上述操作，SPSS 输出方差齐性检验的结果，如图 20.23 所示。

Levene's Test of Equality of Error Variancesᵃ

Dependent Variable: TC2

F	df1	df2	Sig.
1.097	2	42	.343

Tests the null hypothesis that the error variance of the dependent variable is equal across groups.

a. Design: Intercept + TC1 + group.

图 20.23　Levene's Test of Equality of Error Variances 结果

一般来说，如果 Levene 检验的 P 值小于 0.05，那么就说明各组间因变量的残差方差不齐。本研究结果提示，Levene 检验的 P 值为 0.343，说明各组间因变量的残差方差齐，满足假设 9。

4. 假设 10：因变量没有显著异常值　因变量是否有显著异常值，也可以借助残差来判断。在数据视图中，右击 ZRE_1 数据栏，选择 "Sort Ascending"（图 20.24）。

将标准化残差降序排列后，可以在数据栏的最上方和最下方检查是否存在大于 3 的离群值（标准化残差服从均值为 0、标准差为 1 的正态分布，因此大于 3 则可认为是离群值）。

本研究所有个体因变量的标准化残差均不大于 3，提示没有显著异常值，满足假设 10。

	group	TC1	TC2	PRE_1	ZRE_1
1	0	6.30	6.32	6.32	.01
2	0	5.98	5.88	6.01	-1.15
3	0	6.99	7.12	7.00	1.13
4	0	6.12	6.11	6.14	-.30
5	0	5.45	5.65	5.49	1.51
6	0	6.55	6.43	6.56	-1.24
7	0	6.01	6.10	6.03	.60
8	0	7.02	7.03	7.03	.04
9	0	5.99	6.14	6.02	1.15
10	0	5.12	5.20	5.16	.36
11	0	6.00	5.98	6.02	-.41
12	0	6.11	6.03	6.13	-.94

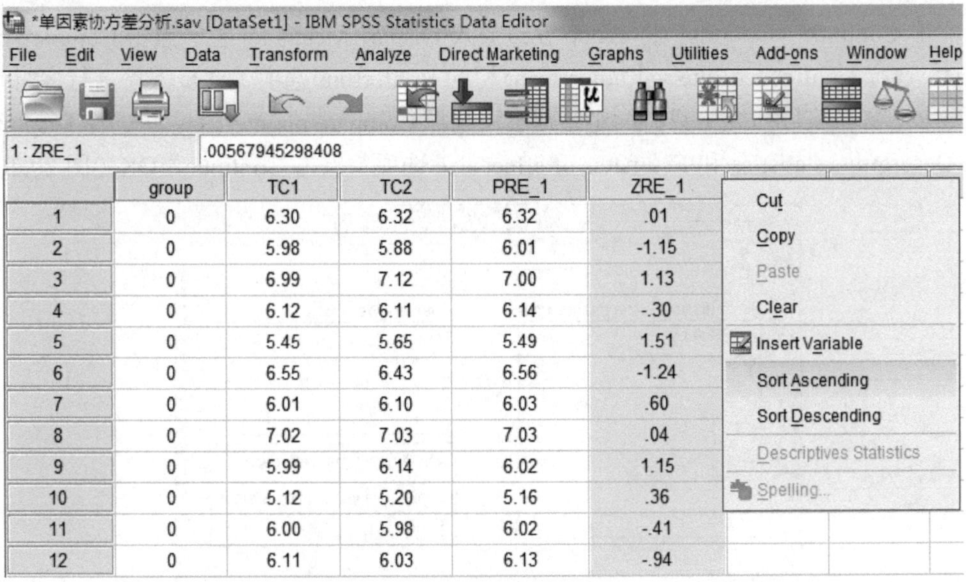

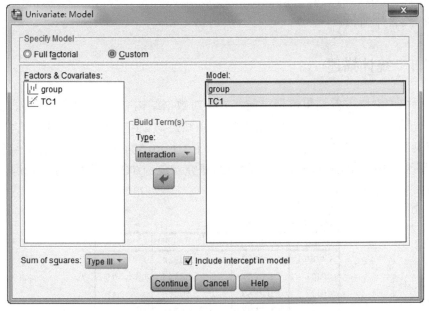

图 20.24　标准化残差降序排列

20.3.4　单因素协方差分析

单因素协方差分析的步骤如20.3.2检验假设6的步骤。在主界面点击Analyze→ General Linear Model→Univariate，在弹出的对话框中，将 TC2、group 和 TC1 变量分别放入 Dependent Variable、Fixed Factor（s）和 Covariate（s）栏。

不同的是，Model 对话框中，仅需要将 group 和 TC1 变量分别放入 Model 栏(图 20.25)。

图 20.25　Univariate：Model 对话框

点击 Continue→Options，将 group 变量放入 Display Means for 栏，点击 Compare main effects，选择 Confidence interval adjustment 栏的 Bonferroni 选项（此步骤将进行多组间的两两比较，如果实际研究中只有两组，则不用选择 Compare main effects）。选择 Display 栏内的 Descriptive statistics 和 Estimates of effect size 选项。点击 Continue→OK（图 20.26）。

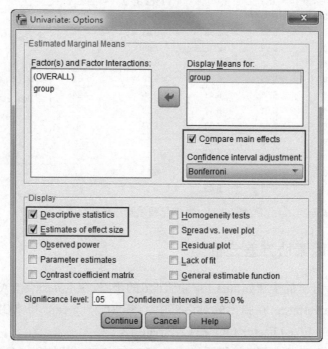

图 20.26　Univariate：Options 对话框

20.4　结果解释

20.4.1　统计描述

在进行单因素协方差结果解释之前，先要对数据结构有一个基本的了解。本研究分为 3 组：对照组（Control）、药物 1 组（drug1）和药物 2 组（drug2），每组样本量为 15。在干预结束后，对照组研究对象的 TC 水平为 6.216±0.504mmol/L，药物 1 组研究对象的 TC 水平为 5.661±0.682mmol/L，药物 2 组研究对象的 TC 水平为 5.375±0.497mmol/L（图 20.27）。

Dependent Variable:　TC2

group	Mean	Std. Deviation	N
Control	6.2160	.50384	15
drug1	5.6607	.68241	15
drug2	5.3753	.49716	15
Total	5.7507	.65741	45

图 20.27　不同组别干预后 TC 水平统计描述结果

由于研究对象在干预前的 TC 水平不尽相同，仅从图 20.27 结果很难看出各组干预的效果。因此根据单因素协方差分析的要求，SPSS 在 Estimates 中输出了各组调整干预前 TC 水平（即协变量 TC1）后的 TC 水平（即干预后 TC2）（图 20.28）。

group	Mean	Std. Error	95% Confidence Interval	
			Lower Bound	Upper Bound
Control	6.015[a]	.029	5.957	6.073
drug1	5.810[a]	.028	5.753	5.868
drug2	5.427[a]	.028	5.370	5.484

a. Covariates appearing in the model are evaluated at the following values: TC1 = 5.9896.

图 20.28　Estimates 结果

调整干预前 TC 水平后，对照组研究对象在结束干预时的 TC 水平为 6.015mmol/L，药物 1 组研究对象在结束干预时的 TC 水平为 5.810mmol/L，药物 2 组研究对象在结束干预时的 TC 水平为 5.427mmol/L。这一结果提示，调整干预前 TC 水平后，药物 2 组研究对象的 TC 水平低于药物 1 组，而药物 1 组又低于对照组，提示两种药物均有助于减低 TC 水平，药物 2 的治疗效果更好。但是这种简单的结果对比，可信性不高，还需要进行统计学检验。

20.4.2　单因素协方差分析

协方差分析的目的是控制协变量之后分析不同组的差别，主体间效应检验（Tests of Between-Subjects Effects）表格解释了这一结果。具体来说，单因素协方差分析就是在调整协变量之后检验各组之间均值的差异是否有统计意义，结果部分主要关注 group 行的信息（图 20.29）。

Source	Type III Sum of Squares	df	Mean Square	F	Sig.	Partial Eta Squared
Corrected Model	18.530[a]	3	6.177	520.181	.000	.974
Intercept	.006	1	.006	.516	.477	.012
group	2.608	2	1.304	109.813	.000	.843
TC1	13.047	1	13.047	1098.802	.000	.964
Error	.487	41	.012			
Total	1507.174	45				
Corrected Total	19.016	44				

a. R Squared = .974 (Adjusted R Squared = .973).

图 20.29　Tests of Between-Subjects Effects 结果

该结果提示，group 变量的 P 小于 0.05（"Sig."栏），说明经协变量调整之后各组之间均值的差异具有统计意义，$F=109.813$，$P<0.001$。即调整干预前 TC 水平，不同分组研究对象在干预后的 TC 水平不同。但是该结果还不能说明具体是哪几组之间的均值存在差异，还需要进行多组间的两两比较（Post hoc 检验）。

20.4.3　Post hoc 检验

Post hoc 检验结果如图 20.30 所示。

(I) group	(J) group	Mean Difference (I-J)	Std. Error	Sig.[b]	95% Confidence Interval for Difference[b]	
					Lower Bound	Upper Bound
Control	drug1	.205[*]	.041	.000	.102	.307
	drug2	.587[*]	.041	.000	.486	.689
drug1	Control	-.205[*]	.041	.000	-.307	-.102
	drug2	.383[*]	.040	.000	.283	.482
drug2	Control	-.587[*]	.041	.000	-.689	-.486
	drug1	-.383[*]	.040	.000	-.482	-.283

Based on estimated marginal means.

*. The mean difference is significant at the .05 level.

b. Adjustment for multiple comparisons: Bonferroni.

图 20.30　两两比较结果

可以看出，调整干预前 TC 水平，在干预结束时对照组研究对象的 TC 水平比药物 1 组高 0.205mmol/L（95%CI：0.102～0.307），差异具有统计学意义（$P<0.001$）。其他组分析方法类似，不再赘述。

20.5　撰写结论

本研究采用单因素协方差分析，判断在调整干预前 TC 水平，不同干预方法对干预后 TC 水平的影响。通过绘制散点图，直观判断在不同组内干预前 TC 水平与干预后 TC 水平之间存在线性关系。各组间协变量和因变量的回归直线平行（$F=1.933$，$P=0.158$）。Shapiro-Wilk 检验结果提示，各组内因变量的残差接近于正态分布（$P>0.05$）。通过绘制散点图和进行 Levene 检验发现，各组内、组间因变量的残差具有等方差性。同时，本研究数据不存在标准化残差大于 3 的情况，提示没有显著异常值。

结果显示，调整干预前 TC 水平，不同分组研究对象的干预后 TC 水平不同（$F=109.813$，$P<0.001$）。Post hoc 检验结果提示，对照组研究对象的干预后 TC 水平比药物 1 组高 0.205mmol/L（95%CI：0.102～0.307mmol/L，$P<0.001$）；比药物 2 组高 0.587mmol/L（95%CI：0.486～0.689mmol/L，$P<0.001$）。同时，药物 1 组研究对象的干预后 TC 水平比药物 2 组高 0.383mmol/L（95%CI：0.283～0.482mmol/L，$P<0.001$）。本研究结果提示两种药物均有助于降低 TC 水平，药物 2 的治疗效果更好。

第 21 章　两因素方差分析

21.1　问题与数据

某研究者已知受教育程度可以影响幸福指数，即如果将研究对象的受教育程度分为高中及以下、大学本科和硕士研究生及以上 3 个等级（级别依次递增），那么研究对象的幸福指数会随着受教育程度的增加而增加。目前，该研究者拟进一步分析研究对象这种受教育程度与幸福指数的相关关系是否受性别影响。研究者招募了 58 名研究对象，包括 28 名男性和 30 名女性。每一类性别中，研究对象的受教育程度均分为 3 类（高中及以下、大学本科和硕士研究生及以上）。该研究者采用问卷测量研究对象的幸福指数，研究对象的得分分布为 0～100，分数越高，幸福指数越强。最终收集了研究对象的幸福指数（index）、性别（gender）和受教育程度（education）等变量信息，部分数据见图 21.1。

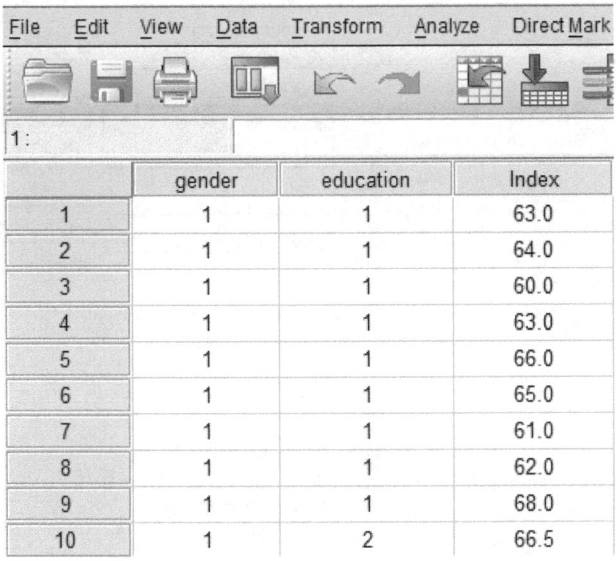

	gender	education	Index
1	1	1	63.0
2	1	1	64.0
3	1	1	60.0
4	1	1	63.0
5	1	1	66.0
6	1	1	65.0
7	1	1	61.0
8	1	1	62.0
9	1	1	68.0
10	1	2	66.5

图 21.1　两因素方差分析示例的部分数据

21.2　对问题的分析

研究者已知一个自变量（受教育程度）对因变量（幸福指数）的影响，拟判断另一个自变量（性别）对这一相关关系是否存在作用。针对这种情况，可以使用两因素方差分析，但需要先满足 6 项假设。

假设 1：因变量是连续变量。

假设 2：存在两个自变量，且都是分类变量。

假设 3：具有相互独立的观测值。

假设 4：任一分类中不存在显著异常值。

假设 5：任一分类中残差近似正态分布。

假设 6：任一分类都具有等方差性。

假设 1～3 主要和研究设计有关，经分析本研究数据满足假设 1～3，那么应该如何检验假设 4～6，并进行两因素方差分析呢？

21.3　SPSS 操作

21.3.1　生成检验假设 4～6 的新变量

检验假设 4～6 需要用到残差，因此先运行两因素方差分析的 SPSS 操作，得到主要结果和相应残差变量后，再逐一对假设检验。

在主界面点击 Analyze→General Linear Model→Univariate，分别将 index 放入 Dependent Variable 栏，gender 和 education 放入 Fixed Factor（s）栏（图 21.2）。

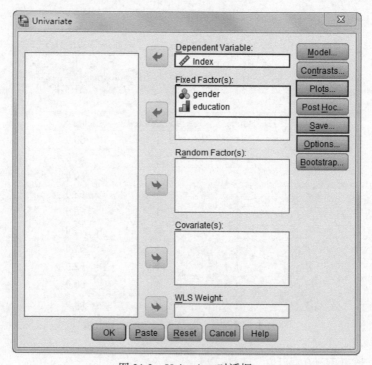

图 21.2　Univariate 对话框

点击 Plots，分别将 gender 和 education 放入 Separate Lines 和 Horizontal Axis 栏。点击 Add，Plots 栏内出现 education*gender 标识（图 21.3）。

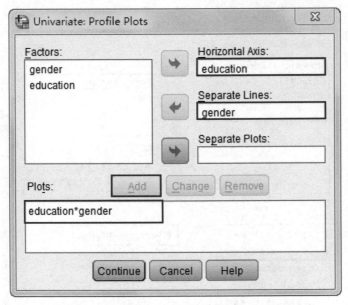

图 21.3　Profile Plots：education*gender 对话框

再分别将 gender 和 education 放入 Horizontal Axis 和 Separate Lines 栏，点击 Add，Plots 栏内出现 gender*education 标识（图 21.4）。

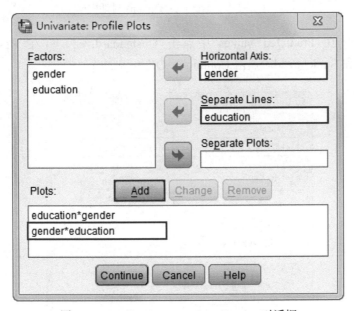

图 21.4　Profile Plots：gender*education 对话框

点击 Options，将 gender*education 放入 Display Means for 栏中，并在 Display 下点击 Descriptive statistics、Estimates of effect size 和 Homogeneity tests（图 21.5）。

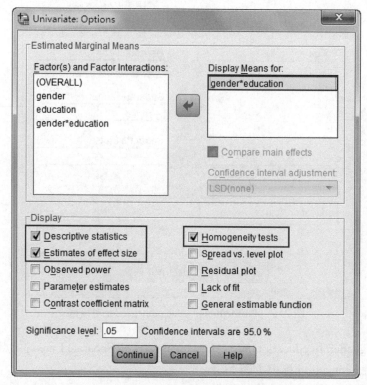

图 21.5   Univariate：Options 对话框

点击 Save，在 Predicted Values 中点击 Unstandardized，并在 Residuals 中点击 Unstandardized 和 Studentized。点击 Continue→OK（图 21.6）。

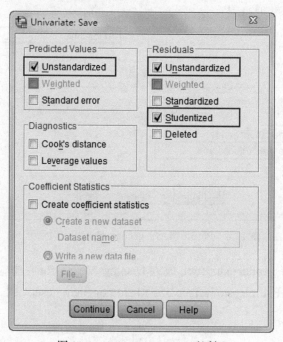

图 21.6   Univariate：Save 对话框

　　上述操作将可以得到两因素方差分析的结果，并生成 3 个新变量：预测值（PRE_1）、残差（RES_1）和学生化残差（SRE_1）。在对假设 4～6 的检验中将用到这些新生变量。

　　但是，在检验假设 4 和假设 5 之前，还需要先拆分数据（即将数据根 gender 和 education 分成 6 类），运行检验操作，再合并数据。

21.3.2　拆分数据

　　点击 Data→Split File，点击 Compare groups 将 gender 和 education 放入 Groups Based on 栏，点击 OK（图 21.7）。

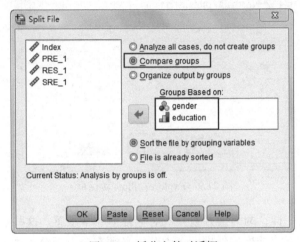

图 21.7　拆分文件对话框

21.3.3　检验假设 4：任一分类中不存在显著异常值

　　点击 Analyze→Descriptive Statistics→Explore，将 RES_1 放入 Dependent List 栏。在 Display 栏中点击 Plots（图 21.8）。

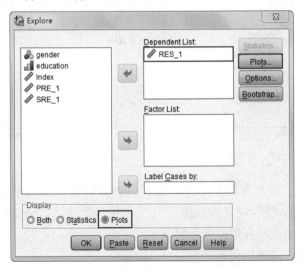

图 21.8　正态性检验 Explore 对话框

　　点击 Plots，取消选择 Descriptive 栏中的 Stem-and-leaf，点选 Normality plots with tests（图 21.9）。

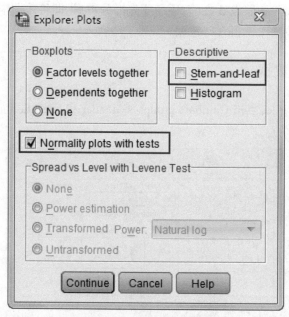

图 21.9　Explore：Plots 对话框

　　与其他方差分析一样，两因素方差分析对异常值非常敏感。这些数据不仅会扭曲各分类之间的差异，还会影响结果的外推性。因此，必须充分重视分析中的异常值。

　　经上述 SPSS 操作，软件会自动输出本研究中每一分类的箱线图，共 6 个。以下面两个举例，如图 21.10 和图 21.11 所示。

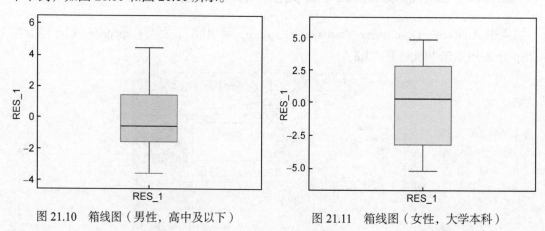

图 21.10　箱线图（男性，高中及以下）　　　　图 21.11　箱线图（女性，大学本科）

　　图 21.10 是男性、受教育程度为高中及以下的箱线图，未提示存在异常值。图 21.11 是女性、受教育程度为大学本科的箱线图，也未提示异常值。本研究中其他 4 组的箱线图也是同样的情况，证明该研究数据满足假设 4。

　　如果存在异常值，应该如何做呢？

　　如果不希望或者不能剔除异常值，可以将其保留。可以采取以下 3 种办法：①调整异常值，如用第二大极值取代异常值；②对自变量进行数据转换；③确认异常值存在不会影响结果，如分别运行纳入和不纳入异常值的模型，若结果没有差异，可以保留异常值。

　　当然，也可以直接剔除异常值，但这往往是迫不得已的做法。因为数据分析是为了根据样本结果推论总体，但直接剔除异常值就相当于不再考虑这部分人的信息，忽略了他们在总体人群中的作用。如果一定要剔除异常值，就应该在报告中描述被剔除者的信息（数据以及对研究结果的影响）。这样读者就可以清楚地了解到剔除异常值的原因以及这些异常值可能存在的影响，消除对研究结果的质疑。

21.3.4　检验假设 5：任一分类中残差近似正态分布

　　检验数据正态性的方法有很多种，这里采用 Shapiro-Wilk 检验的原因在于每一组中的样本量较小，而 Shapiro-Wilk 检验主要适用于这种小样本的正态性检验（样本量＜50）。

　　经过 21.2.4 部分的操作后，SPSS 输出 Shapiro-Wilk 检验结果，如图 21.12 所示。

gender	education		Kolmogorov-Smirnov[a]			Shapiro-Wilk		
			Statistic	df	Sig.	Statistic	df	Sig.
Male	高中及以下	RES_1	.143	9	.200*	.981	9	.971
	大学本科	RES_1	.143	9	.200*	.964	9	.841
	研究生及以上	RES_1	.100	10	.200*	.980	10	.963
Female	高中及以下	RES_1	.115	10	.200*	.974	10	.925
	大学本科	RES_1	.125	10	.200*	.959	10	.775
	研究生及以上	RES_1	.092	10	.200*	.980	10	.964

*. This is a lower bound of the true significance.

a. Lilliefors Significance Correction.

图 21.12　正态性检验结果

　　一般来说，如果 Shapiro-Wilk 检验的 P 小于 0.05，就认为数据不符合正态分布。从正态性检验结果可知，本研究中每一个分组的 P 都大于 0.05，即任一分类中残差近似正态分布，满足假设 5。

　　如果残差不接近正态分布，可以采取以下 3 种办法：①转换数据；②尝试分析，因为方差分析对正态性不是非常敏感，即使残差不接近正态分布，也可以尝试采用两因素方差分析；③检验模型结果，因为没有可以替代两因素方差分析的非参数检验方法，只能对比数据转换前后的模型，判断直接采用两因素方差分析是否合理。

21.3.5　检验假设 6：任一分类都具有等方差性

　　任一分类都具有等方差性是两因素方差分析的基本假设，可以通过 Levene 方差齐性检验（Levene's Test of Equality of Error Variances）完成。经过上述 21.3.1 部分的操作，SPSS 输出结果如图 21.13 所示。

Levene's Test of Equality of Error Variances a

Dependent Variable: Index

F	df1	df2	Sig.
1.287	5	52	.284

Tests the null hypothesis that the error variance of the dependent variable is equal across groups.

a. Design: Intercept + gender + education + gender * education.

图 21.13　Levene's Test of Equality of Error Variances 结果

一般来说，如果 Levene 方差齐性检验的 P 大于 0.05，就认为数据符合等方差性。从图 21.13 可知，本研究中 Levene 方差齐性检验的 P 为 0.284，大于 0.05，即任一分类都具有等方差性。

21.4　结果解释

在解释两因素方差分析的结果前，需要先进行分类，再根据分类采用不同的解释方法：①如果自变量之间不存在交互作用，进行主效应分析；②如果自变量之间存在交互作用，进行单独效应和交互作用对照分析。

这里先解释几个概念：单独效应、主效应和交互作用。

单独效应（simple effect）：指其他因素的水平固定时，同一因素不同水平间的差别。例如，当 A 因素固定在第 1 个水平时，B 因素的单独效应为 20；当 A 因素固定在第 2 个水平时，B 因素的单独效应为 24。

主效应（main effect）：指某一因素的各水平间的平均差别。例如，当 A 因素固定在第 1 个水平时，B 因素的单独效应为 20；当 A 因素固定在第 2 个水平时，B 因素的单独效应为 24。平均后得到 B 因素的主效应（20+24）/2=22。

交互作用（interaction）：当某因素的各个单独效应随另一因素变化而变化时，则称这两个因素间存在交互作用。

21.4.1　判断是否存在交互作用

采用两因素方差分析前，需要判断自变量之间是否存在交互作用，如本研究中的 gender 和 education 变量。可以通过简图了解自变量的交互情况，如图 21.14 所示。

交互项无统计学显著性

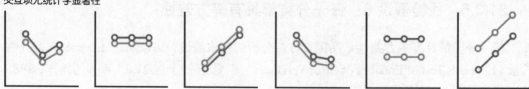

交互项具有统计学显著性

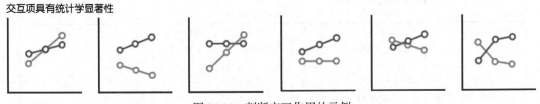

图 21.14　判断交互作用的示例

　　一般来说，如果两条线（甚至延长线）平行，就可以初步判断自变量之间不存在交互作用。但如果两条线（甚至延长线）相交，就认为自变量之间可能存在交互作用。

　　SPSS 输出本研究结果如图 21.15 和图 21.16 所示。

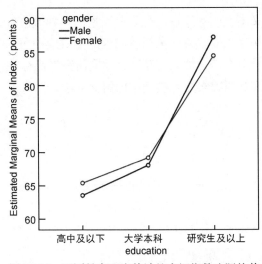

图 21.15　不同教育程度估计的幸福指数边际均值　　　图 21.16　不同性别估计的幸福指数边际均值

　　图 21.15 和图 21.16 提示，本研究中受教育程度与性别可能在对幸福指数的影响上存在交互作用。图 21.15 更为直观，以图 21.15 为例进行介绍。具体来说，男性和女性的幸福指数都随着受教育程度的增加而增加，尤其是当受教育程度达到大学本科水平时，增加幅度更加明显。但是，男性和女性的增加趋势有所不同。男性的受教育程度在高中及以下、大学本科时幸福指数比女性低；但当男性的受教育程度达到研究生及以上时，其幸福指数比女性高。可见，在提高受教育程度增加幸福指数的过程中，男性比女性获益更大。

　　尽管上述可以提供自变量之间交互作用的直观结果，但是并不能确定这些样本结果是否可以代表总体，即图形结果是否会受到抽样误差的影响。因此，仍需要依据统计检验进行判断。SPSS 主体间效应检验（Tests of Between-Subjects Effects）结果如图 21.17 所示。结果显示，本研究中交互项具有统计学意义，$F_{(2, 52)}=4.148$，$P=0.021$，偏 $\eta^2=0.138$，提示性别和受教育程度在对幸福指数的影响上存在交互作用。如果 $P>0.05$，则说明交互项没有统计学意义，两个自变量之间不存在交互作用。

Source	Type III Sum of Squares	df	Mean Square	F	Sig.	Partial Eta Squared
Corrected Model	5309.336[a]	5	1061.867	106.403	.000	.911
Intercept	309322.670	1	309322.670	30995.185	.000	.998
gender	.420	1	.420	.042	.838	.001
education	5242.179	2	2621.089	262.642	.000	.910
gender * education	82.797	2	41.398	4.148	.021	.138
Error	518.944	52	9.980			
Total	318057.250	58				
Corrected Total	5828.280	57				

a. R Squared = .911 (Adjusted R Squared = .902) .

图 21.17　Tests of Between-Subjects Effects 结果

当存在交互作用时，单独分析主效应的意义不大，需要逐一分析各因素的单独效应；当不存在交互作用时，说明两因素的作用效果相互独立，逐一分析各因素的主效应即可。另外，不存在交互作用，计算主效应时，对于模型中是否加入交互项，不同研究者尚存在争议。考虑到研究样本推论总体的可信性，建议在两因素方差模型中保留交互项，供大家参考。

21.4.2　计算单独效应

进一步操作前，需要将前述拆分的数据合并，点击 Data→Split File→Analyze all cases, do not create groups，点击 OK。

点击 Analyze→General Linear Model→Univariate（图 21.18）。

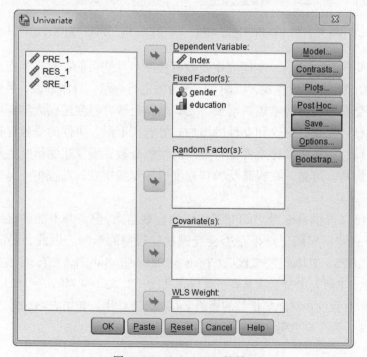

图 21.18　Univariate 对话框

点击 Save，去掉在 Predicted Values 中 Unstandardized 的选择，并去掉在 Residuals 中 Unstandardized 和 Studentized 的选择（图 21.19）。

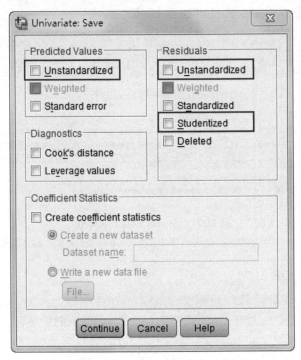

图 21.19 Univariate：Save 对话框

点击 Paste，弹出 IBM SPSS Statistics Syntax Editor 界面，在/EMMEANS=TABLES（gender*education）后输入 COMPARE（gender）ADJ（BONFERRONI），如图 21.20 所示。

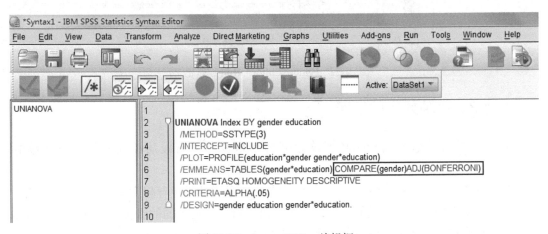

图 21.20 Syntax Editor 编辑框

解释：COMPARE（gender）是指根据 gender 变量提供单独效应结果；ADJ（BONFERRONI）是指对各组进行多重比较，并对结果进行 Bonferroni 调整。如果不需要多重比较，也可以去掉这句复制该语句，并将 COMPARE（gender）改为 COMPARE（education）（图 21.21）。

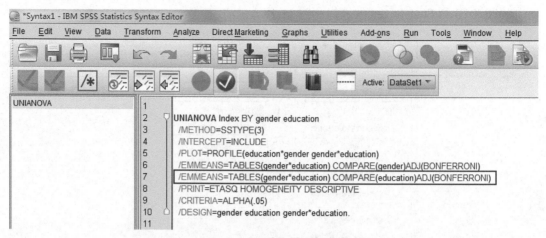

图 21.21　Syntax Editor 编辑框

解释：COMPARE（education）是指根据 education 变量提供简单效应结果

点击 Run→ALL（图 21.22）。

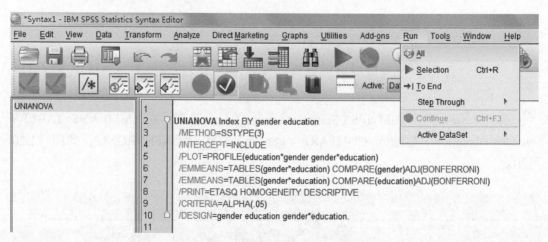

图 21.22　Syntax Editor：Run 编辑框

21.4.3　单独效应的解释

对二分类变量单独效应的解释比多分类变量容易，所以从性别变量的单独效应开始。

1. 性别的单独效应　性别的单独效应就是指在不同的受教育程度中分析性别的作用。先从图 21.23 中得到一些直观的认识，从图中可以看出，在不同的受教育程度下，不同性别对幸福指数的影响不同，统计结果如图 21.24 所示。

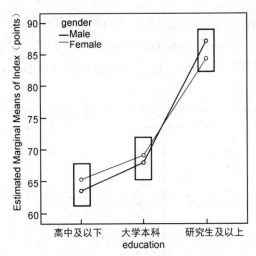

图 21.23　不同教育程度估计的幸福指数边际均值

Dependent Variable:　Index

education		Sum of Squares	df	Mean Square	F	Sig.	Partial Eta Squared
高中及以下	Contrast	16.115	1	16.115	1.615	.209	.030
	Error	518.944	52	9.980			
大学本科	Contrast	6.204	1	6.204	.622	.434	.012
	Error	518.944	52	9.980			
研究生及以上	Contrast	61.250	1	61.250	6.137	.017	.106
	Error	518.944	52	9.980			

Each F tests the simple effects of gender within each level combination of the other effects shown. These tests are based on the linearly independent pairwise comparisons among the estimated marginal means.

图 21.24　Univariate Tests（单变量检验）结果

以"研究生及以上"学历中不同性别对幸福指数的单独效应为例，结果显示，$F_{(1, 52)}=6.137$，$P=0.017$，偏 $\eta^2=0.106$，提示"研究生及以上"学历中不同性别对幸福指数的单独效应不同，差异具有统计学意义。

Pairwise Comparisons 给出了该组数据的均值比较结果，如图 21.25 所示。

education	(I) gender	(J) gender	Mean Difference (I-J)	Std. Error	Sig.[b]	95% Confidence Interval for Difference[b]	
						Lower Bound	Upper Bound
高中及以下	Male	Female	-1.844	1.451	.209	-4.757	1.068
	Female	Male	1.844	1.451	.209	-1.068	4.757
大学本科	Male	Female	-1.144	1.451	.434	-4.057	1.768
	Female	Male	1.144	1.451	.434	-1.768	4.057
研究生及以上	Male	Female	3.500*	1.413	.017	.665	6.335
	Female	Male	-3.500*	1.413	.017	-6.335	-.665

Based on estimated marginal means

*. The mean difference is significant at the .05 level.

b. Adjustment for multiple comparisons: Bonferroni.

图 21.25　Pairwise Comparisons 结果

从图 21.25 可以看出，"研究生及以上"学历中不同性别的幸福指数不同，差异具有统计学意义（P=0.017），与 Univariate Tests 结果一致。若想要了解"研究生及以上"学历中不同性别具体的幸福指数评分，需要绘制描述统计（Descriptive Statistics）表格（图 21.26）。

gender	education	Mean	Std. Deviation	N
Male	高中及以下	63.556	2.5055	9
	大学本科	68.056	2.3511	9
	研究生及以上	88.000	2.5820	10
	Total	73.732	11.2419	28
Female	高中及以下	65.400	2.7968	10
	大学本科	69.200	3.4254	10
	研究生及以上.	84.500	4.5765	10
	Total	73.033	9.1142	30
Total	高中及以下	64.526	2.7562	19
	大学本科	68.658	2.9442	19
	研究生及以上	86.250	4.0377	20
	Total	73.371	10.1119	58

图 21.26　Descriptives Statistics 结果

图 21.26 提示，"研究生及以上"学历中男性的幸福指数为 88.00±2.58，女性的幸福指数为 84.50±4.58。整合以上 Univariate Tests、Pairwise Comparisons 和 Descriptive Statistics 三项的结果，就可以得到关于"研究生及以上"学历中不同性别对幸福指数单独效应的全面分析。其他学历下性别的单独效应结果的分析方法与此类似，不再赘述。

2. 受教育程度的单独效应　受教育程度的单独效应是指在不同性别下分析不同受教育程度的作用。从图 21.27 中可得到一些直观的结果。

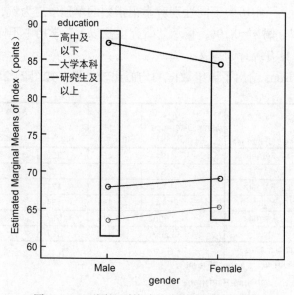

图 21.27　不同性别估计的幸福指数边际均值

从图 21.27 中可以看出，在不同性别下，不同受教育程度对幸福指数的影响不同，统计结果如图 21.28 所示。

gender		Sum of Squares	df	Mean Square	F	Sig.	Partial Eta Squared
Male	Contrast	3257.797	2	1628.898	163.221	.000	.863
	Error	518.944	52	9.980			
Female	Contrast	2044.467	2	1022.233	102.431	.000	.798
	Error	518.944	52	9.980			

Each F tests the simple effects of education within each level combination of the other effects shown. These tests are based on the linearly independent pairwise comparisons among the estimated marginal means.

图 21.28 Univariate Tests 结果

以女性不同受教育程度对幸福指数的单独效应为例，结果显示，$F_{(2, 52)}=102.431$，$P<0.001$，偏 $\eta^2=0.798$，提示不同受教育程度女性对幸福指数的单独效应不同，差异具有统计学意义。

Pairwise Comparisons 提示该组数据的均值两两比较结果，如图 21.29 所示。

gender	(I) education	(J) education	Mean Difference (I-J)	Std. Error	Sig.b	95% Confidence Interval for Difference[b]	
						Lower Bound	Upper Bound
Male	高中及以下	大学本科	-4.500*	1.489	.012	-8.184	-.816
		研究生及以上	-24.444*	1.451	.000	-28.035	-20.854
	大学本科	高中及以下	4.500*	1.489	.012	.816	8.184
		研究生及以上	-19.944*	1.451	.000	-23.535	-16.354
	研究生及以上	高中及以下	24.444*	1.451	.000	20.854	28.035
		大学本科	19.944*	1.451	.000	16.354	23.535
Female	高中及以下	大学本科	-3.800*	1.413	.029	-7.295	-.305
		研究生及以上	-19.100*	1.413	.000	-22.595	-15.605
	大学本科	高中及以下	3.800*	1.413	.029	.305	7.295
		研究生及以上	-15.300*	1.413	.000	-18.795	-11.805
	研究生及以上	高中及以下	19.100*	1.413	.000	15.605	22.595
		大学本科	15.300*	1.413	.000	11.805	18.795

Based on estimated marginal means

*. The mean difference is significant at the .05 level.

b. Adjustment for multiple comparisons: Bonferroni.

图 21.29 Pairwise Comparisons 结果

受教育程度是三分类变量，多重比较时需要对不同受教育程度进行两两比较，分为三种情况："高中及以下" vs. "大学本科"、"高中及以下" vs. "研究生及以上"、"大学本科" vs. "研究生及以上"。

以男性中"高中及以下"与"大学本科"的均值比较为例，从图 21.29 可以看出，男性中"高中及以下"与"大学本科"的幸福指数不同，差异具有统计学意义（$P=0.012$）。若想要了解男性中"高中及以下"与"大学本科"的具体幸福指数评分，需要绘制统计描述（Descriptives Statistics）表格（图 21.30）。

gender	education	Mean	Std. Deviation	N
Male	高中及以下	63.556	2.5055	9
	大学本科	68.056	2.3511	9
	研究生及以上	88.000	2.5820	10
	Total	73.732	11.2419	28
Female	高中及以下	65.400	2.7968	10
	大学本科	69.200	3.4254	10
	研究生及以上	84.500	4.5765	10
	Total	73.033	9.1142	30
Total	高中及以下	64.526	2.7562	19
	大学本科	68.658	2.9442	19
	研究生及以上	86.250	4.0377	20
	Total	73.371	10.1119	58

图 21.30　Descriptives Statistics 结果

图 21.30 显示，男性"高中及以下"学历的幸福指数为 63.56±2.51，"大学本科"学历的幸福指数为 68.06±2.35。整合以上 Univariate Tests、Pairwise Comparisons 和 Descriptive Statistics 三项的结果，可以得到关于男性不同受教育程度对幸福指数单独效应的全面分析，女性不同受教育程度单独效应结果的分析方法与此类似，不再赘述。

21.4.4　主效应

在主界面点击 Analyze→General Linear Model→Univariate（图 21.31）。

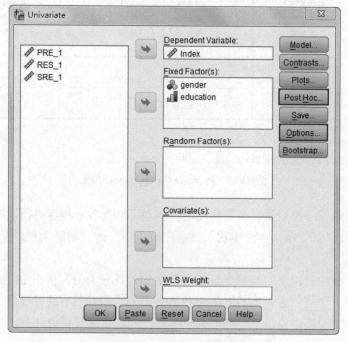

图 21.31　Univariate 对话框

点击 Options，将 gender 和 education 放入 Display Means for 栏，激活 Compare main effects，选择 Confidence interval adjustment 中的 Bonferroni 选项（图 21.32）。

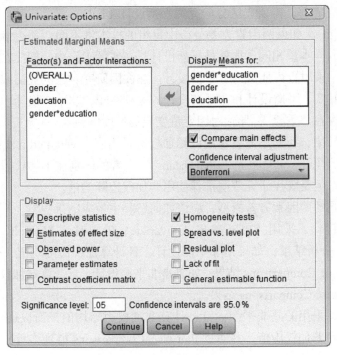

图 21.32　Univariate：Options 对话框

点击 Post hoc，将 gender 和 education 放入 Post Hoc Tests for 栏，激活 Equal Variances Assumed，点选 Bonferroni 和 Tukey。点击 Continue→OK（图 21.33）。

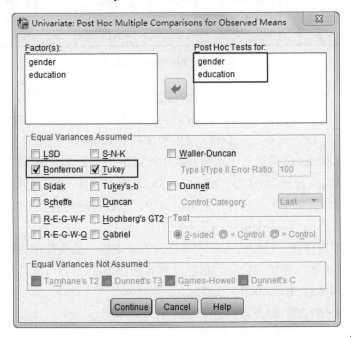

图 21.33　Univariate：Post Hoc Multiple Comparisons for Observed Means 对话框

21.4.5 主效应的结果解释

在解释主效应之前，需要先区分研究为平衡设计（balanced design）还是非平衡设计（unbalanced design）。如果两因素方差分析中每组的样本量不同，那么该研究就是非平衡设计；如果每组的样本量相同，那就是平衡设计。在实际工作中，即使在研究设计时是平衡设计，在研究结束时也可能成为非平衡设计。往往因研究对象的失访或拒访导致最终每组样本量不同。其实，平衡设计和非平衡设计的区别在于，非平衡设计中自变量对因变量变异的解释可能存在"重叠"，导致对因变量变异的过度解释。

在非平衡设计中，我们还需要考虑计算加权边际均值（weighted marginal means），还是非加权边际均值（unweighted marginal means）。二者的区别在于加权边际均值考虑了每组样本量的不同，但是既往研究普遍推荐使用非加权边际均值。

那么针对不同的两因素方差模型，应该如何解释主效应结果呢？

如果是平衡设计，采用 SPSS 输出 Univariate：Post Hoc Multiple Comparisons for Observed Means 分析结果；如果是非平衡设计，且计算加权边际均值，采用 Descriptive Statistics 和 Multiple Comparisons 结果；如果是非平衡设计，且计算非加权边际均值，采用 Estimates 和 Pairwise Comparisons 结果。

在本研究中，采用的是非平衡设计，计算非加权边际均值，所以通过 SPSS 输出的 Estimates 结果得到非加权均值，并通过 Pairwise Comparisons 得到多重比较结果。其中，Estimates 结果如图 21.34 所示。

education	Mean	Std. Error	95% Confidence Interval	
			Lower Bound	Upper Bound
高中及以下	64.478	.726	63.021	65.934
大学本科	68.628	.726	67.171	70.084
研究生及以上	86.250	.706	84.833	87.667

图 21.34　Estimates 结果

从图 21.34 的 Mean 栏，可以得到非加权边际均值，即本研究高中及以下、大学本科和研究生及以上学历幸福指数的非加权边际均值分别为 64.48、68.63 和 86.25 分。

同时，也可以与 Descriptive Statistics 结果中加权边际均值进行比较（图 21.35）。

Descriptive Statistics 结果提示，本研究高中及以下、大学本科和研究生及以上学历幸福指数的加权边际均值分别为 64.53、68.66 和 86.25 分。可见，加权边际均值和非加权边际均值并不完全相同。实际上，只有在平衡设计中，加权边际均值和非加权边际均值才会完全相等。其他情况下，这两个指标都是不同的。

1. 性别的主效应结果　性别的主效应是指性别对幸福指数的作用，而忽视不同受教育程度的影响。性别主效应非加权边际均值的计算方法如下：

男性：（63.556+68.056+88.000）/3=73.20。

女性：（65.400+69.200+84.500）/3=73.03。

Dependent Variable:　Index

gender	education	Mean	Std. Deviation	N
Male	高中及以下	63.556	2.5055	9
	大学本科	68.056	2.3511	9
	研究生及以上	88.000	2.5820	10
	Total	73.732	11.2419	28
Female	高中及以下	65.400	2.7968	10
	大学本科	69.200	3.4254	10
	研究生及以上	84.500	4.5765	10
	Total	73.033	9.1142	30
Total	高中及以下	64.526	2.7562	19
	大学本科	68.658	2.9442	19
	研究生及以上	86.250	4.0377	20
	Total	73.371	10.1119	58

图 21.35　Descriptives Statistics 结果

在忽略了受教育程度的情况下，男性幸福指数的边际均值为 73.20，女性幸福指数的边际均值为 73.03。可以看出，男性的幸福指数与女性基本一致，但还需要经过统计检验（图 21.36）。

Source	Type III Sum of Squares	df	Mean Square	F	Sig.	Partial Eta Squared
Corrected Model	5309.336[a]	5	1061.867	106.403	.000	.911
Intercept	309322.670	1	309322.670	30995.185	.000	.998
gender	.420	1	.420	.042	.838	.001
education	5242.179	2	2621.089	262.642	.000	.910
gender * education	82.797	2	41.398	4.148	.021	.138
Error	518.944	52	9.980			
Total	318057.250	58				
Corrected Total	5828.280	57				

a. R Squared = .911 (Adjusted R Squared = .902).

图 21.36　Tests of Between-Subjects Effects 结果

统计检验结果提示，$P=0.838$，大于 0.05，即不同性别的主效应差异没有统计学意义。针对主效应差异不显著的情况，不用进一步讨论 Post hoc 分析结果。

2. 受教育程度的主效应结果　受教育程度的主效应是指受教育程度对幸福指数的作用，而忽视不同性别的影响。与性别一样，受教育程度主效应非加权边际均值的计算方法如下：

高中及以下：（63.556+65.400）/2=64.48。

大学本科：（68.056+69.200）/2=68.63。

研究生及以上：（88.000+84.500）/2=86.25。

在忽略了性别的情况下，高中及以下学历幸福指数的非加权边际均值为 64.48，大学本科学历的非加权边际均值为 68.63，研究生及以上学历的非加权边际均值为 86.25。SPSS

输出的 Estimates 也提示该结果，与手算结果一致（图 21.37）。

education	Mean	Std. Error	95% Confidence Interval	
			Lower Bound	Upper Bound
高中及以下	64.478	.726	63.021	65.934
大学本科	68.628	.726	67.171	70.084
研究生及以上	86.250	.706	84.833	87.667

图 21.37   Estimates 结果

根据这一结果可推测，受教育程度越高，幸福指数越强。但这一推测需要经过统计检验（图 21.38）。

Source	Type III Sum of Squares	df	Mean Square	F	Sig.	Partial Eta Squared
Corrected Model	5309.336[a]	5	1061.867	106.403	.000	.911
Intercept	309322.670	1	309322.670	30995.185	.000	.998
gender	.420	1	.420	.042	.838	.001
education	5242.179	2	2621.089	262.642	.000	.910
gender * education	82.797	2	41.398	4.148	.021	.138
Error	518.944	52	9.980			
Total	318057.250	58				
Corrected Total	5828.280	57				

a. R Squared = .911 (Adjusted R Squared = .902).

图 21.38   Tests of Between-Subjects Effects 结果

统计检验结果提示，$F_{(2, 52)} = 262.642$，$P < 0.001$，偏 $\eta^2 = 0.910$，即不同受教育程度的主效应差异有统计学意义。针对这种情况，还需要进一步分析 Pairwise Comparisons 结果，得到不同受教育程度下研究对象的幸福指数得分均值（图 21.39）。

(I) education	(J) education	Mean Difference (I-J)	Std. Error	Sig.[b]	95% Confidence Interval for Difference[b]	
					Lower Bound	Upper Bound
高中及以下	大学本科	-4.150[*]	1.026	.001	-6.689	-1.611
	研究生及以上	-21.772[*]	1.013	.000	-24.278	-19.267
大学本科	高中及以下	4.150[*]	1.026	.001	1.611	6.689
	研究生及以上	-17.622[*]	1.013	.000	-20.128	-15.117
研究生及以上	高中及以下	21.772[*]	1.013	.000	19.267	24.278
	大学本科	17.622[*]	1.013	.000	15.117	20.128

Based on estimated marginal means

*. The mean difference is significant at the .05 level.

b. Adjustment for multiple comparisons: Bonferroni.

图 21.39   Pairwise Comparisons 结果

　　受教育程度是三分类变量，多重比较时需要对不同受教育程度进行两两比较，分为以下三种情况：①"高中及以下" vs. "大学本科"；②"高中及以下" vs. "研究生及以上"；③"大学本科" vs. "研究生及以上"。

　　以"高中及以下" vs. "大学本科"的边际均值比较为例，从图 21.39 可以看出，受教育程度为"高中及以下" vs. "大学本科"的研究对象幸福指数不同，即大学本科学历的幸福指数比高中及以下学历的高 4.15（ 95%CI：1.61～6.69 ），差异具有统计学意义（ P=0.001 ）。其他分类分析方法类似，不再赘述。

　　整合以上 Tests of Between-Subjects Effects、Pairwise Comparisons 和 Estimates 三项的结果，就可以得到关于不同受教育程度对幸福指数主效应的全面分析。

21.4.6　交互作用对照（ interaction contrast ）

　　在主界面点击 Analyze→General Linear Model→Univariate（ 图 21.40 ）。

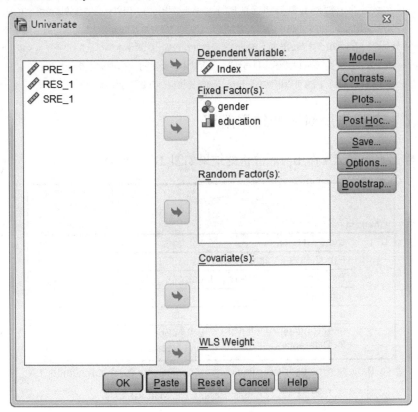

图 21.40　Univariate 对话框

　　点击 Paste，在/PRINT=ETASQ HOMOGENEITY DESCRIPTIVE 后输入/LMATRIX=gender*education 0 1 -1 0 -1 1。点击 Run→ALL（ 图 21.41 ）。

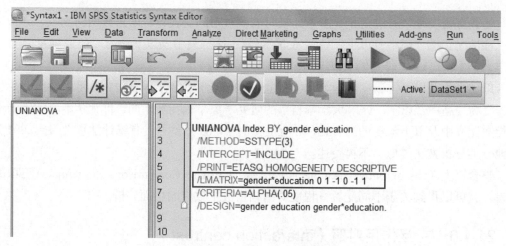

图 21.41 Syntax Editor 编辑框

解释：/LMATRIX=gender*education 0 1 -1 0 -1 1 中"0 1 -1 0 -1 1"分别对应的是高中及以下男性、大学本科男性、研究生及以上男性、高中及以下女性、大学本科女性和研究生及以上女性幸福指数指标中，用以计算差分的比较组。其中，"0"的组别不参与比较，"-1"的组别作为参照组，本例中即"大学本科男性"和"研究生及以上女性"为两组的组合与"研究生及以上男性"和"大学本科女性"两组的组合之间的比较。各组幸福指数的比较即：（"大学本科男性" + "研究生及以上女性"）-（"大学本科女性" + "研究生及以上男性"）=（"大学本科男性" - "大学本科女性"）-（"研究生及以上男性" - "研究生及以上女性"）。也可以根据实际情况，调整比较组，只要相加得 0 即可

21.4.7 交互作用对照的结果解释

SPSS 输出本研究交互作用对照分析的结果如图 21.42 所示。

Contrast		Dependent Variable
		Index
L1	Contrast Estimate	-4.644
	Hypothesized Value	0
	Difference (Estimate - Hypothesized)	-4.644
	Std. Error	2.026
	Sig.	.026
	95% Confidence Interval for Difference　Lower Bound	-8.709
	Upper Bound	-.580

a. Based on the user-specified contrast coefficients (L') matrix number 1

图 21.42 Contrast Results（K Matrix）结果

图 21.42 中"L1"是指针对第一组交互作用的对照分析。一般来说，当研究中只有一个交互项时，这个指标可以忽略不计（如本研究）。当研究中存在超过一个交互项时，该指标可以提醒研究者每组结果对应的变量。

在"Contrast Estimate"（对比度估计）栏可以看到交互作用对照的实际值，即差分值（the value of the difference）。本研究中交互作用对照的实际值为-4.644。这个数值是怎么计算出来的呢？在受教育程度为"大学本科"的情况下，男性和女性幸福指数评分的差值为

68.06–69.20=–1.14；在受教育程度为"研究生及以上"的情况下，男性和女性幸福指数评分的差值为 88.00–84.50=3.50。本研究交互作用对照的实际值就是这几项的差分，即 –1.14–3.50=–4.64，代表"大学本科"学历男性、女性幸福指数评分的差值与"研究生及以上"学历男性、女性幸福指数评分的差值的差。

"Sig."栏提示该指标的统计学检验结果，$P=0.026$，提示该差分值与 0 的差异存在统计学意义。从"95% Confidence Interval for Difference"栏可以看出，该差分值的 95%CI 为–8.71～–0.58。综上，本研究"大学本科"学历男、女性幸福指数评分的差值与"研究生及以上"学历男、女性幸福指数评分的差值为–4.64，95%CI 为–8.71～–0.58，$P=0.026$。

21.5　撰写结论

21.5.1　自变量之间存在交互作用，采用单独效应和两两比较分析

采用两因素方差分析评价性别和受教育程度对幸福指数的影响。除非特殊说明，本研究均使用均数±标准差反映数据情况，用箱线图检验异常值，用 Shapiro-Wilk 检验数据正态性，用 Levene 方差齐性检验判断等方差性。结果显示，本研究数据没有异常值，残差接近正态分布（$P>0.05$），并且具有等方差性（$P=0.284$）。

在本研究中，性别和受教育程度在对幸福指数的影响上存在交互作用，$F_{(2, 52)}=4.148$，$P=0.021$，偏 $\eta^2=0.138$。单独效应分析提示，在不同性别中，不同受教育程度研究对象的幸福指数不同：男性 $F_{(2, 52)}=163.221$，$P<0.001$，偏 $\eta^2=0.863$；女性 $F_{(2, 52)}=102.431$，$P<0.001$，偏 $\eta^2=0.798$。

采用两两比较分析每一类别的单独效应结果。

男性中，受教育程度为高中及以下、大学本科和研究生及以上的平均幸福指数评分分别为 63.56±2.51、68.06±2.35 和 88.00±2.58。其中，高中及以下学历的幸福指数评分比大学本科学历的低 4.50（95%CI：0.82～8.18），$P=0.012$；比研究生及以上学历的低 24.44（95%CI：20.85～28.04），$P<0.001$。大学本科学历的幸福指数评分比研究生及以上学历的低 19.94（95%CI：16.35～23.54），$P<0.001$。

女性中，受教育程度为高中及以下、大学本科和研究生及以上的平均幸福指数评分分别为 65.40±2.80、69.20±3.43 和 84.50±4.58。其中，高中及以下学历的幸福指数评分比大学本科学历的低 3.80（95%CI：0.31～7.30），$P=0.029$；比研究生及以上学历的低 19.10（95%CI：15.61～22.60），$P<0.001$。大学本科学历的幸福指数评分比研究生及以上学历的低 15.30（95%CI：11.81～18.80），$P<0.001$。

21.5.2　自变量之间存在交互作用，采用交互作用对照分析

采用两因素方差分析评价性别和受教育程度对幸福指数的影响。除非特殊说明，本研究均使用均数±标准差反映数据情况，用箱线图检验异常值，用 Shapiro-Wilk 检验数据正

态性，用 Levene 方差齐性检验判断等方差性。结果显示，本研究数据没有异常值，残差接近正态分布（$P>0.05$），并且具有等方差性（$P=0.284$）。

在本研究中，性别和受教育程度在对幸福指数的影响上存在交互作用，$F(2, 52)=4.148$，$P=0.021$，偏 $\eta^2=0.138$。交互作用对照分析提示，"大学本科"学历男性的幸福指数评分比"大学本科"学历女性低 1.14，而"研究生及以上"学历男性的幸福指数评分比"研究生及以上"学历女性高 3.50。"大学本科"学历男性、女性幸福指数评分的差值与"研究生及以上"学历男性、女性幸福指数评分的差值为 –4.64，95%CI 为 –8.71～–0.58，$P=0.026$。

21.5.3 自变量之间不存在交互作用，采用主效应和两两比较分析

采用两因素方差分析性别和受教育程度对幸福指数的影响。除非特殊说明，本研究均使用均数±标准差反映数据情况，用箱线图检验异常值，用 Shapiro-Wilk 检验数据正态性，用 Levene 方差齐性检验判断等方差性。结果显示，本研究数据没有异常值，残差接近正态分布（$P>0.05$），并且具有等方差性（$P=0.284$）。

在本研究中，性别和受教育程度在对幸福指数的影响上不存在交互作用，$F(2, 52)=1.108$，$P=0.092$，偏 $\eta^2=0.020$（此种情况操作同前，此处不再赘述）。主效应分析提示，受教育程度对幸福指数的影响具有统计学意义，$F(2, 52)=262.642$，$P<0.001$，偏 $\eta^2=0.910$。

采用两两比较分析受教育程度的主效应结果。受教育程度为高中及以下、大学本科和研究生及以上学历的研究对象的幸福指数评分的非加权边际均值分别为 64.48、68.63 和 86.25。其中，大学本科学历研究对象的幸福指数比高中及以下学历的高 4.15（95%CI：1.61～6.69），$P=0.001$；研究生及以上学历的幸福指数比高中及以下学历的高 21.77（95%CI：19.27～24.28），$P<0.001$；研究生及以上学历的幸福指数比大学本科学历的高 17.62（95%CI：15.12～20.13），$P<0.001$。

第 22 章　两因素重复测量方差分析

22.1　问题与数据

　　研究者拟分析 2 周的高强度锻炼是否会降低 C 反应蛋白（CRP）的浓度。研究者招募了 12 名研究对象，并将研究对象分为干预组和对照组。对照组照常进行日常活动，干预组每天进行 45 分钟的高强度锻炼，研究共持续 2 周。CRP 的浓度共测量了 3 次：研究开始时的 CRP 浓度、研究中的 CRP 浓度（1 周）和研究结束时的 CRP 浓度（2 周）。control_1、control_2 和 control_3 分别代表对照组开始时、试验中和结束时的 CRP 浓度；intervene_1、intervene_2 和 intervene_3 分别代表干预组开始时、试验中和结束时的 CRP 浓度。CRP 的浓度单位是 mg/L。部分数据见图 22.1。

	intervene_1	intervene_2	intervene_3	control_1	control_2	control_3
1	2.54	2.38	2.13	2.57	2.64	2.60
2	2.98	2.83	2.72	3.07	3.04	2.97
3	2.86	2.82	2.69	2.91	2.81	2.82
4	2.82	2.71	2.75	2.79	2.83	2.78
5	2.47	2.25	2.19	2.28	2.33	2.20
6	2.22	2.03	1.95	2.45	2.32	2.33
7	2.84	2.72	2.43	2.73	2.68	2.65
8	2.82	2.66	2.48	2.73	2.70	2.69
9	2.91	2.80	2.67	2.91	2.88	2.85
10	2.74	2.58	2.50	2.86	2.86	2.85
11	2.93	2.84	2.78	2.80	2.80	2.81
12	2.42	2.13	1.99	2.46	2.48	2.38

图 22.1　两因素重复测量方差分析示例的部分数据

22.2　对问题的分析

对于两因素重复测量的数据，可以使用两因素重复测量方差分析，但需要考虑 5 项假设。

假设 1：因变量唯一，且为连续变量。

假设 2：有两个研究对象内因素（within-subject factor），每个研究对象内因素有 2 个或以上的水平。

假设 3：研究对象内因素的各个水平中，因变量没有明显异常值。

假设 4：研究对象内因素的各个水平中，因变量服从近似正态分布。

假设 5：对于研究对象内因素的各个水平的组合而言，因变量的方差协方差矩阵相等，也称满足球形假设。

假设 1、假设 2 与研究设计有关，本研究数据满足。那么应该如何检验假设 3、假设 4 和假设 5，并进行两因素重复测量方差分析呢？

22.3　SPSS 操作

22.3.1　检验假设 3：研究对象内因素各个水平中，因变量没有明显异常值

22.3.2　检验假设 4：研究对象内因素各个水平中，因变量服从近似正态分布

22.3.1 与 22.3.2 部分与第 19 章单因素重复测量方差分析的检验方法和数据处理方法相同，此处不再赘述。

22.3.3　两因素重复测量方差分析

在主界面点击 Analyze→General Linear Model→Repeated Measures，出现 Repeated Measures Define Factor（s）对话框。在 Within-Subject Factor Name 中将 "factor1" 更改为 group，在 Number of Levels 中填入 2（因为研究对象共有 2 组），点击 Add；再在 Within-Subject Factor Name 中填入 time，在 Number of Levels 中填入 3（研究对象的 CRP 水平共测量了 3 次），点击 Add（图 22.2）。

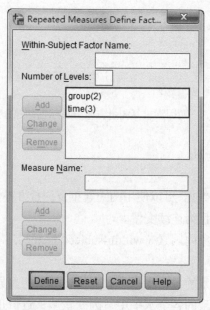

图 22.2　Repeated Measures Define Factor（s）对话框

　　点击 Define，出现下图 Repeated Measures 对话框；将左侧 6 个变量均选入右侧 Within-Subjects Variables 对话框中（图 22.3 ）。

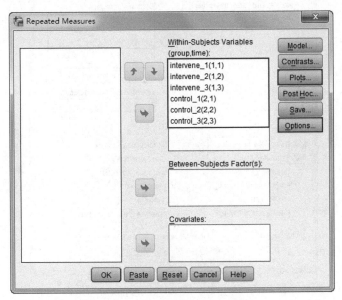

图 22.3　Repeated Measures 对话框

　　点击 Plots，在 Repeated Measures：Profile Plots 对话框中，将 time 选入 Horizontal Axis 框中，将 group 选入 Separate Lines 框中，点击 Add→Continue（图 22.4 ）。

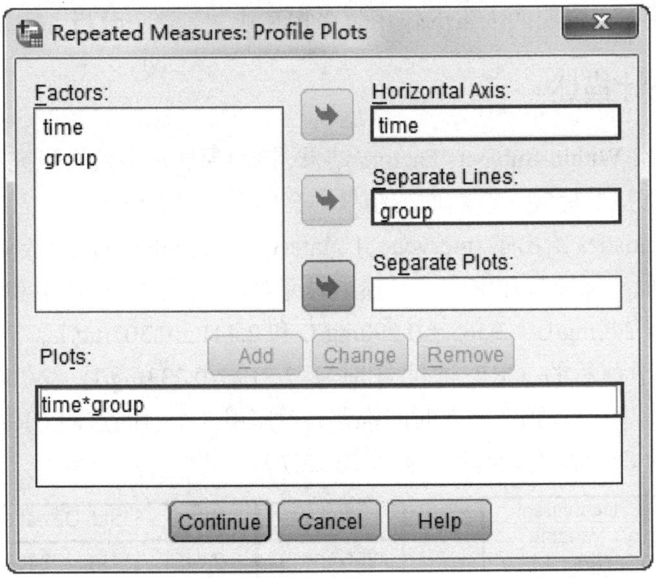

图 22.4　Repeated Measures：Profile Plots 对话框

　　点击 Options，在 Repeated Measures：Options 对话框中，将 group、time 和 group*time 选入 Display Means for 中，下方 Compare main effects 为勾选状态，在 Confidence interval adjustment 下选择 Bonferroni，在 Display 下方勾选 Descriptive statistics 和 Estimates of effect size，点击 Continue→OK（图 22.5 ）。

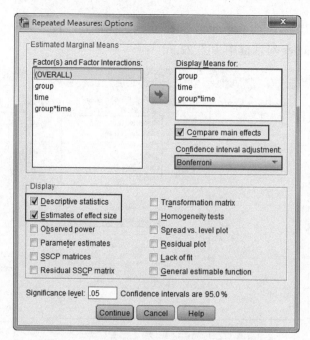

图 22.5　Repeated Measures：Options 对话框

22.4　结果解释

当存在交互作用时，单独分析主效应的意义不大，需要逐一分析各因素的单独效应；当不存在交互作用时，说明两因素的作用效果相互独立，逐一分析各因素的主效应即可。

22.4.1　统计描述

SPSS 首先给出 Within-Subjects Factors 结果，该结果提示了两个研究对象内因素 group 和 time 各个水平对应的标签，在后面的结果中会用到（图 22.6）。

Descriptive Statistics 给出了 intervene_1、intervene_2、intervene_3、control_1、control_2 和 control_3 的均值、标准差和例数。干预组研究对象干预前、干预中和干预后的 CRP 浓度分别为 2.713±0.240mg/L、2.563±0.290mg/L 和 2.441±0.303mg/L，对照组研究对象干预前、干预中和干预后的 CRP 浓度分别为 2.719±0.233mg/L、2.700±0.222mg/L 和 2.660±0.239mg/L。可以看到，随着时间推移，对照组 3 个时间点的 CRP 浓度相似，而干预组 3 个时间点的 CRP 浓度则有所下降（图 22.7）。

group	time	Dependent Variable
1	1	intervene_1
	2	intervene_2
	3	intervene_3
2	1	control_1
	2	control_2
	3	control_3

图 22.6　Within-Subjects Factors 结果

	Mean	Std. Deviation	N
intervene_1	2.7130	.24001	12
intervene_2	2.5632	.29020	12
intervene_3	2.4408	.30295	12
control_1	2.7185	.23346	12
control_2	2.6964	.22236	12
control_3	2.6595	.23888	12

图 22.7　Descriptive Statistics 结果

group*time 表中没有再出现 intervene_1、intervene_2、intervene_3、control_1、control_2 和 control_3 的变量名，而是给出了对应的 3 个时间点的标签。该表中给出了 intervene_1（group=1，time=1）、intervene_2（group=1，time=2）、intervene_3（group=1，time=3）、control_1（group=2，time=1）、control_2（group=2，time=2）和 control_3（group=2，time=3）的均值、标准误和均值的 95% 置信区间（图 22.8）。

group	time	Mean	Std. Error	95% Confidence Interval	
				Lower Bound	Upper Bound
1	1	2.713	.069	2.561	2.866
	2	2.563	.084	2.379	2.748
	3	2.441	.087	2.248	2.633
2	1	2.718	.067	2.570	2.867
	2	2.696	.064	2.555	2.838
	3	2.659	.069	2.508	2.811

图 22.8　group*time 结果

Estimated Marginal Means of MEASURE_1 给出了干预组（group1）和对照组（group2）3 个时间点 CRP 估计边际均值的折线图（图 22.9）。可以看到，干预组和对照组在开始时的 CRP 浓度相似，随着时间推移，干预组中研究对象的 CRP 浓度呈下降趋势，而对照组中研究对象的 CRP 浓度虽有下降趋势，但变化不大。从图 22.9 中看到，两条线不平行，提示两个研究对象内因素存在交互作用。

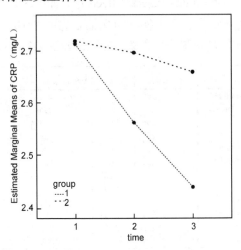

图 22.9　Estimated Marginal Means of MEASURE_1

22.4.2　检验假设 5：是否满足球形假设

在判断两个研究对象内因素是否存在交互作用前，需要先判断是否符合球形假设。在 Mauchly's Test of Sphericity 表中，给出了球形假设的检验结果。如果 $P<0.05$，则球形假设不满足；如果 $P>0.05$，则满足球形假设。本例中，交互项 group*ime 的 $\chi^2=0.492$，$P=0.782$，所以对于交互项，因变量满足球形假设。

当违背了球形假设条件时，需要进行 epsilon（ε）校正。如图 22.10 突出显示（灰色），

SPSS 共用了三种方法进行校正，分别为 Greenhouse-Geisser、Huynh-Feldt 和 Lower-bound。在实际应用中，建议使用 Greenhouse-Geisser 和 Huynh-Feldt 两种方法，这两种方法计算的 epsilon（ε）的值越低，说明违反球形假设的程度越大，当 epsilon（ε）=1 时，说明完美地服从了球形假设。有学者建议当 epsilon（ε）<0.75 时，使用 Greenhouse-Geisser 方法校正；epsilon（ε）>0.75 时，使用 Huynh-Feldt 方法校正。但实际上，两种校正方法的差别较小，当 epsilon（ε）>0.75 时，可以使用其中任何一种。

Mauchly's Test of Sphericity[a]

Measure:　MEASURE_1

Within Subjects Effect	Mauchly's W	Approx. Chi-Square	df	Sig.	Epsilon[b]		
					Greenhouse-Geisser	Huynh-Feldt	Lower-bound
group	1.000	.000	0	.	1.000	1.000	1.000
time	.633	4.574	2	.102	.731	.816	.500
group * time	.952	.492	2	.782	.954	1.000	.500

Tests the null hypothesis that the error covariance matrix of the orthonormalized transformed dependent variables is proportional to an identity matrix.

a. Design: Intercept
　Within Subjects Design: group + time + group * time.

b. May be used to adjust the degrees of freedom for the averaged tests of significance. Corrected tests are displayed in the Tests of Within-Subjects Effects table.

图 22.10　Mauchly's Test of Sphericity 结果

1. 满足球形假设的结果　上述交互项满足球形假设，下面需要看交互项对因变量的影响是否有统计学意义。在 Tests of Within-Subjects Effects 中，如果 $P>0.05$，则表示交互项无统计学意义（本例中，P 显示为 0.000，不代表 P 实际为 0，而是表示 $P<0.001$）。在 Sphericity Assumed 行，group 和 time 的交互作用具有统计学意义，$F(2, 22)=23.133$，$P<0.001$（图 22.11）。

Source		Type III Sum of Squares	df	Mean Square	F	Sig.	Partial Eta Squared
group	Sphericity Assumed	.255	1	.255	11.808	.006	.518
	Greenhouse-Geisser	.255	1.000	.255	11.808	.006	.518
	Huynh-Feldt	.255	1.000	.255	11.808	.006	.518
	Lower-bound	.255	1.000	.255	11.808	.006	.518
Error(group)	Sphericity Assumed	.238	11	.022			
	Greenhouse-Geisser	.238	11.000	.022			
	Huynh-Feldt	.238	11.000	.022			
	Lower-bound	.238	11.000	.022			
time	Sphericity Assumed	.329	2	.165	71.323	.000	.866
	Greenhouse-Geisser	.329	1.463	.225	71.323	.000	.866
	Huynh-Feldt	.329	1.631	.202	71.323	.000	.866
	Lower-bound	.329	1.000	.329	71.323	.000	.866
Error(time)	Sphericity Assumed	.051	22	.002			
	Greenhouse-Geisser	.051	16.093	.003			
	Huynh-Feldt	.051	17.942	.003			
	Lower-bound	.051	11.000	.005			
group * time	Sphericity Assumed	.138	2	.069	23.133	.000	.678
	Greenhouse-Geisser	.138	1.908	.072	23.133	.000	.678
	Huynh-Feldt	.138	2.000	.069	23.133	.000	.678
	Lower-bound	.138	1.000	.138	23.133	.001	.678
Error(group*time)	Sphericity Assumed	.066	22	.003			
	Greenhouse-Geisser	.066	20.993	.003			
	Huynh-Feldt	.066	22.000	.003			
	Lower-bound	.066	11.000	.006			

图 22.11　Tests of Within-Subjects Effects：Sphericity Assumed 结果

2. 不满足球形假设的结果 当不满足球形假设时，可以采用 Greenhouse-Geisser 方法进行校正。可见，交互项的自由度（df）由原来符合球形假设时的 2 变成了 1.908，误差项的自由度由原来的 22 变成了 20.993，均方（mean square）由原来的 0.069 变成了 0.072，group 和 time 的交互作用具有统计学意义，$F(1.908, 20.993)=23.133$，$P<0.001$（图 22.12）。

Source		Type III Sum of Squares	df	Mean Square	F	Sig.	Partial Eta Squared
group	Sphericity Assumed	.255	1	.255	11.808	.006	.518
	Greenhouse-Geisser	.255	1.000	.255	11.808	.006	.518
	Huynh-Feldt	.255	1.000	.255	11.808	.006	.518
	Lower-bound	.255	1.000	.255	11.808	.006	.518
Error(group)	Sphericity Assumed	.238	11	.022			
	Greenhouse-Geisser	.238	11.000	.022			
	Huynh-Feldt	.238	11.000	.022			
	Lower-bound	.238	11.000	.022			
time	Sphericity Assumed	.329	2	.165	71.323	.000	.866
	Greenhouse-Geisser	.329	1.463	.225	71.323	.000	.866
	Huynh-Feldt	.329	1.631	.202	71.323	.000	.866
	Lower-bound	.329	1.000	.329	71.323	.000	.866
Error(time)	Sphericity Assumed	.051	22	.002			
	Greenhouse-Geisser	.051	16.093	.003			
	Huynh-Feldt	.051	17.942	.003			
	Lower-bound	.051	11.000	.005			
group * time	Sphericity Assumed	.138	2	.069	23.133	.000	.678
	Greenhouse-Geisser	.138	1.908	.072	23.133	.000	.678
	Huynh-Feldt	.138	2.000	.069	23.133	.000	.678
	Lower-bound	.138	1.000	.138	23.133	.001	.678
Error(group*time)	Sphericity Assumed	.066	22	.003			
	Greenhouse-Geisser	.066	20.993	.003			
	Huynh-Feldt	.066	22.000	.003			
	Lower-bound	.066	11.000	.006			

图 22.12 Tests of Within-Subjects Effects：Greenhouse-Geisser 结果

22.4.3 交互作用存在时的分析步骤

当交互作用有意义时，单独分析主效应的意义不大，需要逐一分析不同时间干预组和对照组研究对象 CRP 浓度的差异，即各研究对象内因素的单独效应。

检验 group 的单独效应是指，在不同时间比较干预组和对照组研究对象 CRP 浓度的差异，需要 3 次单独的比较。研究对象内因素 time 有 3 个水平，所以需要做的 3 次比较分别为 intervene_1 与 control_1、intervene_2 与 control_2 和 intervene_3 与 control_3（图 22.13）。

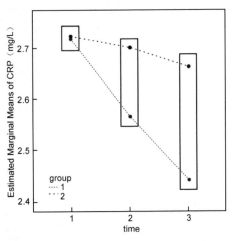

图 22.13 检验 treatment 的单独效应

1. SPSS 操作　在主界面点击 Analyze→General Linear Model→Repeated Measures，出现 Repeated Measures Define Factor（s）对话框。单击 time（3），点击 Remove 按钮，在 Number of Levels 中只剩 group（2）（图 22.14）。

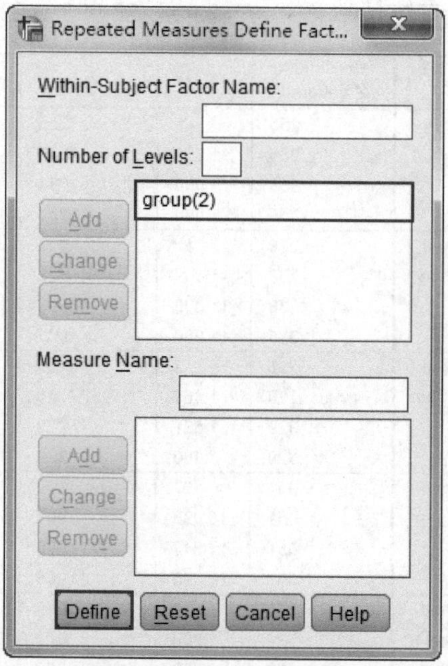

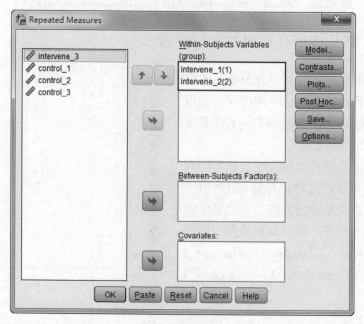

图 22.14　Repeated Measures Define Factor（s）对话框

点击 Define，出现下图 Repeated Measures 对话框。将 intervene_1（1）、intervene_1（2）选中（图 22.15），送回左侧框中，再将左侧 intervene_1 和 control_1 变量均选入右侧框中（图 22.16）。

图 22.15　Repeated Measures：取消 intervene_1（1）、intervene_2（2）的选择

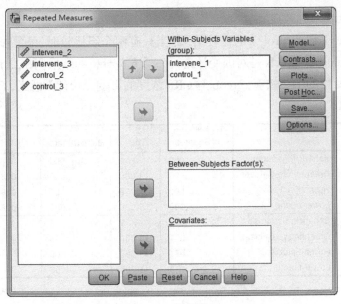

图 22.16　Repeated Measures：选择 intervene_1、control_1

点击 Options，出现 Repeated Measures：Options 对话框，去掉 Display 下方已勾选的 Descriptive statistics 和 Estimates of effect size，点击 Continue→OK（图 22.17）。

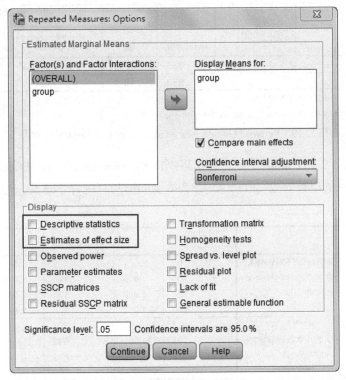

图 22.17　Options 中取消 Descriptive statistics 和 Estimates of effect size

第二个 group 的单独效应重复上述操作，将 intervene_2 和 control_2 选入右侧框中；第三个 group 的单独效应重复上述操作，将 intervene_3 和 control_3 选入右侧框中。

2. 检验 group 单独效应

（1）intervene_1 和 control_1 的比较结果：当只有两个组比较时，不需要检验球形假设。Tests of Within-Subjects Effects 是对因变量进行一元方差分析的结果。图 22.19 给出了研究开始时 group 对因变量的单独效应，group 对 CRP 浓度的影响无统计学意义，$F_{(1, 11)}=0.028$，$P=0.871$（图 22.18）。

Source		Type III Sum of Squares	df	Mean Square	F	Sig.
group	Sphericity Assumed	.000	1	.000	.028	.871
	Greenhouse-Geisser	.000	1.000	.000	.028	.871
	Huynh-Feldt	.000	1.000	.000	.028	.871
	Lower-bound	.000	1.000	.000	.028	.871
Error(group)	Sphericity Assumed	.071	11	.006		
	Greenhouse-Geisser	.071	11.000	.006		
	Huynh-Feldt	.071	11.000	.006		
	Lower-bound	.071	11.000	.006		

图 22.18　Tests of Within-Subjects Effects：intervene_1 vs. control_1 结果

然后在 Pairwise Comparisons 中查看 intervene_1 和 control_1 的两两比较结果，研究开始时干预组（group 1）研究对象的 CRP 浓度比对照组（group 2）的低 0.005（95%CI：−0.078～0.067）mg/L，但差异不具有统计学意义，$P=0.871$（图 22.19）。

(I) group	(J) group	Mean Difference (I-J)	Std. Error	Sig.[a]	95% Confidence Interval for Difference[a]	
					Lower Bound	Upper Bound
1	2	-.005	.033	.871	-.078	.067
2	1	.005	.033	.871	-.067	.078

Based on estimated marginal means.

a. Adjustment for multiple comparisons: Bonferroni.

图 22.19　Pairwise Comparisons：intervene_1 vs. control_1 结果

（2）intervene_2 和 control_2 的比较结果：Test of Within-Subjects Effects 给出了研究中期 group 对因变量的单独效应，group 对 CRP 浓度的影响有统计学意义，$F_{(1, 11)}=11.408$，$P=0.006$（图 22.20）。

Source		Type III Sum of Squares	df	Mean Square	F	Sig.
group	Sphericity Assumed	.106	1	.106	11.408	.006
	Greenhouse-Geisser	.106	1.000	.106	11.408	.006
	Huynh-Feldt	.106	1.000	.106	11.408	.006
	Lower-bound	.106	1.000	.106	11.408	.006
Error(group)	Sphericity Assumed	.103	11	.009		
	Greenhouse-Geisser	.103	11.000	.009		
	Huynh-Feldt	.103	11.000	.009		
	Lower-bound	.103	11.000	.009		

图 22.20　Tests of Within-Subjects Effects：intervene_2 vs. control_2 结果

在 Pairwise Comparisons 中查看 intervene_2 和 control_2 的两两比较结果，在研究中期时干预试验中研究对象的 CRP 浓度比对照试验的低 0.133（95%CI：-0.220～-0.046）mg/L，差异有统计学意义，$P=0.006$（图 22.21）。

(I) group	(J) group	Mean Difference (I-J)	Std. Error	Sig.^{b}	95% Confidence Interval for Difference^b	
					Lower Bound	Upper Bound
1	2	-.133*	.039	.006	-.220	-.046
2	1	.133*	.039	.006	.046	.220

Based on estimated marginal means.

*. The mean difference is significant at the .05 level.

b. Adjustment for multiple comparisons: Bonferroni.

图 22.21　Pairwise Comparisons：intervene_2 vs. control_2 结果

（3）intervene_3 和 control_3 的比较与上述相似，在此不做赘述。

有学者推荐在进行多个单独效应的比较时进行校正。常用的方法是对显著性水平进行 Bonferroni 校正：用现有的显著性水平除以比较的次数。本例中，group 的单独效应有 3 个，比较了 3 次，所以校正后的显著性水平 $\alpha=0.05\div3=0.0167$。

3. 检验 time 单独效应　相似地，检验 time 的单独效应是指在 group 的不同组中比较时间因素的差异。研究对象内因素 group 有两个水平，所以需要做两次比较。在不同组中检验 time 的单独效应相当于两组分别做单因素重复测量方差分析，即分别考察 intervene_1、intervene_2 与 intervene_3，以及 control_1、control_2 与 control_3。检验 time 的单独效应与上述检验 group 单独效应的 SPSS 操作相似，在此不做赘述，结果如图 22.22 所示。

（1）检验对照组 time 的单独效应：由于 time 的单独效应是比较 3 个水平，所以需要判断是否符合球形假设。如图 22.23 所示，$P=0.320$（＞0.05），所以满足球形假设。

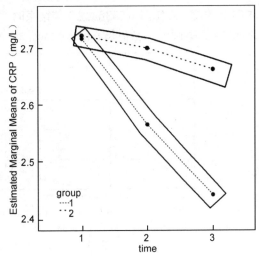

图 22.22　检验 time 的单独效应

Mauchly's Test of Sphericity^a

Measure:　MEASURE_1

Within Subjects Effect	Mauchly's W	Approx. Chi-Square	df	Sig.	Epsilon^b		
					Greenhouse-Geisser	Huynh-Feldt	Lower-bound
time	.796	2.277	2	.320	.831	.961	.500

Tests the null hypothesis that the error covariance matrix of the orthonormalized transformed dependent variables is proportional to an identity matrix.

a. Design: Intercept
　Within Subjects Design: time.

b. May be used to adjust the degrees of freedom for the averaged tests of significance. Corrected tests are displayed in the Tests of Within-Subjects Effects table.

图 22.23　Mauchly's Test of Sphericity：对照组 time

　　然后看 Test of Within-Subjects Effects 结果，该结果中给出了对照组 time 的单独效应，在对照组中时间因素对 CRP 浓度的影响有统计学意义，$F（2，22）=8.405$，$P=0.002$（图 22.24）。需要再进行 3 个时间点的两两比较。

Source		Type III Sum of Squares	df	Mean Square	F	Sig.
time	Sphericity Assumed	.021	2	.011	8.405	.002
	Greenhouse-Geisser	.021	1.662	.013	8.405	.004
	Huynh-Feldt	.021	1.921	.011	8.405	.002
	Lower-bound	.021	1.000	.021	8.405	.014
Error(time)	Sphericity Assumed	.028	22	.001		
	Greenhouse-Geisser	.028	18.278	.002		
	Huynh-Feldt	.028	21.132	.001		
	Lower-bound	.028	11.000	.003		

图 22.24　Test of Within-Subjects Effects：对照组 time

　　两两比较的结果中，对照组开始时 CRP 浓度（2.718 ± 0.233mg/L）与试验中 CRP 浓度（2.696 ± 0.222mg/L）的差异无统计学意义（$P=0.699$），差值为 0.022（95%CI：$-0.027\sim0.071$）mg/L；试验中 CRP 浓度（2.696 ± 0.222mg/L）与结束时 CRP 浓度（2.659 ± 0.239mg/L）的差异具有统计学意义（$P=0.043$），差值为 0.037（95%CI：$0.001\sim0.073$）mg/L。对照组开始时 CRP 浓度（2.718 ± 0.233mg/L）与结束时 CRP 浓度（2.659 ± 0.239mg/L）的差异具有统计学意义（$P=0.002$），差值为 0.059（95%CI：$0.023\sim0.095$）mg/L（图 22.25）。

(I) time	(J) time	Mean Difference (I-J)	Std. Error	Sig.[b]	95% Confidence Interval for Difference[b]	
					Lower Bound	Upper Bound
1	2	.022	.018	.699	-.027	.071
	3	.059[*]	.013	.002	.023	.095
2	1	-.022	.018	.699	-.071	.027
	3	.037[*]	.013	.043	.001	.073
3	1	-.059[*]	.013	.002	-.095	-.023
	2	-.037[*]	.013	.043	-.073	-.001

Based on estimated marginal means.

*. The mean difference is significant at the .05 level.

b. Adjustment for multiple comparisons: Bonferroni.

图 22.25　Pairwise Comparisons：对照组 time

　　（2）干预组 time 的单独效应：由于 time 的单独效应是比较 3 个水平，所以需要判断是否符合球形假设。如图 22.26 所示，$P=0.111$（>0.05），满足球形假设。

Mauchly's Test of Sphericity[a]

Measure:　MEASURE_1

Within Subjects Effect	Mauchly's W	Approx. Chi-Square	df	Sig.	Epsilon[b]		
					Greenhouse-Geisser	Huynh-Feldt	Lower-bound
time	.645	4.390	2	.111	.738	.825	.500

Tests the null hypothesis that the error covariance matrix of the orthonormalized transformed dependent variables is proportional to an identity matrix.

a. Design: Intercept .
　Within Subjects Design: time .

b. May be used to adjust the degrees of freedom for the averaged tests of significance. Corrected tests are displayed in the Tests of Within-Subjects Effects table.

图 22.26　Mauchly's Test of Sphericity：干预组 time

然后看 Test of Within-Subjects Effects 结果，该结果显示出了干预组 time 的单独效应，在干预组中时间因素对 CRP 浓度的影响有统计学意义，$F_{(2, 22)}=55.403$，$P<0.001$（图 22.27）。

Source		Type III Sum of Squares	df	Mean Square	F	Sig.
time	Sphericity Assumed	.446	2	.223	55.403	.000
	Greenhouse-Geisser	.446	1.476	.302	55.403	.000
	Huynh-Feldt	.446	1.649	.270	55.403	.000
	Lower-bound	.446	1.000	.446	55.403	.000
Error(time)	Sphericity Assumed	.089	22	.004		
	Greenhouse-Geisser	.089	16.232	.005		
	Huynh-Feldt	.089	18.142	.005		
	Lower-bound	.089	11.000	.008		

图 22.27　Test of Within-Subjects Effects：干预组 time

两两比较的结果中，干预组开始时 CRP 浓度（2.713±0.240mg/L）与试验中 CRP 浓度（2.563±0.290mg/L）的差异具有统计学意义（$P<0.001$），差值为 0.150（95%CI：0.098~0.202）mg/L；研究中 CRP 浓度（2.563±0.290mg/L）与结束时 CRP 浓度（2.441±0.303mg/L）的差异具有统计学意义（$P<0.001$），差值为 0.122（95%CI：0.051~0.194）mg/L。干预组开始时 CRP 浓度（2.713±0.240mg/L）与结束时 CRP 浓度（2.441±0.303mg/L）的差异具有统计学意义（$P<0.001$），差值为 0.272（95%CI：0.182~0.363）mg/L（图 22.28）。

(I) time	(J) time	Mean Difference (I-J)	Std. Error	Sig.[b]	95% Confidence Interval for Difference[b]	
					Lower Bound	Upper Bound
1	2	.150[*]	.018	.000	.098	.202
	3	.272[*]	.032	.000	.182	.363
2	1	-.150[*]	.018	.000	-.202	-.098
	3	.122[*]	.025	.002	.051	.194
3	1	-.272[*]	.032	.000	-.363	-.182
	2	-.122[*]	.025	.002	-.194	-.051

Based on estimated marginal means.

*. The mean difference is significant at the .05 level.

b. Adjustment for multiple comparisons: Bonferroni.

图 22.28　Pairwise Comparisons：干预组 time

22.4.4　交互作用不存在时的分析步骤

假设交互作用不存在，需要解读两个研究对象内因素（group 和 time）的主效应。如果存在大于两水平的研究对象内因素的主效应，需要后续进行两两比较。

1. group 的主效应　由于 group 只有两个水平（干预与对照），不需要检验是否符合球形假设。Test of Within-Subjects Effects 给出了 group 的主效应结果。检验 group 的主效应意味着不考虑时间点时，检验 CRP 的浓度是否有差异。在 Test of Within-Subjects Effects 中，group 对 CRP 浓度的主效应具有统计学意义，$F_{(1, 11)}=11.808$，$P=0.006$（图 22.29）。

Source		Type III Sum of Squares	df	Mean Square	F	Sig.	Partial Eta Squared
group	Sphericity Assumed	.255	1	.255	11.808	.006	.518
	Greenhouse-Geisser	.255	1.000	.255	11.808	.006	.518
	Huynh-Feldt	.255	1.000	.255	11.808	.006	.518
	Lower-bound	.255	1.000	.255	11.808	.006	.518
Error(group)	Sphericity Assumed	.238	11	.022			
	Greenhouse-Geisser	.238	11.000	.022			
	Huynh-Feldt	.238	11.000	.022			
	Lower-bound	.238	11.000	.022			
time	Sphericity Assumed	.329	2	.165	71.323	.000	.866
	Greenhouse-Geisser	.329	1.463	.225	71.323	.000	.866
	Huynh-Feldt	.329	1.631	.202	71.323	.000	.866
	Lower-bound	.329	1.000	.329	71.323	.000	.866
Error(time)	Sphericity Assumed	.051	22	.002			
	Greenhouse-Geisser	.051	16.093	.003			
	Huynh-Feldt	.051	17.942	.003			
	Lower-bound	.051	11.000	.005			
group * time	Sphericity Assumed	.138	2	.069	23.133	.000	.678
	Greenhouse-Geisser	.138	1.908	.072	23.133	.000	.678
	Huynh-Feldt	.138	2.000	.069	23.133	.000	.678
	Lower-bound	.138	1.000	.138	23.133	.001	.678
Error(group*time)	Sphericity Assumed	.066	22	.003			
	Greenhouse-Geisser	.066	20.993	.003			
	Huynh-Feldt	.066	22.000	.003			
	Lower-bound	.066	11.000	.006			

图 22.29　Test of Within-Subjects Effects：group 主效应

Pairwise Comparisons 结果中，干预组研究对象的 CRP 浓度比对照组的 CRP 浓度低0.119（95%CI：−0.195～−0.043）mg/L，差异有统计学意义，$P=0.006$（图 22.30）。

(I) group	(J) group	Mean Difference (I-J)	Std. Error	Sig.[b]	95% Confidence Interval for Difference[b]	
					Lower Bound	Upper Bound
1	2	-.119[*]	.035	.006	-.195	-.043
2	1	.119[*]	.035	.006	.043	.195

Based on estimated marginal means.

*. The mean difference is significant at the .05 level.

b. Adjustment for multiple comparisons: Bonferroni.

图 22.30　Pairwise Comparisons：group 主效应

2. time 的主效应　由于 time 的主效应是比较 3 个水平，所以需要判断是否符合球形假设。如图 22.31 所示，$P=0.102$，所以满足球形假设。

Test of Within Subjects Effects 给出了 time 主效应，时间因素对 CRP 浓度的影响具有统计学意义，$F(2, 22)=71.323$，$P<0.001$。由于时间因素对 CRP 浓度的影响具有统计学意义，所以需要进行 3 个时间点的两两比较（图 22.32）。

Mauchly's Test of Sphericity[a]

Measure: MEASURE_1

Within Subjects Effect	Mauchly's W	Approx. Chi-Square	df	Sig.	Epsilon[b]		
					Greenhouse-Geisser	Huynh-Feldt	Lower-bound
group	1.000	.000	0	.	1.000	1.000	1.000
time	.633	4.574	2	.102	.731	.816	.500
group * time	.952	.492	2	.782	.954	1.000	.500

Tests the null hypothesis that the error covariance matrix of the orthonormalized transformed dependent variables is proportional to an identity matrix.

a. Design: Intercept
   Within Subjects Design: group + time + group * time.

b. May be used to adjust the degrees of freedom for the averaged tests of significance. Corrected tests are displayed in the Tests of Within-Subjects Effects table.

图 22.31　Mauchly's Test of Sphericity：time 主效应

Source		Type III Sum of Squares	df	Mean Square	F	Sig.	Partial Eta Squared
group	Sphericity Assumed	.255	1	.255	11.808	.006	.518
	Greenhouse-Geisser	.255	1.000	.255	11.808	.006	.518
	Huynh-Feldt	.255	1.000	.255	11.808	.006	.518
	Lower-bound	.255	1.000	.255	11.808	.006	.518
Error(group)	Sphericity Assumed	.238	11	.022			
	Greenhouse-Geisser	.238	11.000	.022			
	Huynh-Feldt	.238	11.000	.022			
	Lower-bound	.238	11.000	.022			
time	Sphericity Assumed	.329	2	.165	71.323	.000	.866
	Greenhouse-Geisser	.329	1.463	.225	71.323	.000	.866
	Huynh-Feldt	.329	1.631	.202	71.323	.000	.866
	Lower-bound	.329	1.000	.329	71.323	.000	.866
Error(time)	Sphericity Assumed	.051	22	.002			
	Greenhouse-Geisser	.051	16.093	.003			
	Huynh-Feldt	.051	17.942	.003			
	Lower-bound	.051	11.000	.005			
group * time	Sphericity Assumed	.138	2	.069	23.133	.000	.678
	Greenhouse-Geisser	.138	1.908	.072	23.133	.000	.678
	Huynh-Feldt	.138	2.000	.069	23.133	.000	.678
	Lower-bound	.138	1.000	.138	23.133	.001	.678
Error(group*time)	Sphericity Assumed	.066	22	.003			
	Greenhouse-Geisser	.066	20.993	.003			
	Huynh-Feldt	.066	22.000	.003			
	Lower-bound	.066	11.000	.006			

图 22.32　Test of Within-Subjects Effects：time 主效应

两两比较的结果显示，试验开始时 CRP 浓度与试验中 CRP 浓度的差异有统计学意义（$P<0.001$），差值为 0.086（95%CI：0.059～0.113）mg/L，试验中 CRP 浓度与试验结束时 CRP 浓度的差异有统计学意义（$P<0.001$），差值为 0.080（95%CI：0.041～0.118）mg/L，试验开始时 CRP 浓度与试验结束时 CRP 浓度的差异有统计学意义（$P<0.001$），差值为 0.166（95%CI：0.117～0.214）mg/L（图 22.33）。

(I) time	(J) time	Mean Difference (I-J)	Std. Error	Sig.b	95% Confidence Interval for Difference b	
					Lower Bound	Upper Bound
1	2	.086*	.010	.000	.059	.113
	3	.166*	.017	.000	.117	.214
2	1	-.086*	.010	.000	-.113	-.059
	3	.080*	.014	.000	.041	.118
3	1	-.166*	.017	.000	-.214	-.117
	2	-.080*	.014	.000	-.118	-.041

Based on estimated marginal means.

*. The mean difference is significant at the .05 level.

b. Adjustment for multiple comparisons: Bonferroni.

图 22.33　Pairwise Comparisons：time 主效应

22.5　撰写结论

1. 两研究对象内因素间存在交互作用　采用两因素重复测量方差分析方法，判断不同干预措施随着时间的变化对研究对象 CRP 浓度的影响。经箱线图判断，数据无异常值；经 Shapiro-Wilk 检验，各组数据服从正态分布（$P > 0.05$）。经 Mauchly's 球形假设检验，对于交互项 group*time，因变量的方差协方差矩阵相等（$P > 0.05$）。

数据以均数±标准差的形式表示。group 和 time 的交互作用对 CRP 浓度的影响有统计学意义，$F_{(2, 22)} = 23.133$，$P < 0.001$。因此，对两个研究对象内因素 group 和 time 进行单独效应的检验。

研究开始时，对照组（2.718±0.233mg/L）与干预组（2.713±0.240mg/L）研究对象 CRP 浓度的差异无统计学意义，$F_{(1, 11)} = 0.028$，$P = 0.871$。在研究中期，对照组（2.696±0.222mg/L）与干预组（2.563±0.290mg/L）研究对象 CRP 浓度的差异有统计学意义，差值为 -0.133（95%CI：-0.220～-0.046）mg/L，$F_{(1, 11)} = 11.408$，$P = 0.006$。研究结束时，对照组（2.659±0.239mg/L）与干预组（2.441±0.303mg/L）研究对象 CRP 浓度的差异也有统计学意义，差值为 -0.219（95%CI：-0.316～-0.121）mg/L，$F_{(1, 11)} = 24.270$，$P < 0.001$。

在对照组中，对于研究对象内因素 time，因变量符合球形假设（$P = 0.320$）。时间因素对 CRP 浓度的影响有统计学意义，$F_{(2, 22)} = 8.405$，$P = 0.002$。对照组开始时 CRP 浓度（2.718±0.233mg/L）与试验中 CRP 浓度（2.696±0.222mg/L）的差异无统计学意义（$P = 0.699$），差值为 0.022（95%CI：-0.027～0.071）mg/L；试验中 CRP 浓度（2.696±0.222mg/L）与结束时 CRP 浓度（2.659±0.239mg/L）的差异具有统计学意义（$P = 0.043$），差值为 0.037（95%CI：0.001～0.073）mg/L。对照组开始时 CRP 浓度（2.718±0.233mg/L）与结束时 CRP 浓度（2.659±0.239mg/L）的差异具有统计学意义（$P = 0.002$），差值为 0.059（95%CI：0.023～0.095）mg/L。

在干预组中，对于研究对象内因素 time，因变量符合球形假设（$P = 0.111$），时间因素对 CRP 浓度的单独效应有统计学意义，$F_{(2, 22)} = 55.403$，$P < 0.001$。干预组开始时 CRP 浓度（2.71±0.24mg/L）与试验中 CRP 浓度（2.563±0.290mg/L）的差异具有统

计学意义（$P<0.001$），差值为 0.150（95%CI：0.098～0.202）mg/L；试验中 CRP 浓度（2.563 ± 0.290mg/L）与结束时 CRP 浓度（2.441 ± 0.303mg/L）的差异具有统计学意义（$P<0.001$），差值为 0.122（95%CI：0.051～0.194）mg/L。干预组开始时 CRP 浓度（2.713 ± 0.240mg/L）与结束时 CRP 浓度（2.441 ± 0.303mg/L）的差异具有统计学意义（$P<0.001$），差值为 0.272（95%CI：0.182～0.363）mg/L。

2. **两研究对象内因素间不存在交互作用**　采用两因素重复测量方差分析方法，判断不同干预措施随着时间的变化对研究对象 CRP 浓度的影响。经箱线图判断，数据无异常值；经 Shapiro-Wilk 检验，各组数据服从正态分布（$P>0.05$）。经 Mauchly 球形假设检验，对于交互项 group*time，因变量的方差协方差矩阵相等（$P>0.05$）。

数据以均数±标准差的形式表示。group 和 time 的交互作用对 CRP 浓度的影响无统计学意义，因此，需要解读两个研究对象内因素（group 和 time）的主效应。如果存在大于两水平的研究对象内因素的主效应，需要后续进行两两比较。

group 对 CRP 浓度的主效应具有统计学意义，$F(1,11)=11.808$，$P=0.006$。干预组研究对象 CRP 浓度比对照组 CRP 浓度低 0.119（95%CI：–0.195～–0.043）mg/L，差异有统计学意义，$P=0.006$。

时间因素对 CRP 浓度的影响有统计学意义，$F(2,22)=71.323$，$P<0.001$。因时间因素有 3 个水平，故进行两两比较。试验开始时 CRP 浓度与试验中 CRP 浓度的差异有统计学意义（$P<0.001$），差值为 0.086（95%CI：0.059～0.113）mg/L，试验中 CRP 浓度与试验结束时 CRP 浓度的差异有统计学意义（$P<0.001$），差值为 0.080（95%CI：0.041～0.118）mg/L，试验开始时 CRP 浓度与试验结束时 CRP 浓度的差异有统计学意义（$P<0.001$），差值为 0.166（95%CI：0.117～0.214）mg/L。

第23章 Pearson 相关分析

23.1 问题与数据

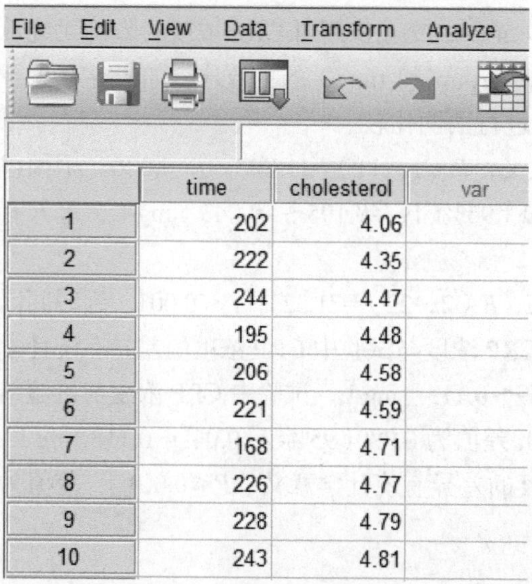

	time	cholesterol	var
1	202	4.06	
2	222	4.35	
3	244	4.47	
4	195	4.48	
5	206	4.58	
6	221	4.59	
7	168	4.71	
8	226	4.77	
9	228	4.79	
10	243	4.81	

图 23.1 Pearson 相关分析示例的部分数据

某研究者猜测 45~65 岁健康男性中，久坐时间较长者，血液中的胆固醇浓度要高一些。因此拟开展一项研究，探讨胆固醇浓度（mmol/L）与久坐时间（分钟/天）是否有关。研究者收集了研究对象每天久坐时间（变量 time）和胆固醇浓度（变量 cholesterol）。部分数据见图 23.1。

23.2 对问题的分析

研究者拟观察两个连续变量之间的相关性，可以使用 Pearson 相关分析。使用 Pearson 相关分析时，需要考虑 5 项假设。

假设 1：两个变量都是连续变量。

假设 2：两个连续变量应当是配对的，即来源于同一个个体。

假设 3：两个连续变量之间存在线性关系（通常做散点图检验该假设）。

假设 4：两个变量均没有明显的异常值（Pearson 相关系数易受异常值影响）。

假设 5：两个变量符合双变量正态分布。

假设 1 和假设 2 与研究设计有关。经分析，本研究数据符合假设 1 和假设 2。那么，如何考虑和处理假设 3~5 呢？

23.3 SPSS 操作

23.3.1 检验假设 3：两个连续变量之间存在线性关系

Pearson 相关分析要求两个变量之间存在线性关系。本研究假设久坐时间（time）和胆固醇浓度（cholesterol）之间存在线性关系。要确定是否存在线性关系，研究者需要查看两个变量关系的散点图。如果散点图大致呈一条直线，说明有线性关系。但是，如果不是一条直线（如为一条曲线）则没有线性关系。散点图 23.2 给出了线性和非线性关系的例子。

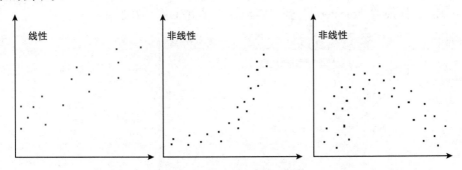

图 23.2　两个变量关系的散点图

　　计算 Pearson 相关系数时，最好有类似于上述第一个散点图的线性关系。如果两变量间不存在线性关系，下面还会介绍如何应对这种非线性关系并计算 Pearson 相关系数。

　　以下先说明如何在 SPSS 中生成散点图，检验线性关系。

　　在主界面点击 Graphs→Chart Builder，在 Chart Builder 对话框下，选择 Gallery→Choose from→Scatter/Dot。选择 Scatter/Dot 后，在中下部呈现 8 种图形。选择 "Simple Scatter"，并拖拽到主对话框中（图 23.3）。

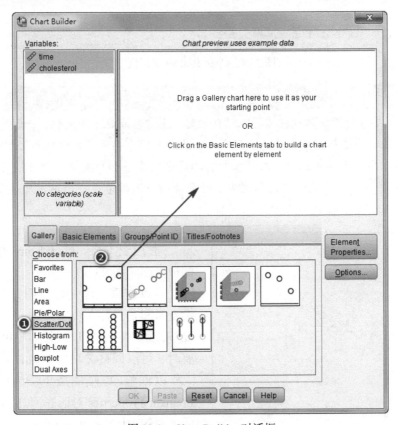

图 23.3　Chart Builder 对话框

预览区中显示简单散点图，在 X 和 Y 轴边还显示"X-Axis"和"Y-Axis"框，Chart Builder 对话框右侧出现了新的对话框 Element Properties。从 Variables 中，拖拽 "time" 到预览区的 "X-Axis"，拖拽 "cholesterol" 到 "Y-Axis"，点击 OK（图 23.4）。

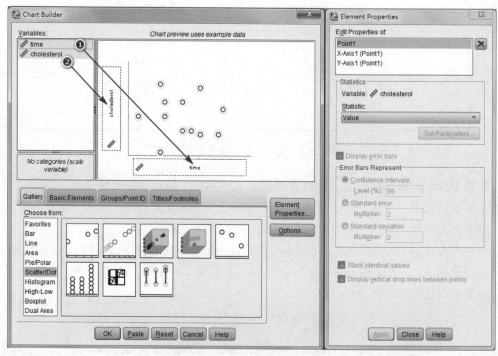

图 23.4　Chart Builder 对话框

扩 展 阅 读

注意 1：尽管将变量依次拖拽进入预览区时，图中散点在不断变化，但预览区的图并不是真实地展示两连续变量的关系。只有生成散点图后才能观察到这两个变量间的关系。

注意 2：尽管计算 Pearson 相关系数时不区分因变量和自变量，但作图时仍习惯性区分 X 轴和 Y 轴。本例假设中是研究久坐时间影响胆固醇浓度，而不是反过来。因此，久坐时间选入 X 轴，胆固醇浓度选入 Y 轴。

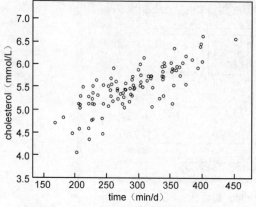

图 23.5　久坐时间和胆固醇浓度的散点图

通过上述步骤，可得到 time 和 cholesterol 的散点图（图 23.5）。

可以查看上面的散点图并判断两个连续变量间是否存在线性关系。但是，有些情况下，线性关系难以判断，需要更加谨慎（必要时，可以调整 X 轴和 Y 轴的刻度）。

以调整 X 轴的最小值为例：①点击 Element Properties 对话框（Chart Builder 对话框右侧）中 Edit Properties of 下的 "X-Axis 1（Point1）"；②不勾选 Scale Range 下的

Minimum 选项，此时 Custom 框中高亮显示并赋值为 0；③输入设定的值，点击 Apply 以确认修改（图 23.6）。

修改其他刻度值及修改 Y 轴刻度的方法同上。

本例中，久坐时间与胆固醇浓度间存在正向的线性关系，即随着 time 增加，cholesterol 值也在增加。研究者在处理自己的数据时也可能观察到负向的相关关系，即随着一个变量值的增加，另一个变量值降低；也可能观察到散点图中的线性关系比本例中的更陡或者更缓，但重点始终是判断两个连续变量间是否存在线性关系。

如果两个连续变量间不存在线性关系，则有以下两种处理方法：①对一个或者两个变量数据转换后判断线性关系；②计算不要求线性关系的系数，如 Spearman 秩相关系数。

如果两个连续变量间不存在线性关系，首先需要判断这种非线性关系是否单调。单调关系包含以下两种任意一种情况：①一个变量值增加，另一个变量值随之增加；②一个变量值增加，另一个变量值随之降低。单调关系和非单调关系展示见图 23.7。

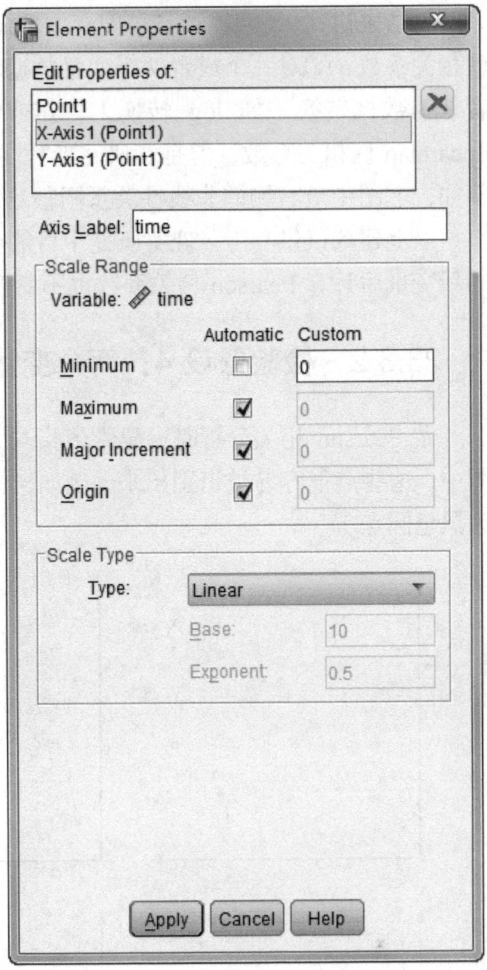

Spearman 秩相关要求两个变量间存在单调关系，因此判断两变量间的单调关系十分重要。如果符合单调关系，则可以计算 Spearman 秩相关系数，代替 Pearson 相关系数。如果不符合单调关系，则不能计算 Spearman 秩相关系数，除非对一个或者两个变量数据转换后得到单调关系（严格来讲是做非线性模型，但很少有人这样做）。

图 23.6　Element Properties 对话框

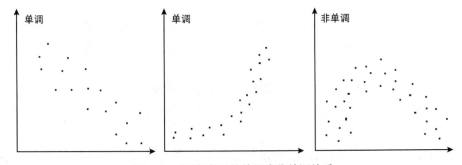

图 23.7　两个变量的单调或非单调关系

　　总结来讲,如果两连续变量间存在单调关系,研究者可以做两种选择:①计算 Spearman 秩相关系数;②对一个或者两个变量数据转换后将非线性关系转变为线性关系。如果研究者认为数据转换(如 log 转换)较难或者转换后变量没有实际意义,则应该选择计算 Spearman 秩相关系数。但是,研究者需注意不是所有的非线性关系都能转变为线性关系。例如,上图中最右侧的非线性关系图很难通过数据转换变成线性关系。

　　以上建议仅供参考。现实研究中可能会有一些研究者宁愿将自己的变量转换为无意义的新变量后计算 Pearson 相关系数也不愿意计算 Spearman 秩相关系数。

23.3.2　检验假设 4:两个变量均没有明显的异常值

　　做 Pearson 相关分析时,异常值指与大部分数据分布不同的点。检验线性假设的散点图中,这些点很容易被识别出来。例如,图 23.8 中的 6 个散点图显示了 6 种异常值(图中为黑色圆点)。

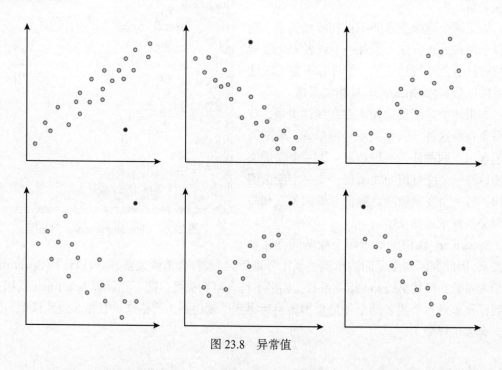

图 23.8　异常值

　　Pearson 相关系数易受异常值的影响而被低估。因此,识别数据库中的异常值十分重要。对两个连续变量作散点图即可识别异常值。通过对散点图 23.5 的观察可以发现本研究中没有异常值。

　　如果发现存在异常值,首先应当考虑数据是否存在录入错误。如果存在,应修改为正确值。因为新数值仍可能是异常值或者导致其他观测成为异常值,所以需要重新作散点图。

　　其次如果不存在录入错误,还应该考虑测量错误(如仪器故障或者超出仪器测量范围)。如果存在,通常需要剔除这些观测。如果研究者确认异常值超出仪器测量范围并且知道测量错误的方向，可以将异常值替换为测量范围的上限值。例如，用测量范围为 0～100℃的温度计测量，显示温度在 100℃以上，此时即使明知真实温度高于 100℃，但在 SPSS 中只能输入 100℃，这比不输入任何值要好。注意，如果对数据进行了任何修改，都应该重新作散点图并在结果中报告这些修改。但是，很多测量错误是无法修改的。

如果异常值不是由录入或者测量错误导致，这些异常值可能代表了真实的数据情况。尽管这些数据并不符合统计预期，但也没有理由删除，因此这种情况最难处理。目前，对这种情况的处理方法还没有统一标准。以下介绍一些主流观点，研究者可以根据实际情况选择合适的方法，也可以咨询相关专业人员。

1. 保留异常值　如果保留异常值，可以有两个选择：①将相应变量做数据转换；②分析时纳入异常值，但在报告结果时需要报告异常值。研究者可以分别计算保留和剔除异常值后的 Pearson 相关系数，如果没有明显差别则保留异常值。数据转换对异常值的影响较大，使异常值不会再被识别出来。但研究者需要注意数据转换会影响正态性和线性，所以在数据转换后注意先检查这两个要求。此外，如果进行数据转换，需要重新判断所有假设。

2. 剔除异常值　研究者也可以剔除异常值，同样也要在结果报告中说明。此时，可以备注如果不剔除，会因为一个或者少量的异常观测导致分析结果不理想。毕竟研究者的目的是将研究结果推广至更大范围的人群中。如果剔除异常值，研究者需要说明剔除原因以及剔除对结果产生的影响，以便消除读者对这个结果的疑虑。

出现异常值时，研究者还应该注意研究的排除标准是否合适。假设本例中的异常值是胆固醇浓度为 7.98mmol/L 的观测，这个浓度提示有发生冠心脏病的风险。尽管本研究是一个横断面研究，但研究者仍然不希望纳入有潜在临床并发症或者有心脏病高危风险的个体。该个体的胆固醇浓度过高，并不能代表本研究的目标推广人群，因此应该排除该异常值。

23.3.3　检验假设 5：两个变量符合双变量正态分布

检验 Pearson 相关系数的统计学意义时，要求双变量正态分布，但双变量正态分布难以评估。双变量正态分布的特性：若双变量正态分布存在则两个连续变量必然符合正态分布；但是两个连续变量符合正态分布未必代表双变量正态分布，但能够在一定程度上保证双变量正态分布。因此，实际情况中，研究者可以分别检验两个连续变量的正态性，这样就能够在一定程度上保证双变量正态分布方法。

检验方法如下：

在主界面点击 Analyze→Descriptive Statistics→ Explore，弹出 Explore 对话框。在对话框中将变量 time 和 cholesterol 放入 Dependent List 栏（图 23.9）。

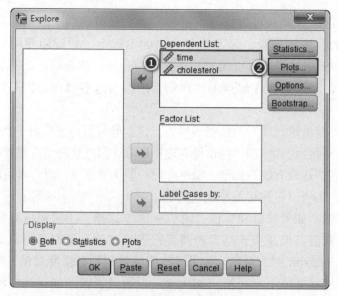

图 23.9　正态性检验 Explore 对话框操作

点击 Plots，选择 Boxplots 栏的 None，去掉 Descriptive 栏的 Stem-and-leaf，并勾选 Normality Plots with tests，点击 Continue→OK（图 23.10）。

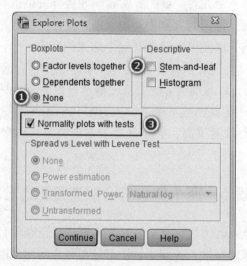

图 23.10　Explore：Plots 对话框操作

正态性可以使用 Shapiro-Wilk 检验来判断。SPSS 输出的 Shapiro-Wilk 检验结果见图 23.11。

	Kolmogorov-Smirnov[a]			Shapiro-Wilk		
	Statistic	df	Sig.	Statistic	df	Sig.
time	.071	100	.200[*]	.983	100	.209
cholesterol	.061	100	.200[*]	.986	100	.378

*. This is a lower bound of the true significance.

a. Lilliefors Significance Correction.

图 23.11　正态性检验结果

　　一般来说，如果数据接近正态分布，那么 Shapiro-Wilk 检验的 P 就大于 0.05；反之，如果数据并不接近正态分布，那么 Shapiro-Wilk 检验的 P 就小于 0.05。从结果可以看出，变量 time 和 cholesterol 的数据接近于正态分布（$P>0.05$）。

　　检验正态性后，如果两个变量符合正态分布，则可以计算 Pearson 相关系数。如果变量不符合正态分布，有三种选择：①对不符合正态分布的变量进行数据转换，生成新变量并对其检验这些假设；②采用非参检验，如计算 Spearman 相关系数；③由于 Pearson 相关系数对不符合正态分布的情况具有一定的抗性，因此仍可尝试计算 Pearson 相关系数。

23.3.4　Pearson 相关

　　在主界面点击 Analyze→Correlate→Bivariate，在 Bivariate Correlations（双变量相关）对话框中，将变量 time 和 cholesterol 选入 Variables 框中。一般 Bivariate Correlations 对话框中默认勾选 Correlation Coefficients 区域的 Pearson，研究者需再次确认。点击 Continue→OK（图 23.12）。

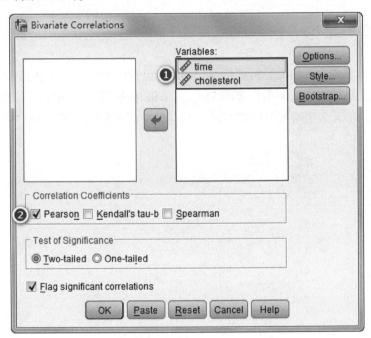

图 23.12　Bivariate Correlations 对话框操作

23.4　结果解释

　　Pearson 相关系数取值范围在[−1，+1]，负数代表负相关，正数代表正相关，0 则代表不存在相关关系。两连续变量间相关的强弱没有规定数值，相关系数越接近 0，相关关系越弱；越接近−1 或+1，相关关系越强。

　　本研究中，反映久坐时间（time）和胆固醇浓度（cholesterol）间相关关系强弱和方向的 Pearson 相关系数可从 Correlation 结果中获得（图 23.13）。Pearson 相关系数 $r=0.791$，$P<0.001$，说明久坐时间（time）和胆固醇浓度（cholesterol）存在正相关关系，即久坐时间长与高胆固醇浓度有关。

		time	cholesterol
time	Pearson Correlation	1	.791**
	Sig. (2-tailed)		.000
	N	100	100
cholesterol	Pearson Correlation	.791**	1
	Sig. (2-tailed)	.000	
	N	100	100

**. Correlation is significant at the 0.01 level (2-tailed).

图 23.13　Correlations 结果

本研究中 r 值为 0.791，说明两变量间存在中度的正相关关系。如果 r 值为 –0.791，说明存在中度的负相关关系。因此，结果表述可以是"在 45～65 岁男性中，每天久坐时间与胆固醇浓度间存在中度的正相关关系，$r=0.791$，$P<0.001$"。

23.5　撰写结论

本研究采用 Pearson 相关分析评价 45～65 岁男性中胆固醇浓度和每天久坐时间的关系。这两个变量间存在线性关系，根据 Shapiro-Wilk 检验符合正态分布（$P>0.05$），并且不存在异常值。每天久坐时间与胆固醇浓度间存在中度正相关关系，$r=0.791$，$P<0.001$。

第 24 章　Spearman 相关分析

24.1　问题与数据

某研究者拟探讨在 45～65 岁健康男性中胆固醇浓度与久坐时间是否有关，猜测：久坐时间较长者，血液中的胆固醇浓度要高一些。研究者收集了研究对象每天的久坐时间（变量 time）和胆固醇浓度（变量 cholesterol）。部分数据见图 24.1。

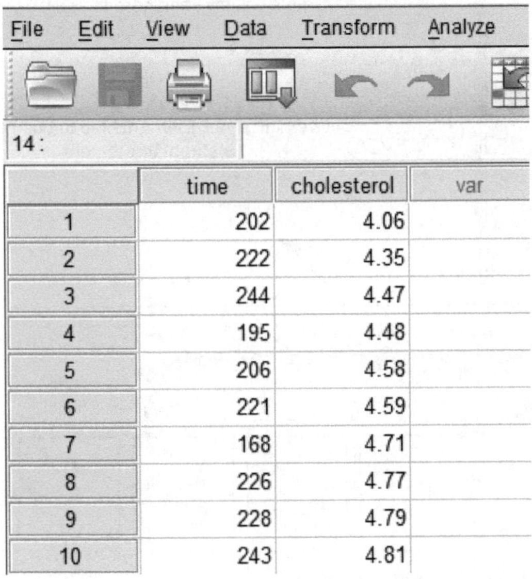

File	Edit	View	Data	Transform	Analyze

14:			
	time	cholesterol	var
1	202	4.06	
2	222	4.35	
3	244	4.47	
4	195	4.48	
5	206	4.58	
6	221	4.59	
7	168	4.71	
8	226	4.77	
9	228	4.79	
10	243	4.81	

图 24.1　Spearman 相关分析示例的部分数据

24.2　对问题的分析

研究者拟观察两个连续变量之间的相关性，可以使用 Spearman 相关（或 Pearson 相关）分析。Spearman 相关分析适用于判断两个非正态分布（或者有不能剔除的异常值）的连续变量之间的相关关系。当两个连续变量均符合正态分布时，建议优先选用 Pearson 相关分析。

使用 Spearman 相关分析时，需要考虑 2 项假设。

假设 1：观测变量是非正态分布（或者有不能剔除的异常值）的连续变量。

假设 2：变量之间存在单调关系。

经分析，本研究中胆固醇浓度与久坐时间都是非正态分布的连续变量（模拟数据，假设为非正态分布），符合假设 1。那么，如何考虑和处理假设 2 呢？

24.3 SPSS 操作

24.3.1 检验假设 2：变量之间存在单调关系

在主界面点击 Graphs→Chart Builder，在 Chart Builder 对话框下，选择 Gallery→Choose from→Scatter/Dot。选择 Scatter/Dot 后，在中下部呈现 8 种图形。选择"Simple Scatter"，并拖拽到主对话框中（图 24.2）。

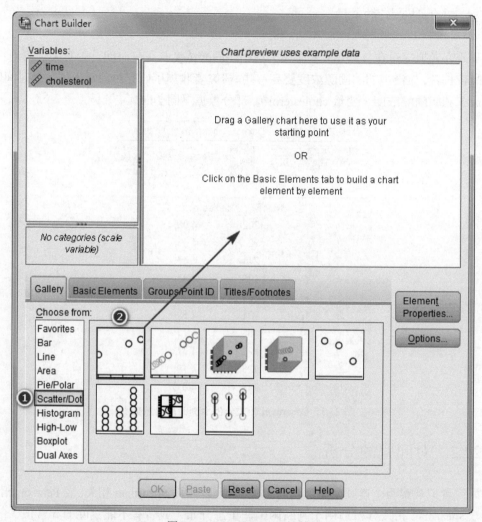

图 24.2 Chart Builder 对话框

预览区中显示简单散点图，在 X 和 Y 轴边还显示"X-Axis"和"Y-Axis"框，Chart Builder 对话框右侧出现了新的对话框 Element Properties。从 Variables 中，拖拽 time 到预览区的"X-Axis"，拖拽 cholesterol 到"Y-Axis"，点击 OK（图 24.3）。

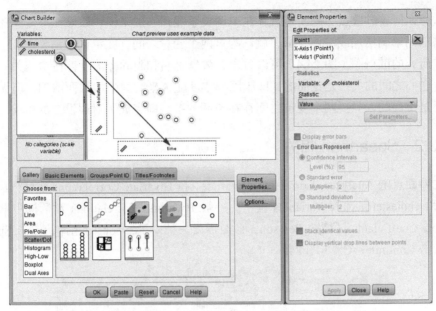

图 24.3　Chart Builder 对话框

　　通过上述步骤，可得到 time 和 cholesterol 的散点图（图 24.4）。

　　必要时，可以调整 X 轴和 Y 轴的刻度。以调整 X 轴的最小值为例：①点击 Element Properties 对话框（Chart Builder 对话框右侧）中 Edit Properties of 下的 "X-Axis 1（Point1）"；②不勾选 Scale Range 下的 Minimum 选项，此时 Custom 框中高亮显示并赋值为 0；③输入设定的值，点击 Apply 以确认修改（图 24.5）。

　　修改其他刻度值及修改 Y 轴刻度的方法同上。

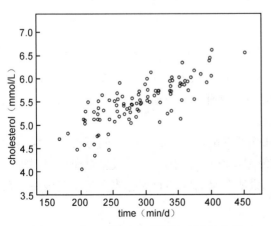

图 24.4　久坐时间和胆固醇浓度的散点图

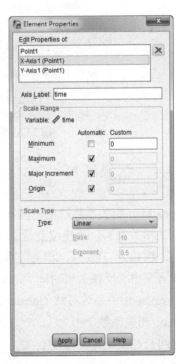

图 24.5　Element Properties 对话框

那么，如何通过散点图判断是否存在单调关系呢？一般来说，如果一个变量随另一个变量的增加而单调增加或单调下降，就认为这两个变量之间存在单调关系（图 23.7）。

从本研究的散点图（图 24.4）可以看出，久坐时间和胆固醇浓度存在单调关系。同时也提示，它们之间的关系是正向的，即胆固醇浓度随久坐时间的增加而增加。但无论是正向的，还是负向的，只要两个变量之间存在单调关系，即完成了对假设 2 的检验。

24.3.2　Spearman 相关

在主界面点击 Analyze→Correlate→Bivariate，在 Bivariate Correlations 对话框中，将变量 time 和 cholesterol 选入 Variables 框中。一般 Bivariate Correlations 对话框中默认勾选 Correlation Coefficients 区域的 Pearson，此时需要去掉对 Pearson 的选择，点击 Spearman 选项。点击 Continue→OK（图 24.6）。

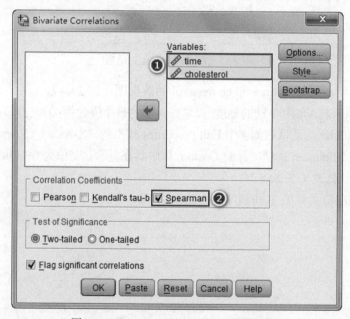

图 24.6　Bivariate Correlations 对话框操作

24.4　结果解释

Spearman 相关系数取值范围在[−1，+1]，负数代表负相关，正数代表正相关，0 则代表不存在相关关系。两连续变量间相关的强弱没有规定数值，相关系数越接近 0，相关关系越弱；越接近−1 或+1，相关关系越强。

本研究中，反映久坐时间（time）和胆固醇浓度（cholesterol）间相关关系强弱和方向的 Spearman 相关系数可从 Correlations 结果中获得（图 24.7）。久坐时间与胆固醇浓度的 Spearman 相关系数 $r=0.793$，$P<0.001$，说明久坐时间和胆固醇浓度存在正相关关系，即久坐时间长与高胆固醇浓度有关。

			time	cholesterol
Spearman's rho	time	Correlation Coefficient	1.000	.793**
		Sig. (2-tailed)	.	.000
		N	100	100
	cholesterol	Correlation Coefficient	.793**	1.000
		Sig. (2-tailed)	.000	.
		N	100	100

**. Correlation is significant at the 0.01 level (2-tailed).

图 24.7　Correlations 结果

24.5　撰写结论

本研究采用 Spearman 相关分析判断久坐时间与胆固醇浓度的关系。通过绘制散点图，直观判断两者之间存在单调关系。结果显示，久坐时间与胆固醇浓度之间存在相关关系，$r=0.793$，$P<0.001$。

第 25 章 Kendall's tau-b 相关分析

25.1 问题与数据

某研究者开展了一项关于学历和收入水平的调查研究。研究者收集了研究对象的学历，变量名为 education，分为 4 组（1-初中及以下，2-高中，3-本科，4-研究生及以上），同时也调查了研究对象的收入情况，变量名为 income，分为 3 组（1-低收入，2-中等收入，3-高收入）。研究者拟探讨两个有序分类变量 education 和 income 之间是否存在相关性以及相关的方向。部分数据见图 25.1。

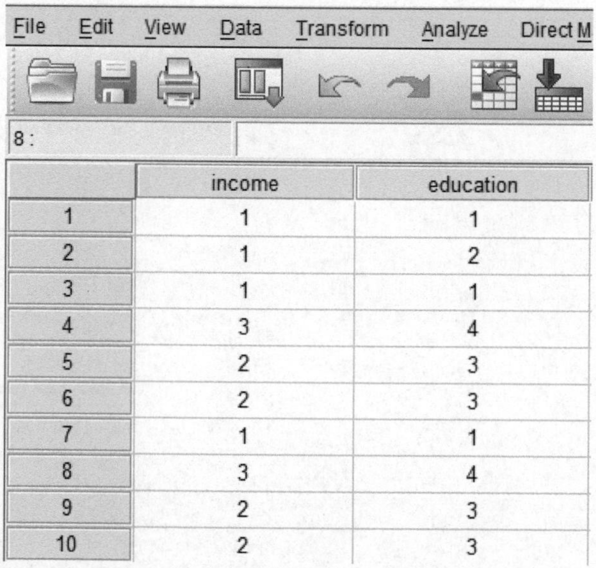

	income	education
1	1	1
2	1	2
3	1	1
4	3	4
5	2	3
6	2	3
7	1	1
8	3	4
9	2	3
10	2	3

图 25.1 Kendall's tau-b 相关分析示例的部分数据

25.2 对问题的分析

要判断两个有序分类变量之间是否存在相关，建议使用 Kendall's tau-b 相关分析，但需要先满足 2 项假设。

假设 1：两个变量是连续变量或有序分类变量，可以有三种情况：①两个连续变量；②两个有序分类变量；③一个有序分类变量，一个连续变量。

假设 2：两个变量应当是配对的，即来源于同一个体。

本例中，两个变量 education 和 income 都是等级变量，符合假设 1；两个变量均对应同一研究对象，符合假设 2。

　　两个连续变量间呈线性相关时，可以使用 Pearson 相关系数，不满足 Pearson 相关分析的适用条件时，可以使用 Spearman 相关系数来描述。

　　Spearman 相关系数又称秩相关系数，是对两变量的秩次大小做线性相关分析，对原始变量的分布不做要求，属于非参数统计方法，适用范围要广些。对于服从 Pearson 相关的数据亦可计算 Spearman 相关系数，但统计效能要低一些。

　　Kendall's tau-b 等级相关系数适用于两个分类变量均为有序分类的情况（也可以用于有序分类变量+连续变量或两个连续变量）。

　　Kendall's tau 是由英国统计学家 Maurice George Kendall 爵士于 1938 年提出的。Kendall's tau 秩相关系数包括一组评价系数：Somers'd、Goodman-Kruskal's gamma（γ）、Kendall's tau（a、b、c），其中较常用的是 Kendall's tau-b 和 Kendall's tau-c。一般认为，tau-b 更适合正方形表格（即行和列的数量相同），tau-c 更适合长方形表格，但用 tau-b 来分析长方形表格也比较常见。

25.3　SPSS 操作

　　在主界面点击 Analyze→Correlate→Bivariate，在 Bivariate Correlations 对话框中，将变量 income 和 education 选入 Variables 框中；在 Correlation Coefficients 区域去掉勾选 Pearson，勾选 Kendall's tau-b，点击 OK（图 25.2）。

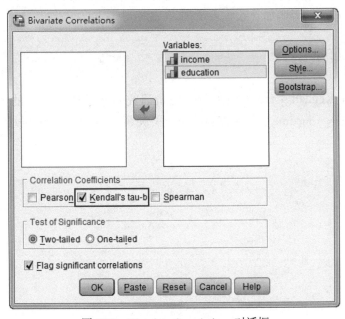

图 25.2　Bivariate Correlations 对话框

25.4　结果解释

变量 education 和 income 间相关关系强弱和方向见图 25.3。

			income	education
Kendall's tau_b	income	Correlation Coefficient	1.000	.719**
		Sig. (2-tailed)	.	.000
		N	24	24
	education	Correlation Coefficient	.719**	1.000
		Sig. (2-tailed)	.000	.
		N	24	24

**. Correlation is significant at the 0.01 level (2-tailed).

图 25.3　相关关系结果

Kendall's tau-b 相关系数取值范围在[−1，+1]，负值代表负相关，正值代表正相关，0 则代表不存在相关关系。两变量间相关的强弱没有规定数值。总的来讲，相关系数越接近 0，相关关系越弱；越接近−1 或+1，相关关系越强。

本例中，Kendall's tau-b 相关系数为 0.719（"Correlation Coefficient"行），$P<0.001$，说明学历（education）和收入（income）存在正相关关系，即学历越高，收入越高。相关系数的 P 小于 0.001["Sig.（2-tailed）"行]。需要注意的是，P 不代表相关关系的强弱，只代表统计上相关系数是否等于 0。

以上结果可以表述为"学历（education）和收入（income）存在较强的正相关关系，Kendall's tau-b=0.719，$P<0.001$"（注意不要使用提示因果关系的词语，如"导致"等。以下为错误表达方式：学历增加导致收入增加。）

25.5　撰写结论

本研究采用 Kendall's tau-b 相关分析评价研究对象学历和收入的关系。学历水平（education）和收入（income）存在较强的正相关关系，Kendall's tau-b=0.719，$P<0.001$。

第 26 章 Kaplan-Meier 法

26.1 问题与数据

某研究者拟探讨三种不同的化疗药物对肺癌患者的治疗效果，纳入 150 例肺癌患者作为研究对象，随机分配到三个药物组中（每组各 50 例），并给予不同的药物治疗。研究持续 2 年，结局事件为"死亡"。

研究者收集了 150 例研究对象的"生存"时间（time，单位：周）、结局（death：censored-删失，用"0"表示；death-死亡，用"1"表示）和治疗药物（drug：drug1-药物甲，用"1"表示；drug2-药物乙，用"2"表示；drug3-药物丙，用"3"表示）。部分数据见图 26.1。

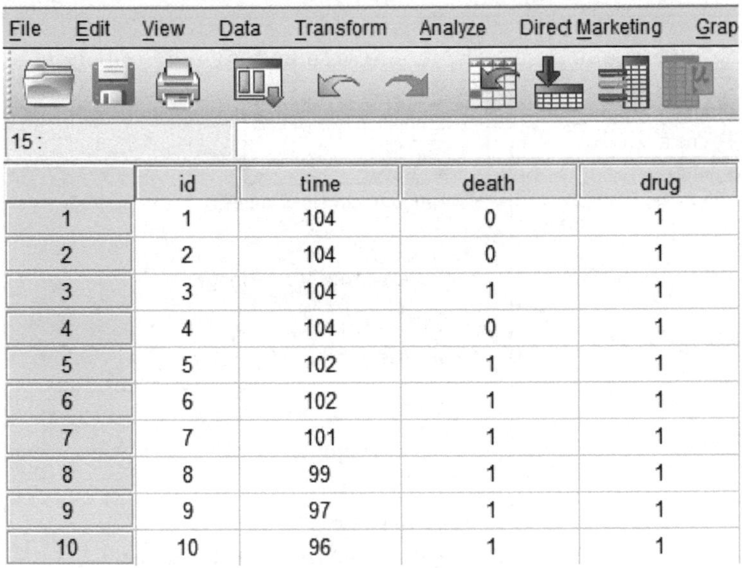

	id	time	death	drug
1	1	104	0	1
2	2	104	0	1
3	3	104	1	1
4	4	104	0	1
5	5	102	1	1
6	6	102	1	1
7	7	101	1	1
8	8	99	1	1
9	9	97	1	1
10	10	96	1	1

图 26.1 Kaplan-Meier 法示例的部分数据

26.2 对问题的分析

要比较不同药物组之间的"生存"分布是否不同，可以使用 Kaplan-Meier 法估计生存函数，并使用 Log-rank 检验比较不同药物组之间的"生存"分布的差异。使用 Kaplan-Meier 法时，需要考虑 4 项假设。

假设 1：结局变量是二分类变量（本研究中分别为"删失"和"死亡"且相互独立）。

假设 2："生存时间"需要明确定义并测量。

　　假设 3：不应该有长期变异（一般试验的开始到结束的时间较长，而纳入的研究对象是经过一段时间收集的，并不是同时进入研究，如研究肺癌发生到死亡的生存时间，如果在试验期间出现了新的药物，提高了后期进入试验的研究对象的生存率，这样的"变异"就会对研究结果造成偏倚）。

　　假设 4："删失"在各个组的比例和分布相似。

　　假设 1~3 取决于研究设计和数据类型，本研究数据满足假设 1~3。那么应该如何检验假设 4 呢？

26.3　SPSS 操作

26.3.1　检验假设 4："删失"在各个组的比例和分布相似

　　1. 筛选"删失"的个案　在主界面点击 Data→Select Cases，在 Select Cases 对话框中，选择 If condition is satisfied→If（图 26.2）。

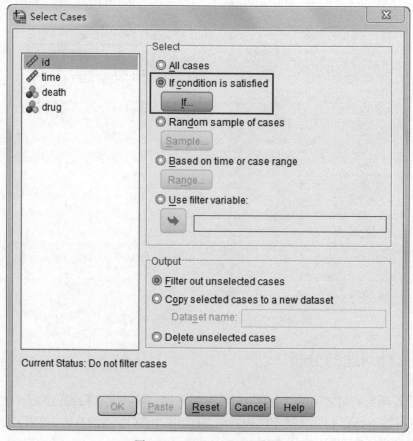

图 26.2　Select Cases 对话框

将变量 death 选入右侧的公式栏中,并分别点击下方运算符号和数字栏中的"="和"0",点击 Continue→OK(图 26.3)。

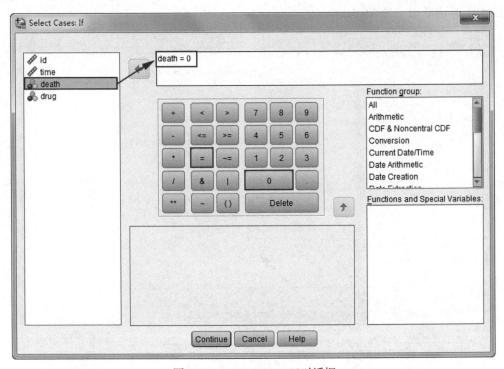

图 26.3 Select Cases:If 对话框

打开变量视图(Data View 窗口),可以看到 death 为 1 的观测,最左侧一列中的编码已被标记了删除线(表示接下来的分析,标记删除线的观测将被忽略)(图 26.4)。

	id	time	death	drug	filter_$
1	1	104	0	1	1
2	2	104	0	1	1
3	3	104	1	1	0
4	4	104	0	1	1
5	5	102	1	1	0
6	6	102	1	1	0
7	7	101	1	1	0
8	8	99	1	1	0
9	9	97	1	1	0
10	10	96	1	1	0

图 26.4 筛选个案

2. 绘制散点图　在主界面点击 Graphs→Chart Builder，在 Chart Builder 对话框中，从 Choose from 中选择 Scatter/Dot。在出现的 8 种图形中，选择 Simple Scatter 图形，并拖拽到主对话框中（图 26.5）。

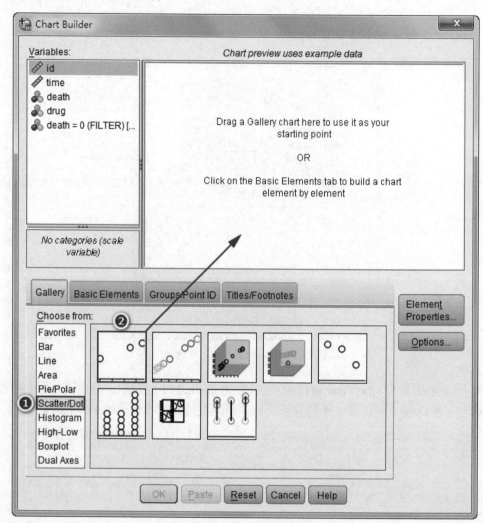

图 26.5　Chart Builder 对话框

主对话框中会出现标记"Y-Axis？"和"X-Axis？"的方框，将 time 拖拽到"X-Axis？"，drug 拖拽到"Y-Axis？"，点击 OK（图 26.6）。

从图 26.7 可以看到，删失随时间均衡分布（尽管 drug2 和 drug3 在生存时间较短时有些聚集）。由于删失在各个组的分布是否相似没有一个严格的检验方法和标准，这里暂且认为删失在三个干预组中的分布相似。

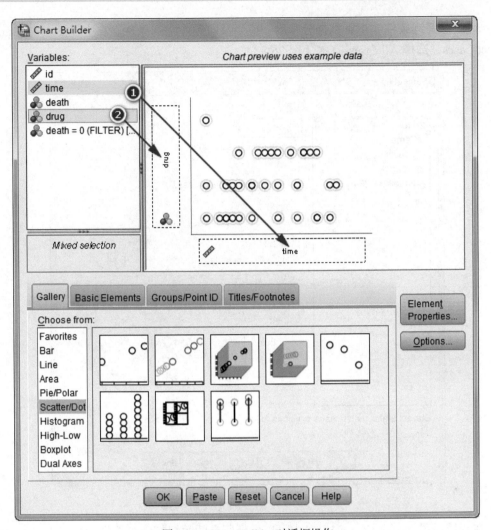

图 26.6　Chart Builder 对话框操作

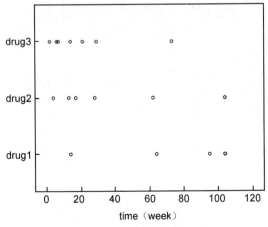

图 26.7　删失数据分布

3. 删除筛选条件 查看数据分布后，应当及时删除筛选条件。在主界面点击 Data→ Select Cases，选择 All cases→OK（图 26.8）。

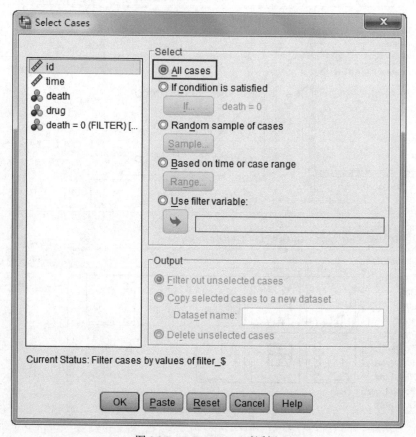

图 26.8 Select Cases 对话框

在变量视图（Data View 窗口）中可以看到所有的数据都已被选择，如图 26.9 所示。

	id	time	death	drug	filter_$
1	1	104	0	1	1
2	2	104	0	1	1
3	3	104	1	1	0
4	4	104	0	1	1
5	5	102	1	1	0
6	6	102	1	1	0
7	7	101	1	1	0
8	8	99	1	1	0
9	9	97	1	1	0
10	10	96	1	1	0

图 26.9 删除筛选条件

26.3.2　Kaplan-Meier

在主界面点击 Analyze→Survival→Kaplan-Meier，在 Kaplan-Meier 对话框中，将变量 time 选入 Time，将变量 drug 选入 Factor，将 id 选入 Label Cases by，将 death 选入 Status（图 26.10）。

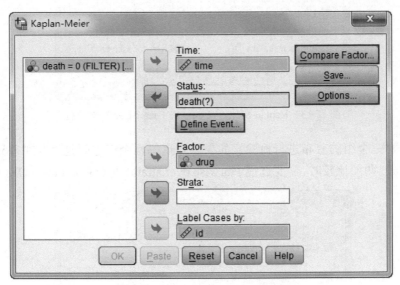

图 26.10　Kaplan-Meier 对话框

点击 Define Event 定义事件。定义的事件赋值可以是单个值、范围或多个值。本研究中 death=1（死亡）代表发生事件，所以在 Single value 中填入 1（图 26.11）。

点击 Options，选择 Statistics 栏下的 Survival table（s）和 Mean and median survival，选择 Plots 下的 Survival，点击 Continue（图 26.12）。

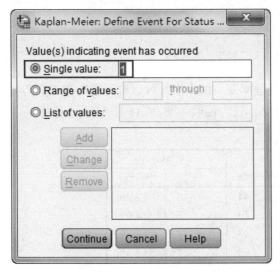

图 26.11　Kaplan-Meier：Define Event For Status 对话框

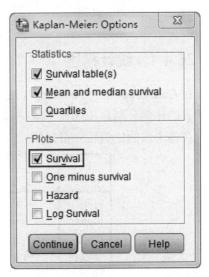

图 26.12　Kaplan-Meier：Options 对话框

点击 Compare Factor，选择 Test Statistics 下的 Log rank，点击 Continue→OK（图 26.13）。

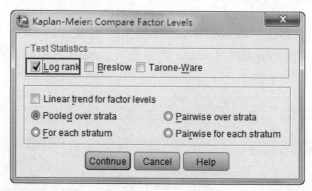

图 26.13　Kaplan-Meier：Compare Factor Levels 对话框

上述是对三个组的分布进行检验，如果想知道每两个组之间是否存在差异，就需要进行两两比较。两两比较时，需要选择 Pairwise over strata，点击 Continue→OK（图 26.14）。

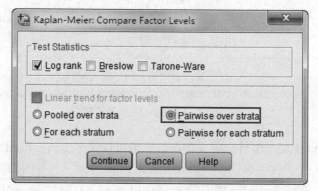

图 26.14　Kaplan-Meier：Compare Factor Levels 对话框

26.4　结果解释

26.4.1　统计描述

在 Case Processing Summary（观测值处理摘要）结果中，可以看到删失在三个药物组中所占的比例分别是 12.0%、14.0% 和 14.0%，较为相似（图 26.15）。验证了假设 4："删失"在各个组的比例和分布相似。

drug	Total N	N of Events	Censored	
			N	Percent
drug1	50	44	6	12.0%
drug2	50	43	7	14.0%
drug3	50	43	7	14.0%
Overall	150	130	20	13.3%

图 26.15　Case Processing Summary 结果

26.4.2　生存曲线

三种药物治疗的"生存"曲线见图 26.16，可以大致看出药物甲（drug1）治疗的"生存"时间比药物乙（drug2）或药物丙（drug3）长。

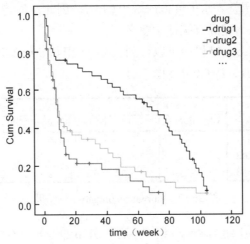

图 26.16　Survival Functions 图

在 Means and Medians for Survival Time（平均生存时间和中位生存时间）结果中，可以看到三种药物治疗的"生存"时间的均值（Mean）和中位数（Median）及其他统计量。由于"生存"时间一般不符合正态分布，所以中位数的意义更大。三个药物组的"生存"时间中位数分别是 69.0（95%CI：45.2～92.8）周、9.0（95%CI：5.6～12.4）周和 9.0（95%CI：7.1～10.9）周。药物甲的"生存"时间比另外两种药物的长（图 26.17）。

	Mean[a]				Median			
			95% Confidence Interval				95% Confidence Interval	
drug	Estimate	Std. Error	Lower Bound	Upper Bound	Estimate	Std. Error	Lower Bound	Upper Bound
drug1	58.221	5.497	47.446	68.996	69.000	12.157	45.171	92.829
drug2	27.316	4.730	18.045	36.586	9.000	1.735	5.598	12.402
drug3	18.666	3.495	11.816	25.517	9.000	.992	7.057	10.943
Overall	35.708	3.104	29.625	41.792	13.000	3.922	5.313	20.687

a. Estimation is limited to the largest survival time if it is censored.

图 26.17　Means and Medians for Survival Time 结果

26.4.3　Log-rank 检验

Overall Comparisons（总体比较结果）给出了 Log-rank 检验的结果：三个药物组中，"生存"时间分布的差异具有统计学意义，$\chi^2 = 25.205$，$P < 0.001$（图 26.18）。

	Chi-Square	df	Sig.
Log rank (Mantel-Cox)	25.205	2	.000

Test of equality of survival distributions for the different levels of drug.

图 26.18　Overall Comparisons 结果

如果在 26.3.2 部分的操作中选择了两两比较（Pairwise Comparisons），则可以看到使用 Log-rank 法两两比较的结果。

由于是事后的两两比较（Post hoc test），因此需要调整显著性水平，即调整 α 水平作为判断两两比较的显著性水平。依据 Bonferroni 法，调整 α 水平=原 α 水平÷比较次数。本研究共比较了 3 次，调整 α 水平=0.05÷3=0.016 7。因此，最终得到的 P 需要和 0.016 7 比较，小于 0.016 7 则认为差异有统计学意义。

从 Pairwise Comparisons 结果中可以得到：drug1 组与 drug2 组"生存"分布的差异具有统计学意义，χ^2=10.691，P=0.001（图 26.19）。

		drug1		drug2		drug3	
	drug	Chi-Square	Sig.	Chi-Square	Sig.	Chi-Square	Sig.
Log Rank (Mantel-Cox)	drug1			10.691	.001	28.280	.000
	drug2	10.691	.001			1.619	.203
	drug3	28.280	.000	1.619	.203		

图 26.19　Pairwise Comparisons 结果

同样可以得到，drug1 组与 drug3 组"生存"分布的差异具有统计学意义，χ^2=28.280，$P<0.001$。drug2 组与 drug3 组"生存"分布的差异无统计学意义，χ^2=1.619，P=0.203（>0.016 7）。

扩 展 阅 读

1. SPSS 中分析方法的名称为 Log-rank 和 Breslow；SAS 中相对应的为 Log-rank 和 Wilcoxon。Breslow 法即广义 Wilcoxon 法。Log-rank 检验在实际工作中应用较多。

2. Log-rank 检验给结局事件的远期差别更大的权重，即对远期差异敏感；而 Breslow 检验给结局事件的近期差别更大的权重。因此，对于一开始接近，随时间的推移越拉越开的生存曲线，Log-rank 检验较 Breslow 检验容易得到差异有显著性的结果；反之，对于一开始相差较大，随着时间的推移反而越来越近的生存曲线，Breslow 法容易得到差异有显著性的结果。

3. 用 Log-rank 检验比较时，要求各组生存曲线不能交叉，如果有交叉则提示可能存在混杂因素，此时应进行样本分层或采用多因素的方法校正混杂因素。

26.5　撰写结论

本研究将肺癌患者随机分配到三个药物治疗组中：药物甲组（n=50）、药物乙组（n=50）和药物丙组（n=50）。运用 Kaplan-Meier 法比较三种药物对肺癌的治疗效果。药物甲组、药物乙组和药物丙组的删失比例分别是 12.0%、14.0% 和 14.0%，删失在各个组的分布相似。药物甲组生存的中位时间为 69.0（95%CI：45.2～92.8）周，比药物乙组（中位时间 9.0 周，95%CI：5.6～12.4）和药物丙组（中位时间 9.0 周，95%CI：7.1～10.9）的中位时间长。三种药物治疗后，用 Log-rank 法对肺癌生存时间分布的差异进行检验。三个药物组中总体的生存时间分布的差异具有统计学意义，$\chi^2=25.205$，$P<0.001$。三种药物治疗的生存时间分布进行两两比较，并对显著性水平进行 Bonferroni 校正，校正后的显著性水平为 $\alpha=0.0167$。药物甲组与药物乙组的生存时间分布的差异具有统计学意义，$\chi^2=10.691$，$P=0.001$；药物甲组与药物丙组生存时间分布的差异具有统计学意义，$\chi^2=28.280$，$P<0.001$；然而，药物乙组与药物丙组生存时间分布的差异不具有统计学意义，$\chi^2=1.619$，$P=0.203$。

第 27 章　简单线性回归

27.1　问题与数据

某研究者猜测，45~65 岁健康男性中，久坐时间较长者，血液中的胆固醇浓度要高一些。因此拟开展一项研究探讨胆固醇浓度与久坐时间是否有关，并希望通过久坐时间预测胆固醇浓度。研究者收集了研究对象每天的久坐时间（变量 time）和胆固醇浓度（变量 cholesterol）。部分数据见图 27.1。

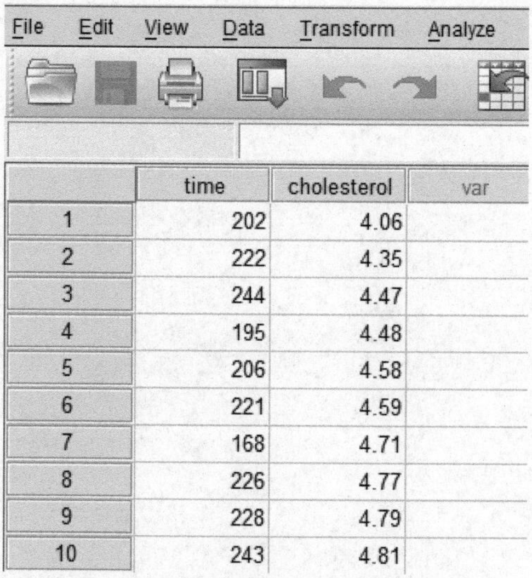

	time	cholesterol	var
1	202	4.06	
2	222	4.35	
3	244	4.47	
4	195	4.48	
5	206	4.58	
6	221	4.59	
7	168	4.71	
8	226	4.77	
9	228	4.79	
10	243	4.81	

图 27.1　简单线性回归示例部分数据

27.2　对问题的分析

研究者拟判断两个变量之间的关系，同时用其中一个变量（久坐时间）预测另一个变量（胆固醇浓度），计算其中一个变量（久坐时间）对另一个变量（胆固醇浓度）变异的解释程度。针对这种情况，可以使用简单线性回归分析，但需要考虑 7 项假设。

假设 1：因变量是连续变量。

假设 2：自变量可以被定义为连续变量。

假设 3：因变量和自变量之间存在线性关系。

假设 4：各观测值之间相互独立，即残差之间不存在自相关。

假设 5：因变量没有显著异常值。

假设 6：残差的方差齐。

假设 7：残差近似正态分布。

假设 1 和假设 2 与研究设计有关。经分析，本研究数据符合假设 1 和 2。那么如何考虑和处理假设 3～7 呢？

27.3　SPSS 操作

27.3.1　检验假设 3：因变量和自变量之间存在线性关系

简单线性回归要求两个变量之间存在线性关系。本例要求久坐时间（time）和胆固醇浓度（cholesterol）之间存在线性关系。要确定是否存在线性关系，研究者需要查看两个变量关系的散点图。如果散点图大致呈一条直线，说明有线性关系。但是，如果不是一条直线（如一条曲线）则没有线性关系（图 23.2）。

这样的散点图用 SPSS 怎么绘制呢？

在主界面点击 Graphs→Chart Builder，在 Chart Builder 对话框下，选择 Gallery→Choose from→Scatter/Dot。选择 Scatter/Dot 后，在中下部呈现 8 种图形。选择"Simple Scatter"，并拖拽到主对话框中（图 27.2）。

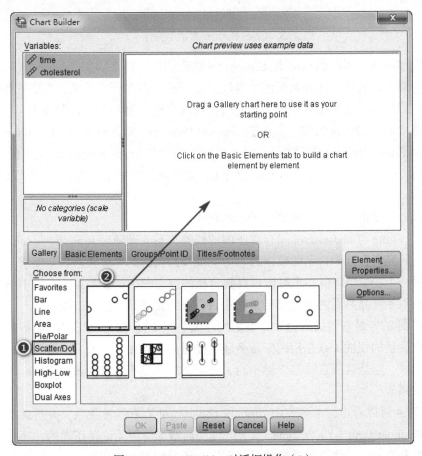

图 27.2　Chart Builder 对话框操作（1）

预览区中显示简单散点图，在 *X* 和 *Y* 轴边还显示 "X-Axis" 和 "Y-Axis" 框，Chart Builder 对话框右侧出现了新的对话框 Element Properties。从 Variables 中，拖拽 "time" 到预览区的 "X-Axis"，拖拽 "cholesterol" 到 "Y-Axis"，点击 OK（图 27.3）。

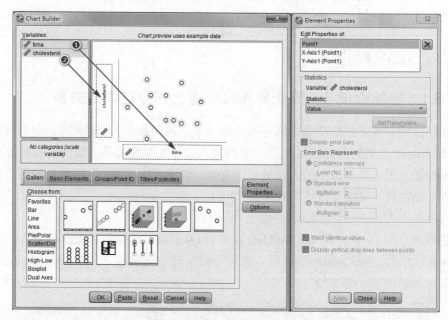

图 27.3　Chart Builder 对话框操作（2）

通过上述步骤，可得到 time 和 cholesterol 的散点图（图 27.4）。

可以查看上面的散点图并判断两个连续变量间是否存在线性关系。但是有些情况下，线性关系难以判断，需要更加谨慎（必要时，可以调整 *X* 轴和 *Y* 轴的刻度）。

以调整 *X* 轴的最小值为例：①点击 Element Properties 对话框（Chart Builder 对话框右侧）中 Edit Properties of 下的 "X-Axis 1（Point1）"；②不勾选 Scale Range 下的 Minimum 选项，此时 Custom 框中高亮显示并赋值为 0；③输入设定的值，点击 Apply 以确认修改（图 27.5）。

修改其他刻度值及修改 *Y* 轴刻度的方法同上。

本例中，time 与 cholesterol 间存在正向的线性关系，即随着 time 增加，cholesterol 值也在增加。研究者在处理自己的数据时也可能观察到负向的相关关系，即随着一个变量值的增加，另一个变量值降低；也可能观察到自己的散点图中线性关系比本例中的更陡或者更缓，但重点始终是判断两个连续变量间是否存在线性关系（图 27.6）。

可能对图 27.6 最右侧的图为什么不是线性关系存在疑问。一般认为，简单线性回归中因变量和自变量的线性关系是指因变量会随自变量的变化而发生改变。右侧图的散点分布可以构成直线，但是这条直线与 *X* 轴平行，证明其因变量不随自变量而变化。因此认为不存在线性关系。

从图 27.4 可以看出，本研究中 time 和 cholesterol 存在线性关系，并且此线性关系是正向的，即 cholesterol（*Y*）随 time（*X*）的增加而增加。但无论是正向的，还是负向的，只要因变量和自变量之间存在线性关系，即完成了对假设 3 的检验。

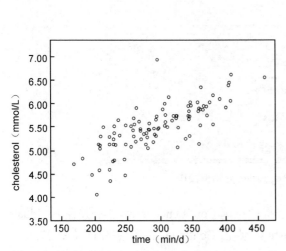

图 27.4　久坐时间（time）和胆固醇浓度（cholesterol）的散点图

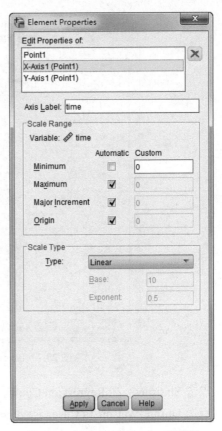

图 27.5　Element Properties 对话框

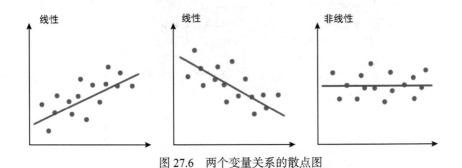

图 27.6　两个变量关系的散点图

27.3.2　简单线性回归

SPSS 运行简单线性回归后，可以在结果中检验假设 4～7。

在主界面点击 Analyze→Regression→Linear Regression，在 Linear Regression（线性回归）对话框中，将变量 time 和 cholesterol 分别放入 Independent 和 Dependent 栏（图 27.7）。

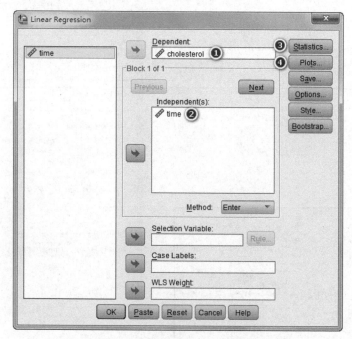

图 27.7 Linear Regression 对话框操作

点击 Statistics，在 Regression Coefficient 框内点选 Confidence intervals，并在 Residuals 框内点选 Durbin-Watson 和 Casewise diagnostics。点击 Continue，回到主界面（图 27.8）。

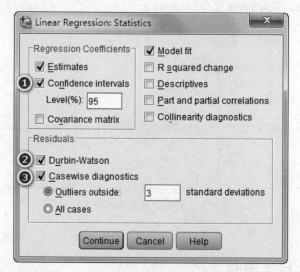

图 27.8 Linear Regression：Statistics 对话框操作

点击 Plots，分别在 "Y:" 和 "X:" 框内添加 "*ZRESID" 和 "*ZPRED"。在 Standardized Residual Plots 中点选 Histogram 和 Normal probability plot，点击 Continue→OK（图 27.9）。

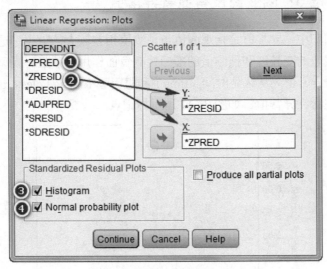

图 27.9 Linear Regression：Plots 对话框操作

27.3.3 检验假设 4：各观测值之间相互独立，即残差之间不存在自相关

选择图 27.8 所述 Durbin-Watson 选项，SPSS 输出 Durbin-Watson 检验的结果（图 27.10）。Durbin-Watson 检验常用来检测残差是否存在自相关。

Model Summaryb

Model	R	R Square	Adjusted R Square	Std. Error of the Estimate	Durbin-Watson
1	.757a	.573	.568	.32730	1.586

a. Predictors: (Constant), time.

b. Dependent Variable: cholesterol.

图 27.10 Durbin-Watson 检验结果

一般来说，Durbin-Watson 检验值分布在 0～4，越接近 2，观测值相互独立的可能性越大。本研究 Durbin-Watson 检验值为 1.586，说明观测值具有相互独立性，满足假设 4。

但不得不说，Durbin-Watson 检验不是万能的。它仅适用于对邻近观测值相关性的检验（1st-order autocorrelation）。举例来说，一般按照调查顺序录入数据，将第一位研究对象录入到第一行，再将第二位研究对象录入到第二行。在这种情况下，Durbin-Watson 检验可以检测出第一位研究对象和第二位研究对象之间的相关性。但是如果乱序录入数据，将第一位研究对象和可能与他存在自相关的第二位研究对象离得很远，Durbin-Watson 检验的结果就不准确了。因此需要慎重对待 Durbin-Watson 检验的结果。

其实，观测值是否相互独立与研究设计有关。如果研究者确信观测值不会相互影响，甚至可以不进行 Durbin-Watson 检验，直接认定研究满足假设 4。

27.3.4   假设 5：因变量没有显著异常值

在简单线性回归中，异常值是指观测值与预测值相差较大的数据。这些数据不仅影响回归统计，还对残差的变异度和预测值的准确性有负面作用，并阻碍模型的最佳拟合。因此，必须充分重视异常值。从久坐时间（time）和胆固醇浓度（cholesterol）的散点图可以看出，本研究存在潜在异常值，如图 27.11 所示标记点。

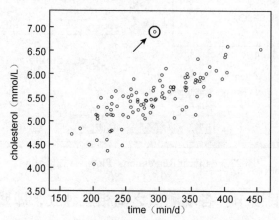

图 27.11   久坐时间和胆固醇水平散点图潜在异常点

但是必须注意，由于横纵坐标比例的影响，散点图的直观结果可能不可靠。需要经过 Casewise Diagnostics（个案诊断）检验，借助残差来判断。选择图 27.8 所述 Casewise Diagnostics 选项，SPSS 输出 Casewise Diagnostics 检验结果（图 27.12）。

Casewise Diagnostics[a]

Case Number	Std. Residual	cholesterol	Predicted Value	Residual
54	4.373	6.94	5.5087	1.43134

a. Dependent Variable: cholesterol.

图 27.12   Casewise Diagnostics 结果

本研究的第 54 例数据是潜在异常值，其标准化残差为 4.373。一般来说，Casewise Diagnostics 默认的检验标准是标准化残差≥3，并标记超出此范围的数据为潜在异常值。同时，该结果也显示该研究对象胆固醇浓度的实际值为 6.94mmol/L，而预测的胆固醇浓度为 5.508 7mmol/L，差值为 1.431 34mmol/L。根据这些指标，本研究直接剔除第 54 例数据，重新进行检验和数据分析。

对于异常值的具体处理方法，可参见"Pearson 相关分析"一章的 23.3.2 部分。

27.3.5   假设 6：残差的方差齐

剔除第 54 例数据，重新运行 27.3.2 部分的操作。假设 6 可以通过残差与回归预测值或标准化残差与标准化预测值的散点图进行检验。经过图 27.9 所示操作，SPSS 输出结果如图 27.13 所示。

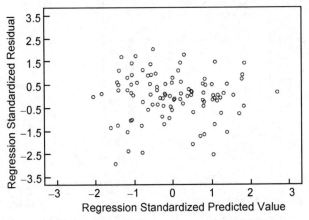

图 27.13　标准化残差与标准化预测值的散点图

如果方差齐，不同预测值对应的残差应大致相同，即图中各点均匀分布，不会出现特殊的分布形状。如果残差点分布不均匀，形成漏斗或者扇形，那么就说明方差不齐（图 27.14）。

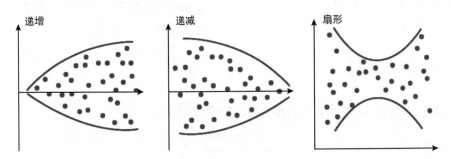

图 27.14　方差不齐残差点分布图

本研究结果显示，标准化残差与标准化预测值的散点图中各点均匀分布，虽然在中部相对集中，但不是十分严重。据此，认为满足假设 6。

当然，如果不满足方差齐性假设，也可以通过一些统计手段进行校正。例如，采用加权最小二乘法回归方程，改用更加稳健的分析方法以及进行数据转换等。

27.3.6　假设 7：残差近似正态分布

图 27.15 是 SPSS 输出的标准化残差的直方图。从图中可以看出，标准化残差近似正态分布。但是由于横纵坐标比例的影响，柱状图的结果可能不准确，需要绘制 P-P 图进一步验证。

图 27.16 是 SPSS 输出的标准化残差的 P-P 图。

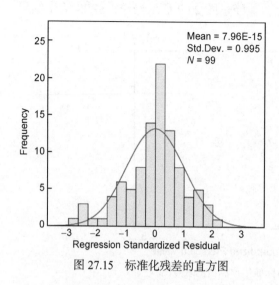

图 27.15 标准化残差的直方图

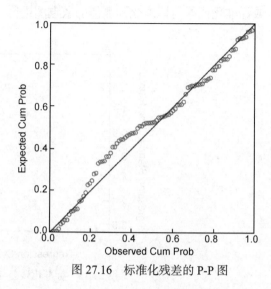

图 27.16 标准化残差的 P-P 图

P-P 图中各点分布离对角线越近，提示数据越接近于正态分布；如果各点刚好落在对角线上，那么数据就是正态分布。简单线性回归仅要求回归残差接近于正态分布，因此根据上图，可认为该数据满足假设 7。

相较于直方图，根据 P-P 图可以更加明显、准确地判断数据的正态性。因此，判断正态性时，需要谨慎对待直方图的结果，应结合 P-P 图进行全面分析。

27.4 结果解释

27.4.1 判断线性回归模型的拟合程度

1. 变异的解释程度

Model Summary（模型摘要）表格中，带有字母 "R" 的指标与模型对变异的解释程度有关（图 27.17）。

Model Summary[b]

Model	R	R Square	Adjusted R Square	Std. Error of the Estimate	Durbin-Watson
1	.791[a]	.625	.622	.29479	1.341

a. Predictors: (Constant), time.

b. Dependent Variable: cholesterol.

图 27.17 Model Summary 结果

第一个指标 R 是回归的多重相关系数。当简单线性回归中只有一个自变量时，R 值与因变量和自变量的 Pearson 相关系数相同，代表两者之间的相关程度，如该研究中 $R=0.791$，提示胆固醇浓度与久坐时间中等相关。但实际上，简单线性回归并不关注 R 值。

第二个指标 R^2（R square）代表回归模型中自变量对因变量变异的解释程度，是分析回归结果的开始。本研究中，R^2=0.625，提示自变量（久坐时间）可以解释 62.5%的因变量（胆固醇浓度）变异。但是，R^2 是会夸大自变量对因变量变异的解释程度，如果模型中增加一个自变量，即使这个自变量在统计上并不显著，R^2 也会增大。

第三个指标是 adjusted R^2（adjusted R square）。与 R^2 不同的是，它剔除了自变量个数的影响，这使得 adjusted R^2 永远小于 R^2，且 adjusted R^2 的值不会由于自变量个数的增加而越来越接近 1。本研究中，adjusted R^2=0.622 小于 R^2（0.625），校正了 R^2 对于总体自变量对因变量变异解释程度的夸大作用。同时 adjusted R^2 也是影响程度的评价指标。本研究中 adjusted R^2=0.622，提示久坐时间对胆固醇浓度为中等影响。

2. 模型的统计学意义

SPSS 输出的 ANOVA 结果见图 27.18。

ANOVA[a]

Model		Sum of Squares	df	Mean Square	F	Sig.
1	Regression	14.071	1	14.071	161.926	.000[b]
	Residual	8.429	97	.087		
	Total	22.500	98			

a. Dependent Variable: cholesterol.

b. Predictors: (Constant), time .

图 27.18　ANOVA 结果

上述结果显示，本研究回归模型具有统计学意义，F=161.926，$P<0.001$，提示因变量和自变量之间存在线性相关。如果 $P>0.05$，则说明该回归没有统计学意义，因变量和自变量之间不存在线性相关。

27.4.2　回归系数的解释

本研究的回归方程可以表示为

$$\text{cholesterol}=b_0+（b_1\times\text{time}）$$

其中，b_0 是截距，b_1 是斜率。如果得到这两个指标，就可以根据自变量（久坐时间，time）预测因变量（胆固醇浓度，cholesterol）。SPSS 对回归截距和斜率的输出结果见图 27.19。

Coefficients[a]

Model		Unstandardized Coefficients		Standardized Coefficients	t	Sig.	95.0% Confidence Interval for B	
		B	Std. Error	Beta			Lower Bound	Upper Bound
1	(Constant)	3.64856	.14788		24.67185	.000	3.35505	3.94206
	time	.00632	.00050	.79081	12.72502	.000	.00533	.00731

a. Dependent Variable: cholesterol.

图 27.19　Coefficients 结果

在 SPSS 中截距（Constant）为 3.648 56。实际上，研究者并不关注回归的截距指标，得到的截距是当自变量为 0 时因变量对应的值。在本研究中，回归截距提示久坐时间为 0 时，受调查者胆固醇浓度的平均值为 3.648 56mmol/L。这种分析方法不符合客观实际。必须强调的是，无论截距的统计检验结果如何，是否有统计学意义，在进行简单线性回归时都无须十分关注这项指标。需要关注的指标是斜率。

斜率代表的是自变量每改变一个单位后因变量的变化值。在本研究中，久坐时间的斜率是 0.006 32，表示久坐时间每增加 1 分钟，胆固醇浓度增加 0.006 32mmol/L。举例来说，如果某受调查者久坐时间从 170 分钟/天增加到 180 分钟/天（增加 10 分钟/天），那么他的胆固醇浓度将增加 0.006 32×10=0.063 2（mmol/L）。同样地，也可以计算出久坐时间每增加 5、15、20 分钟/天时，对应胆固醇浓度的增加值。但是，也不能无限制地改变久坐时间。为了避免对数据的过度挖掘，一般要求在自变量观测到的最大值和最小值之间进行计算。

另外，也可以得到斜率的 95%CI 为 0.005 33～0.007 31mmol/L，Sig. 栏是斜率的统计学检验结果（$P<0.001$），提示斜率值与 0 的差异有统计学意义，也说明胆固醇浓度与久坐时间存在线性关系。

如果斜率的 P 大于 0.05，证明斜率没有统计学意义，即斜率值与 0 的差异没有统计学意义，说明因变量和自变量之间不存在线性关系。

将系数代入回归方程，得到 cholesterol=3.648 56+（0.006 32×time）。根据这个方程，可以计算合理范围内任意久坐时间对应的胆固醇浓度。

27.4.3　预测因变量

简单线性回归的一个主要作用就是根据自变量预测因变量。以下将从回归方程预测因变量开始，逐步介绍计算预测值和 95%置信区间的 SPSS 操作方法及对预测结果的解释。

1. 根据回归方程计算预测值　本研究的线性回归方程：cholesterol=3.648 56+（0.006 32×time）。

将久坐时间代入方程就可以得到胆固醇浓度的预测值。例如，某位研究对象每天久坐的时间为 180 分钟（3 小时），带入方程后，预测的胆固醇浓度=3.648 56+（0.006 32×180）=4.786 16（mmol/L）。

这个预测值有两种含义。第一，如果调查了目标人群中所有久坐时间为 180 分钟/天的人，他们胆固醇浓度的平均值应为 4.786 16mmol/L。第二，如果某位受调查者久坐的时间为 180 分钟/天，那么 4.786 16mmol/L 是其胆固醇浓度的最佳估计值。

2. 预测值和 95%CI 的 SPSS 操作方法　SPSS 可以估计预测值及其 95%CI。这里以久坐时间为 160 分钟/天、170 分钟/天和 180 分钟/天为例，介绍预测值和 95%置信区间的 SPSS 操作方法。

点击 Analyze→General Linear Model→Univariate，将因变量 cholesterol 放入 Dependent Variable 框内，自变量 time 放入 Covariate（s）框内（图 27.20）。

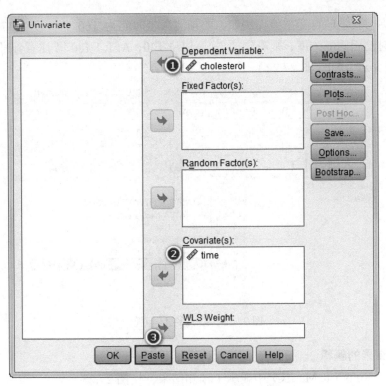

图 27.20　Univariate 对话框操作

点击 Paste，出现 IBM SPSS Statistics Syntax Editor 窗口，在"/DESIGN=time."上方插入 "/LMATRIX=ALL 1 160"（图 27.21）。

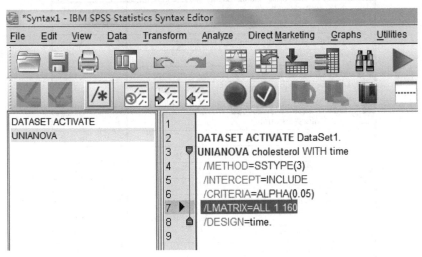

图 27.21　Syntax Editor 编辑框

语法解释：在只有一个自变量的简单线性回归中，LMATRIX 命令允许加入自变量的数值。LMATRIX=ALL 1 160 语句中各部分的含义如下：①ALL 指同时运用斜率和自变量进行预测；②1 指纳入截距；③160 指用来预测因变量的自变量值。

如果想同时进行多组预测，只需要在该语句后面加"；ALL 1 VALUE"。其中，VALUE

是指用于预测因变量的自变量值。例如，要预测久坐时间为 160 分钟/天、170 分钟/天和 180 分钟/天时的胆固醇浓度，则需要加"；ALL 1 170；ALL 1 180"（注意分号为英文标点符号），点击 Run→All（图 27.22）。

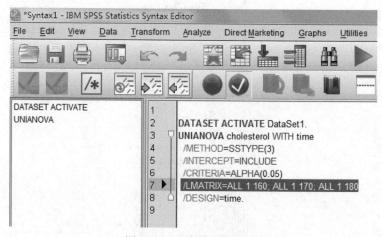

图 27.22　添加多组预测值

3. 预测结果的解释

Contrast Results（K Matrix）中显示了预测结果，见图 27.23。

Contrast Results (K Matrix)[a]

Contrast			Dependent Variable cholesterol
L1	Contrast Estimate		4.660
	Hypothesized Value		0
	Difference (Estimate - Hypothesized)		4.660
	Std. Error		.072
	Sig.		.000
	95% Confidence Interval for Difference	Lower Bound	4.517
		Upper Bound	4.802
L2	Contrast Estimate		4.723
	Hypothesized Value		0
	Difference (Estimate - Hypothesized)		4.723
	Std. Error		.067
	Sig.		.000
	95% Confidence Interval for Difference	Lower Bound	4.589
		Upper Bound	4.857
L3	Contrast Estimate		4.786
	Hypothesized Value		0
	Difference (Estimate - Hypothesized)		4.786
	Std. Error		.063
	Sig.		.000
	95% Confidence Interval for Difference	Lower Bound	4.661
		Upper Bound	4.911

a. Based on the user-specified contrast coefficients (L') matrix number 1.

图 27.23　Contrast Results（K Matrix）结果

LMATRIX 语句中，以久坐时间为 160 分钟/天、170 分钟/天和 180 分钟/天为例进行预测，因此结果也是按照顺序进行排列。即 L1 是每天久坐时间为 160 分钟的预测值，L2 是每天久坐时间为 170 分钟的预测值，L3 是每天久坐时间为 180 分钟的预测值。

以每天久坐时间为 160 分钟为例，解释预测结果：Contrast Estimate 给出每天久坐 160 分钟的胆固醇浓度预测值为 4.660mmol/L。根据回归方程可以得到相同的结果 3.648 56+0.006 32×160=4.659 76mmol/L。但是，SPSS 操作还提供了其他结果。如预测值的标准误（Std. Error）是 0.072mmol/L，提示预测值的变异程度；预测值的 95%CI 为 4.517～4.802mmol/L。

必须注意的是，这里提到的 95%CI 是平均值的 95%CI，而不是个体值的 95%CI。个体预测值的 95%CI 不能通过 SPSS 自动计算得到。在这里，只需要了解平均值的 95%CI 与个体值的 95%CI 不同即可。

27.5　撰写结论

采用简单线性回归模型分析久坐时间对胆固醇浓度的影响。通过绘制散点图，直观判断两者之间存在线性关系，并通过绘制标准化残差散点图和带正态曲线的直方图和 P-P 图，判断残差方差齐且近似正态分布。同时，为了保证数据的代表性，可剔除一项异常值（胆固醇浓度为 6.94mmol/L）。

回归方程为胆固醇浓度=3.648 56+（0.006 32×久坐时间）。久坐时间对胆固醇浓度的影响有统计学意义，F=161.926，$P<0.001$；久坐时间可以解释胆固醇浓度变异的 62.5%，影响程度中等（adjusted R^2=62.2%）。久坐时间每增加 1 分钟/天，胆固醇浓度增加 0.006 32（95%CI：0.005 33～0.007 31）mmol/L。此外，久坐时间为 160 分钟/天、170 分钟/天和 180 分钟/天的胆固醇浓度预测值分别为 4.660（95%CI：4.517～4.802）mmol/L、4.723（95%CI：4.589～4.857）mmol/L 和 4.786（95%CI：4.661～4.911）mmol/L。

27.6　绘制拟合线

27.3.1 部分中已经绘制出了基本的散点图，但是在汇报结果时，有时仍需要增加最佳拟合线、平均值的 95%CI 与个体值的 95%CI 等指标。具体操作方法如下：

双击散点图，激活 Chart Editor，点击 Element→ Fit Line at Total（图 27.24）。

此时，散点图上会出现拟合直线及回归方程。同时，Properties 对话框也会自动弹出（图 27.25、图 27.26）。

提示：如果只做出最佳拟合线，到这一步就可以关闭 Properties 和 Chart Editor 窗口，完成操作。如果需要绘制平均值的 95%CI 与个体值的 95%CI，可继续操作。

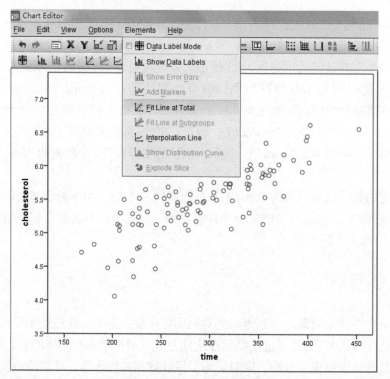

图 27.24   Chart Editor 编辑框

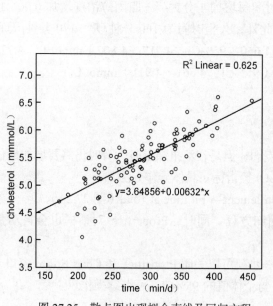

图 27.25   散点图出现拟合直线及回归方程

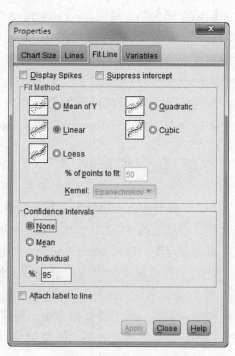

图 27.26   Properties 对话框

在 Properties 对话框中，选择 Confidence Intervals 中的 Mean（图 27.27）。
点击 Apply，出现图 27.28。

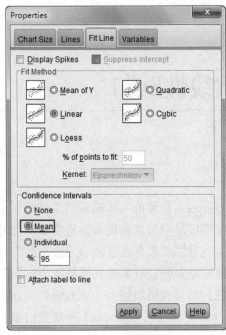

图 27.27　绘制平均值的 95%CI

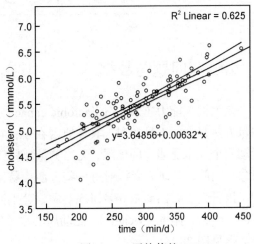

图 27.28　平均值的 95%CI

同样在 Properties 对话框中，选择 Confidence Intervals 中的 Individual，点击 Apply，则出现个体值的 95%CI（图 27.29）。

关闭 Properties 和 Chart Editor 窗口，Output Viewer 窗口会弹出带有平均值 95%CI 和个体值 95%CI 的散点图（图 27.30）。

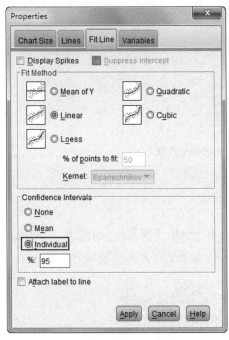

图 27.29　绘制个体值的 95%CI

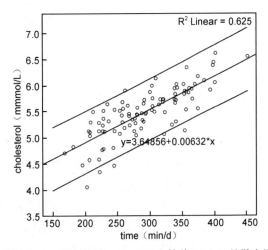

图 27.30　有平均值 95%CI 和个体值 95%CI 的散点图

第28章 多重线性回归

28.1 问题与数据

最大携氧能力（maximal aerobic capacity，VO₂max）是评价人体健康的关键指标，但测量方法复杂，不易实现。具体原因在于，它不仅需要昂贵的试验设备，还需要研究对象运动到个人承受能力的极限，无法测量那些没有运动意愿或患有高危疾病无法运动的研究对象。因此，某研究者拟通过一些方便、易得的指标建立研究对象最大携氧能力的预测模型。该研究者共招募100名研究对象，分别测量他们的最大携氧能力（VO₂max），并收集年龄（age）、体重（weight）、运动后心率（heart_rate）和性别（gender）等变量信息。部分数据见图28.1。

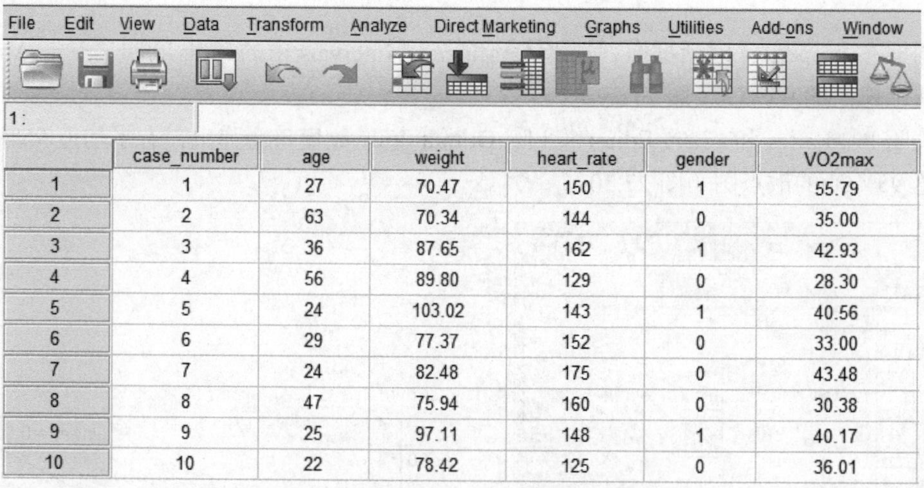

	case_number	age	weight	heart_rate	gender	VO2max
1	1	27	70.47	150	1	55.79
2	2	63	70.34	144	0	35.00
3	3	36	87.65	162	1	42.93
4	4	56	89.80	129	0	28.30
5	5	24	103.02	143	1	40.56
6	6	29	77.37	152	0	33.00
7	7	24	82.48	175	0	43.48
8	8	47	75.94	160	0	30.38
9	9	25	97.11	148	1	40.17
10	10	22	78.42	125	0	36.01

图 28.1 多重线性回归示例的部分数据

28.2 对问题的分析

研究者拟根据一些变量（age、weight、heart_rate 和 gender）预测另一个变量（VO₂max）。针对这种情况，可以使用多重线性回归分析，但需要先满足以下8项假设。

假设1：因变量是连续变量。

假设2：自变量不少于2个（连续变量或分类变量都可以）。

假设3：各观测值之间相互独立，即残差之间不存在自相关。

假设4：因变量和自变量之间存在线性关系。

假设 5：残差的方差齐。

假设 6：不存在多重共线性。

假设 7：没有显著异常值。

假设 8：残差近似正态分布。

假设 1 和假设 2 与研究设计有关。本研究数据符合假设 1 和 2。那么如何考虑假设 3~8 呢？

28.3　SPSS 操作

28.3.1　多重线性回归

SPSS 运行多重线性回归后，可以在结果中检验假设 3~8。

在主界面点击 Analyze→Regression→Linear，在 Linear Regression 对话框中，将因变量（VO₂max）放入 Dependent 栏，再将自变量（age、weight、heart_rate 和 gender）放入 Independent 栏（图 28.2）。

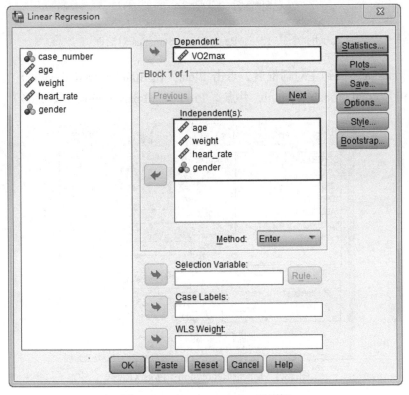

图 28.2　Linear Regression 对话框

由于本研究的目的是通过现有数据建立预测模型预测 VO₂max，并非筛选变量，所以 Method 栏应设置为 "Enter"，一般是 SPSS 自动设置的；如果不是，应人工设置为 "Enter"。

点击 Statistics，在 Regression Coefficient 框内点选 Confidence intervals，设置 Level

（%）为 95%。在 Residuals 框内点选 Durbin-Watson 和 Casewise diagnostics，并在主对话框内点选 Model fit、Descriptives、Part and partial correlations 和 Collinearity diagnostics（图 28.3）。

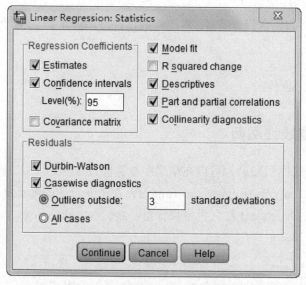

图 28.3　Linear Regression：Statistics 对话框

点击 Continue，回到主对话框后，点击 Plots，在 Standardized Residual Plots 中点选 Histogram 和 Normal probability plot，并点选 Produce all partial plots（图 28.4）。

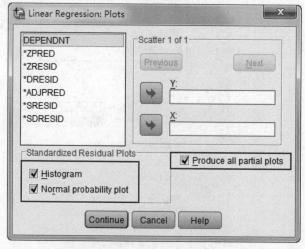

图 28.4　Linear Regression：Plots 对话框

点击 Continue，回到主对话框后，点击 Save，在 Predicted Values 框内点选 Unstandardized，在 Distances 框内点选 Cook's 和 Leverage values，在 Residuals 框内点选 Studentized 和 Studentized deleted，点击 Continue→OK（图 28.5）。

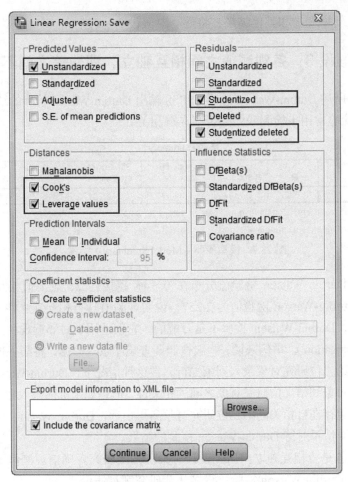

图 28.5 Linear Regression：Save 对话框

经过上述操作后，变量视图（Variable View）和数据视图（Data View）窗口中会增加 5 个变量，见图 28.6。

	case_number	age	weight	heart_rate	gender	VO2max	PRE_1	SRE_1	SDR_1	COO_1	LEV_1
1	1	27	70.47	150	1	55.79	50.03150	.93954	.93896	.00538	.01958
2	2	63	70.34	144	0	35.00	35.24048	-.04147	-.04125	.00005	.12132
3	3	36	87.65	162	1	42.93	41.75916	.19122	.19025	.00024	.02148
4	4	56	89.80	129	0	28.30	32.60955	-.72887	-.72706	.01140	.08690
5	5	24	103.02	143	1	40.56	41.82433	-.20853	-.20748	.00046	.04037
6	6	29	77.37	152	0	33.00	39.45977	-1.05536	-1.05600	.00740	.02215
7	7	24	82.48	175	0	43.48	36.49961	1.16897	1.17126	.02340	.06886
8	8	47	75.94	160	0	30.38	35.21664	-.79777	-.79623	.00676	.04407
9	9	25	97.11	148	1	40.17	42.81217	-.43235	-.43049	.00136	.02522
10	10	22	78.42	125	0	36.01	43.56744	-1.25429	-1.25814	.02086	.05217

图 28.6 Data View 窗口

这 5 个新增加的变量分别是未标化预测值(unstandardized predicted values，PRE_1)、学生化残差（ studentized residuals， SRE_1 ）、学生化删除残差（ studentized deleted residuals，SDR_1)，Cook 距离(Cook's distance values，COO_1)及杠杆值(leverage values，LEV_1)。

根据这 5 个新增变量和其他结果，将逐一对假设 3～8 进行检验。

28.3.2　假设 3：各观测值之间相互独立，即残差之间不存在自相关

选择图 28.3 所述 Durbin-Watson 选项，SPSS 输出 Durbin-Watson 检验的结果（图 28.7）。Durbin-Watson 检验常用来检测残差是否存在自相关。

Model Summary[b]

Model	R	R Square	Adjusted R Square	Std. Error of the Estimate	Durbin-Watson
1	.703[a]	.494	.473	6.22175	2.257

a. Predictors: (Constant), gender, heart_rate, age, weight.

b. Dependent Variable: VO2max.

图 28.7　模型摘要（Model Summary）结果

一般来说，Durbin-Watson 检验值分布在 0～4，越接近 2，观测值相互独立的可能性越大。本研究 Durbin-Watson 检验值为 2.257，说明观测值具有相互独立性，满足假设 3。

但不得不说，Durbin-Watson 检验不是万能的。它仅适用于对邻近观测值相关性的检验（1st-order autocorrelation）。举例来说，一般按照调查顺序录入数据，将第一位研究对象录入到第一行，再将第二位研究对象录入到第二行。在这种情况下，Durbin-Watson 检验可以检测出第一位研究对象和第二位研究对象之间的相关性。但是如果乱序录入数据，将第一位研究对象和可能与他存在自相关的第二位研究对象离得很远，Durbin-Watson 检验的结果就不准确了。因此需要慎重对待 Durbin-Watson 检验的结果。

其实，观测值是否相互独立与研究设计有关。如果研究者确信观测值不会相互影响，甚至可以不进行 Durbin-Watson 检验，直接认定研究满足假设 3。

28.3.3　假设 4：因变量和自变量之间存在线性关系

多重线性回归不仅要求因变量与所有自变量存在线性关系，还要求因变量与每一个自变量之间存在线性关系。应该如何检验这个假设呢？

1. 检验因变量与所有自变量之间是否存在线性关系　如图 28.5 所示，在 Predicted Values 框内点选 Unstandardized，在 Residuals 框内点选 Studentized 后，可以得到未标化预测值（PRE_1）和学生化残差（SRE_1）两个新增变量（图 28.6）。为检验因变量与所有自变量之间是否存在线性关系，需要绘制这两个变量关系的散点图。

在主界面点击 Graphs→Chart Builder，在 Chart Builder 对话框下，选择 Gallery，Choose from 下选择 Scatter/Dot。选择 Scatter/Dot 后，在中下部呈现 8 种图形。选择"Simple Scatter"，并拖拽到主对话框中（图 28.8）。

预览区中显示简单散点图，在 X 轴和 Y 轴边还显示 "X-Axis" 和 "Y-Axis" 框，Chart Builder 对话框右侧出现了新的对话框 Element Properties。从 Variables 中，拖拽 "PRE_1" 到预览区的 "X-Axis"，拖拽 "SRE_1" 到 "Y-Axis"，点击 OK（图 28.9）。

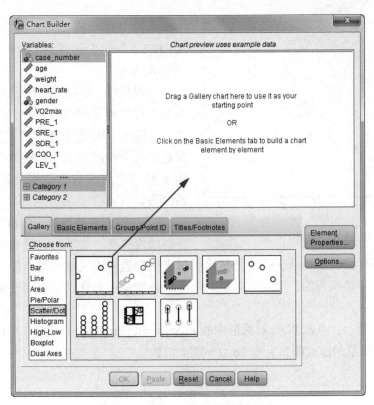

图 28.8　Chart Builder 对话框（1）

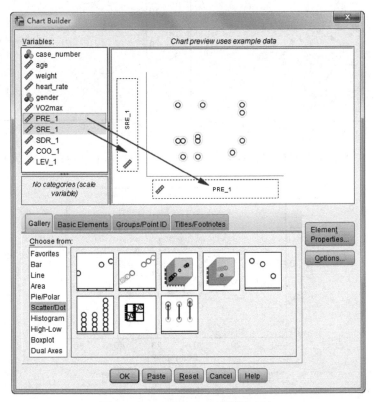

图 28.9　Chart Builder 对话框（2）

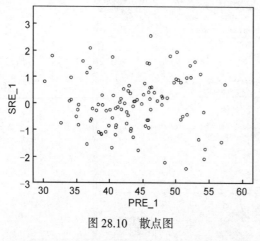

图 28.10　散点图

通过上述步骤，可得到未标化预测值（PRE_1）和学生化残差（SRE_1）的散点图（图 28.10）。

一般来说，如果未标化预测值（PRE_1）和学生化残差（SRE_1）的散点图呈水平带状，就说明多重线性回归中因变量与所有自变量之间存在线性关系。结果提示，本研究满足因变量与所有自变量之间存在线性关系的假设。

2. 检验因变量与每一个自变量之间是否存在线性关系　为了检验因变量与每一个自变量之间是否存在线性关系，需要分别绘制每个自变量与因变量的散点图。当然，这是针对连续型自变量而言的，因此可以忽略分类型自变量（如性别）与因变量之间的线性关系。

如图 28.4 所示，点选 Plots 对话框中的 Produce all partial plots，SPSS 可以自动输出每个自变量与因变量的散点图，见图 28.11～图 28.13。

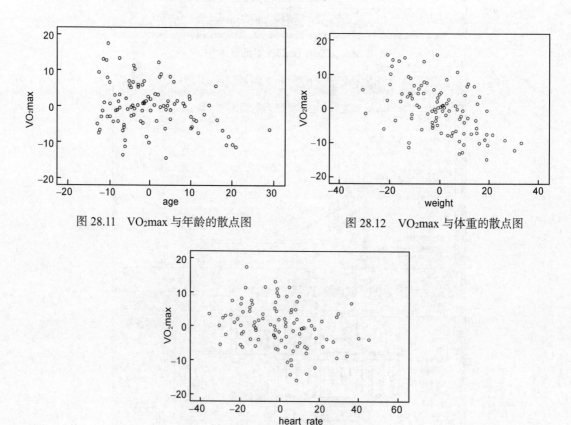

图 28.11　VO₂max 与年龄的散点图　　　　图 28.12　VO₂max 与体重的散点图

图 28.13　VO₂max 与心率的散点图

由图可知，最大携氧能力（VO₂max）与年龄（age）之间存在近似线性关系。

由图可知，最大携氧能力（VO₂max）与体重（weight）之间存在近似线性关系。

由图可知，最大携氧能力（VO₂max）与心率（hear_rate）之间存在近似线性关系。

综上，可认为本研究满足因变量与每一个自变量之间存在线性关系的假设。

一般认为，因变量和自变量的线性关系是指因变量会随自变量的变化而发生改变。如果因变量与某一自变量的散点图呈水平分布，即斜率为 0，证明其因变量不随自变量而变化，则认为该二者之间不存在线性关系（图 27.6）。

28.3.4　假设 5：残差的方差齐

假设 5 可以通过学生化残差（SRE_1）与未标化预测值（PRE_1）之间的散点图进行检验（图 28.10）。

如果残差的方差齐，不同预测值对应的残差应大致相同，即图中各点均匀分布，不会出现特殊的分布形状。如果散点图分布不均匀，形成漏斗或者扇形，则残差的方差不齐（图 28.14）。

本研究中学生化残差与未标化预测值散点图的各点均匀分布，提示满足假设 5。

当然，如果不满足方差齐性假设，也可以通过一些统计手段进行校正。例如，采用加权最小二乘法回归方程，改用更加稳健的分析方法以及进行数据转换等。

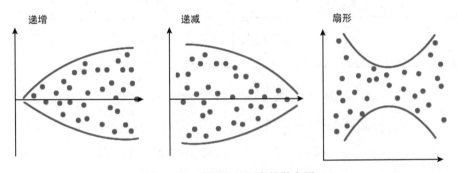

图 28.14　残差方差不齐的散点图

28.3.5　假设 6：不存在多重共线性

当 2 个或多个自变量高度相关时，就会出现多重共线。它不仅影响自变量对因变量变异的解释能力，还影响整个多重线性回归模型的拟合。为了检验假设 6，应主要关注相关系数（correlation coefficients）和容忍度/方差膨胀因子（tolerance/VIF）两类指标。

如图 28.3 所示，点击 Descriptives，SPSS 可以输出 Correlations 结果，即自变量之间的相关系数矩阵（图 28.15）。

		VO2max	age	weight	heart_rate	gender
Pearson Correlation	VO2max	1.000	-.407	-.378	-.283	.344
	age	-.407	1.000	.145	.063	-.200
	weight	-.378	.145	1.000	.068	.343
	heart_rate	-.283	.063	.068	1.000	-.045
	gender	.344	-.200	.343	-.045	1.000
Sig. (1-tailed)	VO2max		.000	.000	.002	.000
	age	.000		.074	.267	.023
	weight	.000	.074		.249	.000
	heart_rate	.002	.267	.249		.327
	gender	.000	.023	.000	.327	
N	VO2max	100	100	100	100	100
	age	100	100	100	100	100
	weight	100	100	100	100	100
	heart_rate	100	100	100	100	100
	gender	100	100	100	100	100

图 28.15　Correlations 结果

一般来说，如果自变量之间的相关系数大于 0.7，则可能存在多重共线性。本研究中，任意两个自变量的相关系数都小于 0.7，提示不存在多重共线性。

如图 28.3 所示，点击 Collinearity diagnostics，SPSS 可以输出对容忍度（tolerance）和方差膨胀因子（VIF）的诊断结果（图 28.16）。

Coefficients^a

Model		Unstandardized Coefficients B	Unstandardized Coefficients Std. Error	Standardized Coefficients Beta	t	Sig.	95.0% Confidence Interval for B Lower Bound	95.0% Confidence Interval for B Upper Bound	Correlations Zero-order	Correlations Partial	Correlations Part	Collinearity Statistics Tolerance	Collinearity Statistics VIF
1	(Constant)	84.959	6.393		13.289	.000	72.267	97.651					
	age	-.211	.070	-.232	-3.023	.003	-.349	-.072	-.407	-.296	-.221	.907	1.103
	weight	-.295	.049	-.485	-6.057	.000	-.392	-.198	-.378	-.528	-.442	.830	1.205
	heart_rate	-.109	.037	-.215	-2.931	.004	-.183	-.035	-.283	-.288	-.214	.989	1.011
	gender	7.897	1.406	.454	5.615	.000	5.105	10.689	.344	.499	.410	.816	1.226

a. Dependent Variable: VO2max

图 28.16　多重共线性诊断（Coefficients）结果

实际上，方差膨胀因子是容忍度的倒数（1/容忍度），只需要判断其中一个指标即可。如果容忍度小于 0.1（或方差膨胀因子大于 10），提示数据存在多重共线性。在本研究中，所有容忍度值都大于 0.1（最小值为 0.816），提示数据满足假设 6。

28.3.6　假设 7：没有显著异常值

多重线性回归异常值主要分为离群值（outliers）、高杠杆点（leverage points）和强影响点（influential points）3 类。异常的观测值可以符合其中一类或几类。但无论是哪一种，都会对多重线性回归的拟合与推论有着严重的负面影响。

1. 离群值　因变量的异常值即离群值。离群值可以通过标准化残差、学生化残差以及学生化删除残差进行检测。这里主要介绍标准化残差（Casewise Diagnostics 检验）和学生化删除残差两种方法。

Casewise Diagnostics 检验标准是上下 3 倍标准差，并标记超出此范围的数据为离群值。本研究中，SPSS 输出的 Casewise Diagnostics 检验结果见图 28.17。

Casewise Diagnostics[a]

Case Number	Std. Residual	VO2max	Predicted Value	Residual
28	2.065	49.87	37.0219	12.84807
52	2.492	61.71	46.2038	15.50621
67	-2.392	36.63	51.5129	-14.88291
88	-2.172	34.85	48.3656	-13.51556

a. Dependent Variable: VO2max.

图 28.17　Casewise Diagnostics 结果

需要注意的是，如果研究中没有标准化残差超出 3 倍标准差的离群值，SPSS 则不会输出该表格。本研究中没有标准化残差超出 3 倍标准差的离群值，SPSS 也未输出 Casewise Diagnostics 检验结果（图 28.3 所示选项中，Outliers outside 选项默认 3 倍标准差）。为了更好地向大家展示多重线性回归的过程，将检验标准改为 2 倍标准差，SPSS 才输出上述结果。在没有特殊要求的情况下，一般以 3 倍标准差检验离群值比较合理，当然也有一些研究是以 2.5 倍标准差为检验标准的，这需要根据具体研究决定。

从图 28.17 可以看出，研究中最严重的离群值是第 52 例数据。第 52 例数据的标准化残差值为 2.492，实际值为 61.71ml/（min·kg），预测值为 46.20ml/（min·kg），残差为 15.51ml/（min·kg）。

本研究以标准化残差的 3 倍标准差 Casewise Diagnostics 检验为标准，提示该数据没有离群值。

SPSS 提供的另一种检测方法为学生化删除残差，它比 Casewise Diagnostics 检验更加稳定。如图 28.5 所示，在 Residuals 框内点选 Studentized deleted 后，新增变量（SDR_1）就是学生化删除残差。

在图 28.6 所示的 Data View 窗口中，右击 SDR_1 数据栏，选择"Sort Descending"（降序）或 Sort Ascending（升序），见图 28.18。

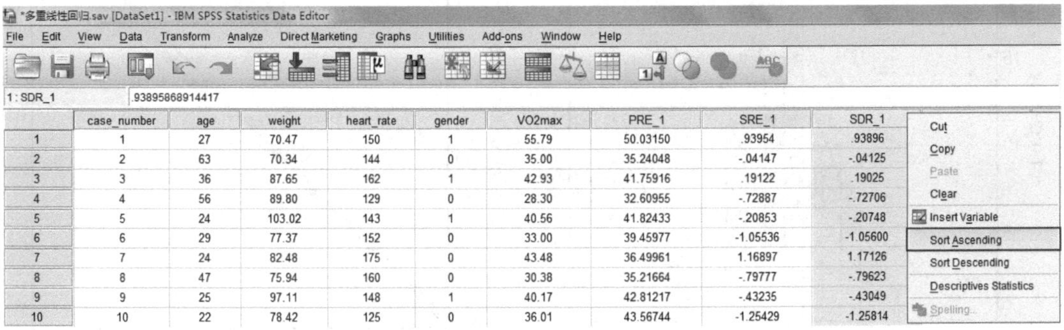

图 28.18　Data View 中降序排列学生化删除残差

将学生化删除残差降序（或升序）排列后，在数据栏的最上方和最下方检查是否存在超过 3 倍标准差的离群值。如果存在，就应进行相应的调整或剔除。

2. 高杠杆点　自变量的异常值即为高杠杆点。高杠杆点可以通过杠杆值检测。在图 28.5 所示的 Distances 框内点选 Leverage values 后，新增变量（LEV_1）就是杠杆值。

在图 28.6 所示的 Data View 窗口中，右击 LEV_1 数据栏，选择 "Sort Descending"（或 Sort Ascending）。将杠杆值降序（或升序）排列后，检查杠杆值。一般来说，如果杠杆值小于 0.2，可以认为数据安全。但如果杠杆值位于 0.2～0.5，则认为对应数据可能是高杠杆点；若杠杆值大于 0.5，数据就很可能是高杠杆点。在本研究中，数据的杠杆值都小于 0.2，即不存在高杠杆点。

3. **强影响点** 离群值和高杠杆点都可能对回归分析造成影响。相比于离群值和高杠杆值本身，其实它们对分析造成的影响更值得关注。对回归影响很大的数据点，被称为强影响点。强影响点主要通过 Cook 距离进行检测。Cook 距离的计算综合考虑了残差和杠杆值。在图 28.5 所示的 Distances 框内点选 Cook's 后，新增变量（COO_1）就是 Cook 距离。

在图 28.6 所示的 Data View 窗口中，右击 COO_1 数据栏，选择 "Sort Descending"（或 Sort Ascending）。将 Cook 距离降序（或升序）排列后，检查 Cook 距离。一般来说，如果 Cook 距离大于 1，对应的数据就可能是强影响点。在本研究中，所有数据的 Cook 距离都小于 1，即不存在强影响点。

综上，根据本研究的结果和实际情况，认为没有需要处理的异常值。

28.3.7 假设 8：残差近似正态分布

选择图 28.4 中所示 Histogram 选项，SPSS 输出标准化残差的直方图（图 28.19）。

从图 28.19 中可以看出，标准化残差近似正态分布。但是由于横纵坐标比例的影响，柱状图的结果可能不准确，需要绘制 P-P 图进一步验证。

选择图 28.4 中所示 Normal probability plot 后，SPSS 输出残差的 P-P 图（图 28.20）。

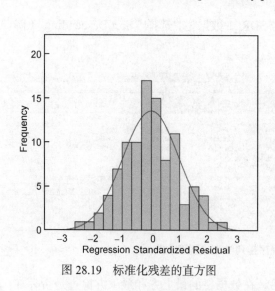

图 28.19 标准化残差的直方图

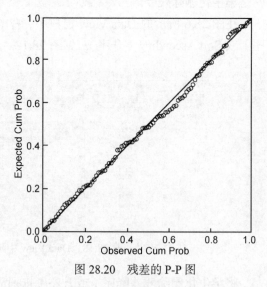

图 28.20 残差的 P-P 图

P-P 图各点分布离对角线越近，提示数据越接近于正态分布；如果各点刚好落在对角线上，那么数据就呈正态分布。其实，是否正态分布对多重线性回归结果的影响较小，一般认为只要残差近似于正态分布即可。因此根据上述结果可认为该数据满足假设 8。

相较于直方图，根据正态 P-P 图可以更加明显、准确地判断数据的正态性。因此判断正态性时，需要谨慎对待直方图的结果，应结合 P-P 图进行全面分析。

28.4 结果解释

28.4.1 判断线性回归模型的拟合程度

1. 变异的解释程度 Model Summary 表格中，R 是多重相关系数，相当于多重线性回归预测值（PRE_1）和因变量实际值（VO2max）的 Pearson 相关系数（图 28.21）。它是判断两者之间线性关系的重要指标，也反映了回归的拟合程度。一般来说 R 在 0~1 之间分布，数值越大，线性关系越强。在本研究中，R=0.703，提示中等相关。但必须强调的是，多重线性回归的结果解释一般不关注 R，而是关注 R^2 和 adjusted R^2。

Model Summary^b

Model	R	R Square	Adjusted R Square	Std. Error of the Estimate	Durbin-Watson
1	.703^a	.494	.473	6.22175	2.257

a. Predictors: (Constant), gender, heart_rate, age, weight.

b. Dependent Variable: VO2max.

图 28.21 模型摘要（Model Summary）结果

R^2 是指回归中因变量变异被自变量解释的程度。本研究中，R^2=0.494，提示自变量可以解释 49.4%的因变量（VO2max）变异。但是，R^2 会夸大自变量对因变量变异的解释程度，如果模型中增加一个自变量，即使这个自变量在统计上并不显著，R^2 也会增大。

adjusted R^2 与 R^2 不同的是，它剔除了自变量个数的影响，这使得 adjusted R^2 永远小于 R^2，且 adjusted R^2 的值不会由于自变量个数的增加而越来越接近 1。本研究中，adjusted R^2 为 0.473，小于 R^2（0.494），校正了 R^2 中总体自变量对因变量变异解释程度的夸大作用。在汇报结果时，adjusted R^2 更能代表自变量对因变量变异的解释程度。当然，如果能同时汇报 adjusted R^2 和 R^2 更好。此外，adjusted R^2 也是影响程度的评价指标。本研究中，adjusted R^2=0.473，提示自变量对因变量具有较高影响强度。

> **扩 展 阅 读**
>
> R^2 是指回归中因变量变异被自变量解释的程度。但很多人对 R^2 的具体解释存在误解，这里举例说明。
>
> 例如，想要预测因变量值，最简单的办法就是运行空模型，即回归中仅有因变量，没有自变量。这时，最佳预测值就是因变量的均数。当然这种空模型也是最差的预测模型，所有自变量对因变量预测值的影响都被忽略了。但是在这种空模型中，可以估算出回归预测的总变异。随后，把相关的自变量重新放入回归模型，再次估算回归变异程度。因为自变量可以在一定程度上影响或解释因变量的变化情况，加入自变量后的变异会比总变异小。这个减少的部分就是 R^2，即自变量解释因变量变异的程度。

2. 模型的统计学意义　SPSS 输出的 ANOVA 结果，如图 28.22 所示。

ANOVA^a

Model		Sum of Squares	df	Mean Square	F	Sig.
1	Regression	3595.797	4	898.949	23.223	.000^b
	Residual	3677.464	95	38.710		
	Total	7273.261	99			

a. Dependent Variable: VO2max.

b. Predictors: (Constant), gender, heart_rate, age, weight.

图 28.22　ANNOVA 结果

结果显示，本研究回归模型具有统计学意义，$F=23.223$，$P<0.001$，提示因变量和自变量之间存在线性相关。如果 $P<0.05$，就说明多重线性回归模型中至少有一个自变量的系数不为零。回归模型有统计学意义也说明相较于空模型，纳入自变量有助于预测因变量，或说明该模型优于空模型。

28.4.2　回归系数的解释

本研究的回归方程可以表示为

$$VO_2max=\beta_0 + \beta_1 \times age + \beta_2 \times weight + \beta_3 \times heart\_rate + \beta_4 \times gender$$

其中，β_0 是截距，$\beta_1 \sim \beta_4$ 是斜率。如果可以得到这 5 个指标，就可以根据自变量[年龄（age）、体重（weight）、心率（heart_rate）和性别（gender）]预测因变量[最大携氧能力（VO$_2$ max）]。SPSS 对回归截距和斜率的输出结果见图 28.23。

Coefficients^a

Model		Unstandardized Coefficients B	Unstandardized Coefficients Std. Error	Standardized Coefficients Beta	t	Sig.	95.0% Confidence Interval for B Lower Bound	95.0% Confidence Interval for B Upper Bound	Correlations Zero-order	Correlations Partial	Correlations Part	Collinearity Statistics Tolerance	Collinearity Statistics VIF
1	(Constant)	84.959	6.393		13.289	.000	72.267	97.651					
	age	-.211	.070	-.232	-3.023	.003	-.349	-.072	-.407	-.296	-.221	.907	1.103
	weight	-.295	.049	-.485	-6.057	.000	-.392	-.198	-.378	-.528	-.442	.830	1.205
	heart_rate	-.109	.037	-.215	-2.931	.004	-.183	-.035	-.283	-.288	-.214	.989	1.011
	gender	7.897	1.406	.454	5.615	.000	5.105	10.689	.344	.499	.410	.816	1.226

a. Dependent Variable: VO2max

图 28.23　Coefficients 结果

在 SPSS 中截距（Constant）为 84.959。实际上，研究者并不是关注回归的截距指标。截距是指当自变量值都为 0 时，因变量的值。这种截距值并不是真实存在的，为了避免对数据的过度挖掘，在这里不再进一步讨论。根据 P 可以判断截距的统计学意义。$P<0.001$，提示截距与 0 之间的差异有统计学意义。必须强调的是，无论截距的统计检验结果如何，是否有统计学意义，在进行多重线性回归时都无须十分关注这项指标，需要关注的指标是斜率。

斜率代表的是自变量每改变一个单位因变量的变化值。在本研究中，年龄的斜率为 -0.211，表示年龄每增加 1 岁，最大携氧能力就会降低 0.211ml/（min·kg）。因为年龄的斜率是负值，所以当年龄增加时，最大携氧能力降低。如果斜率是正值，那么每当年龄增加，最大携氧能力也会增加。从另一个角度来说，该研究结果具有专业意义，即人体最大携氧能力就是随着年龄的增加而降低的。同时，还需要注意，这种最大携氧能力随年龄的变化情况是在控制了其他几个自变量的情况下计算出来的。只要其他几个自变量的数值不变，年龄每增加 1 岁，最大携氧能力就下降 0.211ml/（min·kg）。此外，也可以对斜率进行一些运算。例如，研究者希望计算年龄每增加 10 岁人体最大携氧能力的变化情况，只需要将斜率 0.211ml/（min·kg）乘以 10，即年龄每增加 10 岁，人体最大携氧能力降低 2.11ml/（min·kg）。另外，也可以得到年龄的斜率的 95%CI 为（−0.349，−0.072）ml/（min·kg）。Sig. 栏可以得到斜率的统计学检验结果（$P=0.003$），提示斜率值与 0 的差异有统计学意义，也说明最大携氧能力和年龄之间存在线性关系。

如果斜率的 P 大于 0.05，证明斜率没有统计学意义，即斜率值与 0 的差异没有统计学意义，说明因变量和自变量之间不存在线性关系。

同样也可以得到多重线性回归中其他连续型自变量的斜率，如体重每增加 1kg，最大携氧能力下降 0.295ml/（min·kg）；心率每增加 1 次/分，最大携氧能力下降 0.109ml/（min·kg）。

但值得注意的是，当自变量是分类变量时，就不能再按照连续变量的方法解释。以本研究中的性别变量为例，它的斜率是指不同类别之间的差异。在录入数据时，将女性录入为 0，男性录入为 1。SPSS 自动默认是以 0 组为参照，将 1 组与 0 组进行对比，即将男性与女性进行对比。该研究中性别变量的斜率是指这两个性别之间最大携氧能力预测值的差异。本研究中，性别的斜率是 7.897，提示男性的最大携氧能力预测值比女性高 7.897ml/（min·kg）（控制了其他自变量）。从专业的角度来看，男性的平均最大携氧能力也确实高于女性。同时，也可以按照连续变量的分析方法，解释性别变量的 95%CI 和 P，在此不再赘述。

28.4.3　预测因变量

多重线性回归分析的主要目的之一是通过自变量预测因变量。在本研究中，研究者之所以建立最大携氧能力与年龄、体重、心率和性别的回归模型，是希望通过这些自变量预测最大携氧能力，以代替昂贵、复杂的检测手段。

以下将从回归方程预测因变量开始，逐步介绍计算预测值和 95% 置信区间的 SPSS 操作方法及对预测结果的解释。

1. **根据回归方程计算预测值**　本研究的回归方程为

$VO_2max=84.959-0.211\times age-0.295\times weight-0.109\times heart\_rate+7.897\times gender$

假设一位 30 岁男性患者，体重 80kg，心率 133 次/分，则可预测他的最大携氧能力 $=84.959-0.211\times30-0.295\times80-0.109\times133+7.897\times1=48.429$ml/（min·kg），即 30 岁男性（体重 80kg、心率 133 次/分）最大携氧能力平均预测值为 48.429ml/（min·kg）。这个预测值有两种含义：第一，如果调查了目标人群中所有的 30 岁男性（体重 80kg、心率 133 次/分），他们最大携氧能力的平均值应为 48.429ml/（min·kg）；第二，如果某位受调查者符合 30 岁、男性、体重 80kg 以及心率 133 次/分的条件，那么 48.429ml/（min·kg）是其最大携氧能力的最佳估计值。

2. **预测值和 95% 置信区间的 SPSS 操作方法**　SPSS 可以估计预测值及其 95% 置信区间。这里仍以 30 岁、男性、体重 80kg、心率 133 次/分为例，介绍预测值和 95% 置信区间的 SPSS 操作方法。

点击 Analyze→ General Linear Model→ Univariate，将因变量 VO2max 放入 Dependent Variable 框内，自变量 age、weight、heart_rate 和 gender 放入 Covariate（s）框内（图 28.24）。

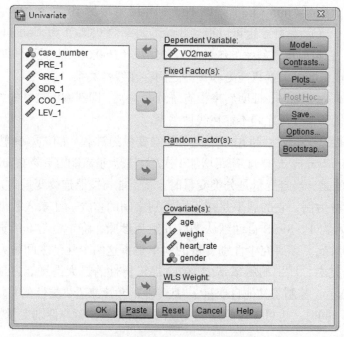

图 28.24　Univariate 对话框

点击 Paste，出现 IBM SPSS Statistics Syntax Editor 窗口，在/DESIGN=age weight heart_rate gender. 上方插入/LMATRIX=ALL 1 30 80 133 1（图 28.25）。

/LMATRIX=ALL 1 30 80 133 1 语句中各部分的含义如下：

ALL 指同时运用斜率和自变量进行预测；

1 指纳入回归截距；

30 指用来预测因变量的自变量 age 的值；

80 指用来预测因变量的自变量 weight 的值；

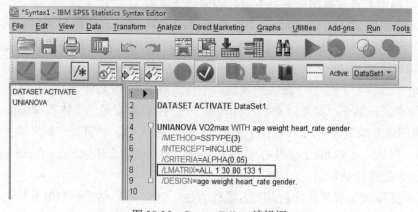

图 28.25　Syntax Editor 编辑框

133 指用来预测因变量的自变量 heat_rate 的值；

1 指用来预测因变量的自变量 gender 的值（0=女性；1=男性）。

点击 Run→ All，输出结果。

需要注意的是，/LMATRIX=ALL 1 30 80 133 1 中各自变量数值的顺序必须与 "/DESIGN=…"行中各自变量的排列顺序一致。

3. 预测结果的解释　预测结果在 Contrast Results（K Matrix）中展示，如图 28.26 所示。

Contrast		Dependent Variable
		VO2max
L1	Contrast Estimate	48.441
	Hypothesized Value	0
	Difference (Estimate - Hypothesized)	48.441
	Std. Error	.903
	Sig.	.000
	95% Confidence Interval for Difference　Lower Bound	46.647
	Upper Bound	50.234

Based on the user-specified contrast coefficients (L') matrix number 1.

图 28.26　Contrast Results（K Matrix）结果

从 Contrast Estimate 一行可以看出，30 岁男性（体重 80kg、心率 133 次/分）的最大携氧能力预测值为 48.441ml/（min·kg）。这与回归方程得到的结果[49.429ml/（min·kg）]略有不同，原因在于 SPSS 保留的运算位数多于直接计算，结果也更准确。同时，SPSS 操作还提供了其他结果。如预测值的标准误（Std. Error）是 0.903ml/（min·kg），提示预测值的变异程度；预测值的 95%CI 为 46.647～50.234ml/（min·kg）。

必须注意的是，这里提到的 95%CI 是平均值的 95%CI，而不是个体值的 95%CI。个体预测值的 95%CI 不能通过 SPSS 自动计算得到。在这里，只需要了解平均值的 95%CI 与个体值的 95%CI 不同即可。

28.5　撰写结论

本研究采用多重线性回归，根据性别、年龄、体重和心率预测最大携氧能力。通过绘制部分回归散点图和学生化残差与预测值的散点图，判断自变量和因变量之间存在线性关系。已验证研究观测值之间相互独立（Durbin-Watson 检验值为 2.257）；并通过绘制学生化残差与未标化的预测值之间的散点图，证实残差的方差齐。回归容忍度均大于 0.1，不存在多重共线性。异常值检验中，不存在学生化删除残差大于 3 倍标准差的观测值，数据杠杆值均小于 0.2，也没有 Cook 距离大于 1 的数值。P-P 图提示，残差近似正态分布。回归模型具有统计学意义，$F=23.223$，$P<0.001$，adjusted $R^2=0.703$。纳入模型的 4 个自变量对最大携氧能力的影响均有统计学意义（$P<0.05$），具体结果见表 28.1。

表 28.1　多重线性回归结果

变量	系数	标准误	标化系数
截距	84.959	6.393	
年龄	−0.211	0.070	−0.232*
体重	−0.295	0.049	−0.485*
心率	−0.109	0.037	−0.215*
性别	7.897	1.406	0.454*

*$P<0.05$。

第 29 章 分层回归

29.1 问题与数据

最大携氧能力（maximal aerobic capacity，VO₂max）是评价人体健康的关键指标，但测量方法复杂，不易实现。该研究者已知研究对象的年龄和性别与最大携氧能力有关，但这种关联强度并不足以建立回归模型，预测最大携氧能力。因此，该研究者拟逐个增加体重（第 3 个变量）和运动后心率（第 4 个变量）两个变量，并判断是否可以增强模型的预测能力。

研究者共招募 100 位研究对象，分别测量他们的最大携氧能力（VO₂max），并收集年龄（age）、性别（gender）、体重（weight）和运动后心率（heart_rate）这些变量信息。部分数据见图 29.1。

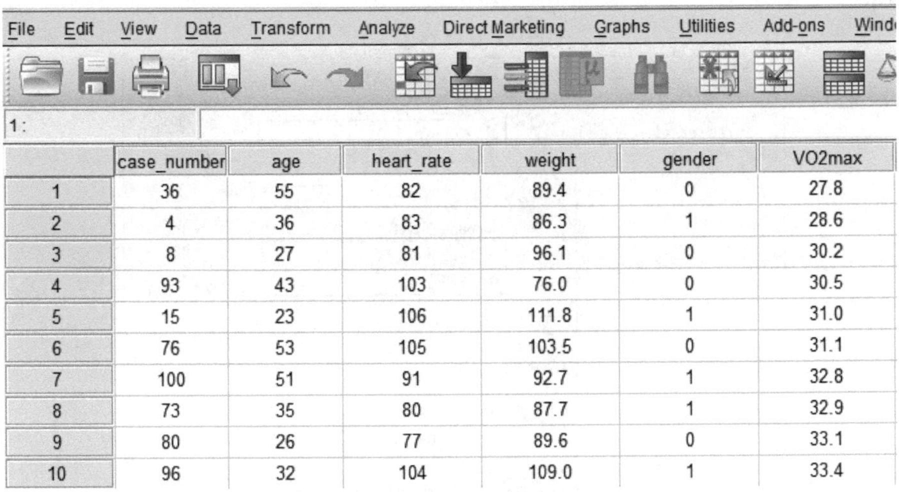

	case_number	age	heart_rate	weight	gender	VO2max
1	36	55	82	89.4	0	27.8
2	4	36	83	86.3	1	28.6
3	8	27	81	96.1	0	30.2
4	93	43	103	76.0	0	30.5
5	15	23	106	111.8	1	31.0
6	76	53	105	103.5	0	31.1
7	100	51	91	92.7	1	32.8
8	73	35	80	87.7	1	32.9
9	80	26	77	89.6	0	33.1
10	96	32	104	109.0	1	33.4

图 29.1 分层回归示例的部分数据

29.2 对问题的分析

研究者已知某些自变量（age 和 gender）与因变量（VO₂max）有关，拟判断逐个增加自变量（weight 和 heart_rate）后对因变量预测模型的改变。针对这种情况，可以使用分层回归分析，但需要先满足以下 8 项假设。

假设 1：因变量是连续变量。

假设 2：自变量不少于 2 个（连续变量或分类变量都可以）。

假设 3：各观测值之间相互独立，即残差之间不存在自相关。

假设 4：因变量和自变量之间存在线性关系。

假设 5：残差的方差齐。

假设 6：不存在多重共线性。

假设 7：没有显著异常值。

假设 8：残差近似正态分布。

假设 1 和假设 2 与研究设计有关。本研究数据符合假设 1 和 2。那么如何考虑假设 3～8 呢？

29.3　SPSS 操作

29.3.1　分层回归

SPSS 运行分层回归后，可以在结果中检验假设 3～8。

在主界面点击 Analyze→Regression→Linear，在 Linear Regression 对话框中，将因变量（VO₂max）放入 Dependent 栏，再将自变量（age 和 gender）放入 Independent（s）栏（研究者已知性别、年龄与最大携氧能力的关系，因此先把这两个变量放入模型）（图 29.2）。

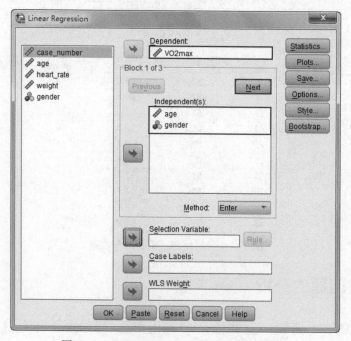

图 29.2　Linear Regression（Block 1）对话框

点击 Next，Independent（s）框中的标签由 Block 1 of 1 变为 Block 2 of 2。此时，age 和 gender 变量依旧存在于模型中，点击 Previous 即可看到。然后将自变量 weight 放入 Independent 栏（图 29.3）。

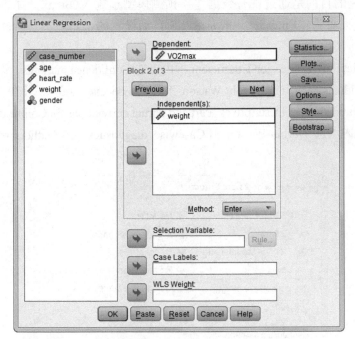

图 29.3　Linear Regression（Block 2）对话框

点击 Next，Independent（s）框中的标签由 Block 2 of 2 变为 Block 3 of 3。同样 age 和 gender、weight 变量依旧存在于模型中，可以点击 Previous 查看。将自变量 heart_rate 放入 Independent 栏（图 29.4）。

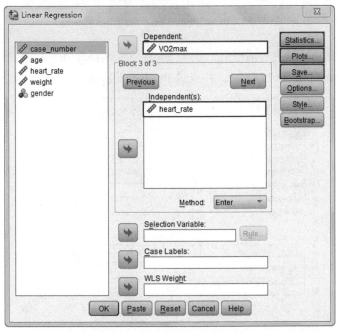

图 29.4　Linear Regression（Block 3）对话框

由于本研究的目的是通过现有数据建立预测模型预测 VO₂max，并非筛选变量，所以 Method 栏应设置为"Enter"，一般是 SPSS 自动设置的；如果不是，也应人工设置为"Enter"。

点击 Statistics，在 Regression Coefficient 框内点选 Confidence intervals，设置 Level（%）为 95%，在 Residuals 框内点选 Durbin-Watson 和 Casewise diagnostics，并在主对话框内点选 Model Fit、R squared change、Descriptives、Part and partial correlations 和 Collinearity diagnostics，在 Residuals 框内点选 Durbin-Watson 和 Casewise diagnostics，在 Outliers outside 后填写 3（图 29.5）。

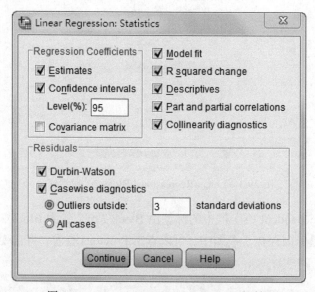

图 29.5　Linear Regression：Statistics 对话框

点击 Continue，回到主对话框后，点击 Plots，在 Standardized Residual Plots 中点选 Histogram 和 Normal probability plot，并点选 Produce all partial plots（图 29.6）。

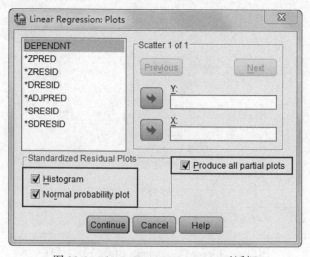

图 29.6　Linear Regression：Plots 对话框

点击 Continue，回到主对话框后，点击 Save，在 Predicted Values 框内点选 Unstandardized，在 Distances 框内点选 Cook's 和 Leverage values，在 Residuals 框内点选 Studentized 和 Studentized deleted，点击 Continue→OK（图 29.7）。

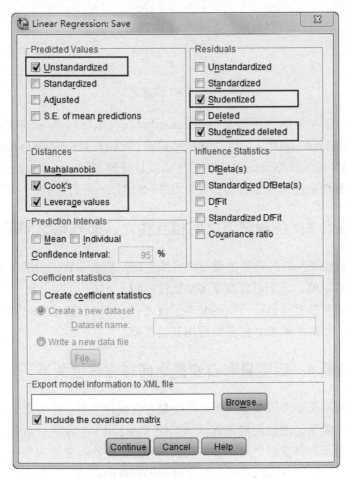

图 29.7　Linear Regression：Save 窗口

经过上述操作后，Variable View 和 Data View 窗口中会增加 5 个变量（图 29.8 和图 29.9）。

	Name	Type	Width	Decimals	Label	Values	Missing	Columns	Align	Measure	Role
1	case_number	Numeric	8	0		None	None	8	≡ Center	⊘ Scale	⊘ None
2	age	Numeric	8	0		None	None	8	≡ Center	⊘ Scale	⊘ None
3	heart_rate	Numeric	8	0		None	None	10	≡ Center	⊘ Scale	⊘ None
4	weight	Numeric	8	1		None	None	10	≡ Center	⊘ Scale	⊘ None
5	gender	Numeric	8	0		{0, Female}...	None	10	≡ Center	⚖ Nominal	⊘ None
6	VO2max	Numeric	8	1		None	None	10	≡ Center	⊘ Scale	⊘ None
7	PRE_1	Numeric	11	5		None	None	13	≡ Center	⊘ Scale	＼ Input
8	SRE_1	Numeric	11	5		None	None	13	≡ Center	⊘ Scale	＼ Input
9	SDR_1	Numeric	11	5		None	None	13	≡ Center	⊘ Scale	＼ Input
10	COO_1	Numeric	11	5		None	None	13	≡ Center	⊘ Scale	＼ Input
11	LEV_1	Numeric	11	5		None	None	13	≡ Center	⊘ Scale	＼ Input

图 29.8　Variable View 窗口

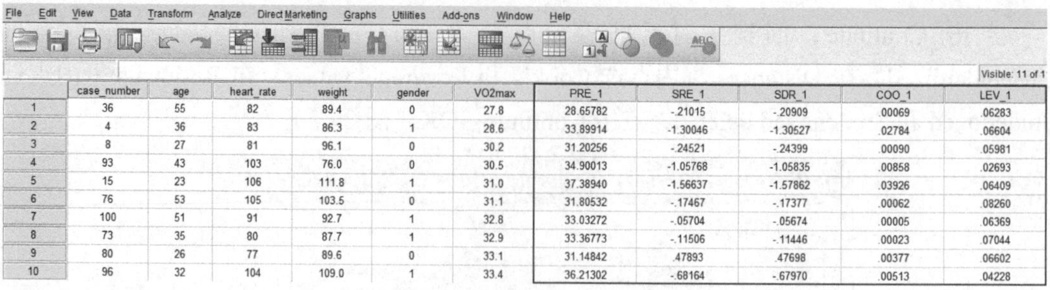

	case_number	age	heart_rate	weight	gender	VO2max	PRE_1	SRE_1	SDR_1	COO_1	LEV_1
1	36	55	82	89.4	0	27.8	28.65782	-.21015	-.20909	.00069	.06283
2	4	36	83	86.3	1	28.6	33.89914	-1.30046	-1.30527	.02784	.06604
3	8	27	81	96.1	0	30.2	31.20256	-.24521	-.24399	.00090	.05981
4	93	43	103	76.0	0	30.5	34.90013	-1.05768	-1.05835	.00858	.02693
5	15	23	106	111.8	1	31.0	37.38940	-1.56637	-1.57862	.03926	.06409
6	76	53	105	103.5	0	31.1	31.80532	-.17467	-.17377	.00062	.08260
7	100	51	91	92.7	1	32.8	33.03272	-.05704	-.05674	.00005	.06369
8	73	35	80	87.7	1	32.9	33.36773	-.11506	-.11446	.00023	.07044
9	80	26	77	89.6	0	33.1	31.14842	.47893	.47698	.00377	.06602
10	96	32	104	109.0	1	33.4	36.21302	-.68164	-.67970	.00513	.04228

图 29.9 Data View 窗口

这 5 个变量分别是未标化预测值（unstandardized predicted values，PRE_1）、学生化残差（studentized residuals，SRE_1）、学生化删除残差（studentized deleted residuals，SDR_1）、Cook 距离（Cook's distance values，COO_1）以及杠杆值（leverage values，LEV_1）。

根据这 5 个新增变量和其他结果，对假设 3～8 将逐一进行检验。

29.3.2 假设 3：各观测值之间相互独立，即残差之间不存在自相关

分层回归对假设 3～8 的检验过程与多重线性回归基本一致，为避免重复讲解，在以下部分只介绍基本原理，详细内容参见多重线性回归。

观测值之间相互独立是分层回归的基本假设之一，可以根据 SPSS 中的 Durbin-Watson 检验判断该假设，如果不满足，则需要运用其他模型。

29.3.3 假设 4：因变量和自变量之间存在线性关系

多重线性回归不仅要求因变量与所有自变量存在线性关系，还要求因变量与每一个自变量之间存在线性关系。通过绘制未标化预测值（PRE_1）和学生化残差（SRE_1）的散点图检验因变量与所有自变量之间的线性关系，而为了检验因变量与每一个自变量之间是否存在线性关系，则需要分别绘制每个自变量与因变量的散点图。如果假设 4 不满足，可以尝试进行数据转换或者采用其他统计方法。

29.3.4 假设 5：残差的方差齐

通过学生化残差（SRE_1）与未标化预测值（PRE_1）之间的散点图进行检验。如果结果提示不满足残差的方差齐的假设，也可以通过一些统计手段进行矫正，如对自变量进行转换或采用加权最小二乘法回归方程等。

29.3.5 假设 6：不存在多重共线性

当回归中存在 2 个或多个自变量高度相关时，就会出现多重共线。它不仅影响自变量对因变量变异的解释能力，还影响整个分层回归模型的拟合。为了检验假设 6，应主要关注相关系数（correlation coefficients）和容忍度/方差膨胀因子（tolerance/VIF）两类指标。

一般来说，如果自变量之间的相关系数大于 0.7，则可能存在多重共线性。本研究中，任意两个自变量的相关系数都小于 0.7，提示数据中不存在多重共线性。

29.3.6 假设 7：没有显著异常值

分层回归的异常值主要分为离群值（outliers）、高杠杆点（leverage points）和强影响点（influential points）3 类。异常的观测值可以符合其中一类或几类。但无论是哪一种，都会对分层回归的拟合与推论有着严重的负面影响。

离群值是指实际值与预测值相差较大的数据，可以用 Casewise Diagnostics 检验和学生化删除残差（SDR_1）两种方法进行检验。高杠杆点可以通过杠杆值（LEV_1）检测。强影响点可以通过 Cook 距离（COO_1）检测。如果存在这些异常值，可以根据实际情况判断是否需要剔除或调整。

29.3.7 假设 8：残差近似正态分布

在分层回归中，可以使用带正态曲线的直方图或 P-P 图，根据学生化残差绘制的正态 Q-Q 图判断回归残差是否近似正态分布。

以上对假设 3～8 的判断，详细内容参见多重线性回归。

29.4 结果解释

29.4.1 各模型的比较

比较不同模型是进行分层回归的主要目的。SPSS 输出变量纳入结果，如图 29.10 所示。

Variables Entered/Removed[a]

Model	Variables Entered	Variables Removed	Method
1	gender, age[b]	.	Enter
2	weight[b]	.	Enter
3	heart_rate[b]	.	Enter

a. Dependent Variable: VO2max .

b. All requested variables entered.

图 29.10 变量纳入（Variables Entered）剔除（Removed）结果

从 Model 栏可以看出，本研究共有 3 个模型：Model 1、Model 2 和 Model 3。Variables Entered 栏显示该研究中每个模型较前一个模型增加的变量。Model 1 是第一个模型，没有前序变量，因此该模型的自变量只有 gender 和 age。Model 2 比前一个模型（Model 1）增加了 weight 变量；Model 3 比 Model 2 增加了 heart_rate 变量。这 3 个模型的纳入变量与之前的 SPSS 操作一致（图 29.11）。

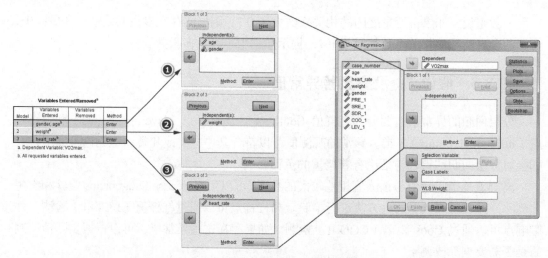

图 29.11　纳入变量结果 SPSS 操作比较

必须注意的是，Model 2 和 Model 3 中纳入的变量都是在上一个模型基础上的。例如，Model 3 是在 Model 2 的基础上纳入 heart_rate 变量，即共纳入 age、gender、weight 和 heart_rate 4 个变量，而不是 heart_rate 1 个变量。

29.4.2　判断线性回归模型的拟合程度

1. 变异的解释程度　分层回归中的每个模型都相当于一个强制纳入变量（enter method）的多重线性回归模型，具体评价指标也相似（图 29.12）。

Model Summary[d]

Model	R	R Square	Adjusted R Square	Std. Error of the Estimate	Change Statistics					Durbin-Watson
					R Square Change	F Change	df1	df2	Sig. F Change	
1	.527[a]	.277	.263	7.2930	.277	18.628	2	97	.000	
2	.707[b]	.499	.484	6.1026	.222	42.531	1	96	.000	
3	.872[c]	.761	.751	4.2392	.262	103.949	1	95	.000	1.374

a. Predictors: (Constant), gender, age .

b. Predictors: (Constant), gender, age, weight .

c. Predictors: (Constant), gender, age, weight, heart_rate .

d. Dependent Variable: VO2max .

图 29.12　模型摘要（Model Summary）结果

R^2 是多层回归的重要指标，反映自变量解释因变量变异的程度。从图 29.12 的结果中可以看出，随着自变量数量的增加，模型 1～3 的 R^2 逐渐增加，分别是 0.277、0.499 和 0.761，提示各模型对因变量的预测能力逐渐加强。但是，分层模型主要是检验增加自变量是否具有统计学意义，如模型 2 增加了 weight 变量后 R^2 的变化是否具有统计学意义？

2. R^2 值在各模型间的变化　为了判断新增变量对回归的影响，需要关注图 29.12 的右半部分。"R Square Change" 栏显示的是该模型与上一个模型 R^2 的差值，"Sig. F Change" 栏显示的是该差值的统计检验的 P 值。以模型 1（Model 1）为例，见图 29.13。

Model Summary[d]

Model	R	R Square	Adjusted R Square	Std. Error of the Estimate	Change Statistics					Durbin-Watson
					R Square Change	F Change	df1	df2	Sig. F Change	
1	.527[a]	.277	.263	7.2930	.277	18.628	2	97	.000	
2	.707[b]	.499	.484	6.1026	.222	42.531	1	96	.000	
3	.872[c]	.761	.751	4.2392	.262	103.949	1	95	.000	1.374

a. Predictors: (Constant), gender, age.

b. Predictors: (Constant), gender, age, weight.

c. Predictors: (Constant), gender, age, weight, heart_rate.

d. Dependent Variable: VO2max.

模型1

图 29.13 模型 1 摘要结果

模型 1 是初始模型, 在空模型的基础上增加了 age 和 gender 两个变量。该模型的 R^2 差值("R Square Change"栏)和 R^2 值("R Square"栏)相同, 均为 0.277。R^2 差值具有统计学意义, $P<0.001$("Sig. F Change"栏)。

模型 2 在模型 1 的基础上增加了 weight 变量, R^2 差值为 0.222, 即模型 2 的 R^2 值(0.499)与模型 1 的 R^2 值(0.277)的差。"Sig. F Change"栏提示, $P<0.001$, 即模型 2 的 R^2 差值具有统计学意义。在本研究中, 模型 2 与模型 1 的差别仅在于 weight 变量, 提示在回归中纳入 weight 变量后自变量对因变量变异的解释能力增加 22.2%($P<0.001$), 即纳入体重变量对研究对象最大携氧能力的预测改善有统计学意义(如果在模型 2 中增加了不止一个变量, 那么 R^2 值的改变就是所有新增变量共同作用的结果, 而不是某一个变量的)。

模型 3 在模型 2 的基础上增加了 heart_rate 变量, R^2 差值为 0.262, 即模型 3 的 R^2 值(0.761)与模型 2 的 R^2 值(0.499)的差。"Sig. F Change"栏提示, $P<0.001$, 即模型 3 的 R^2 差值具有统计学意义。提示在回归中纳入 heart_rate 变量后自变量对因变量变异的解释能力增加 26.2%($P<0.001$), 即纳入心率变量对研究对象最大携氧能力的预测改善有统计学意义。

3. **模型的统计学意义** 分层回归的每一个模型都相当于一个多重线性回归模型。SPSS 输出的 ANOVA 表格结果中包括对每一个模型的评价。一般来说, 研究者习惯性只汇报最终模型的结果(本研究的模型 3), 见图 29.14。

ANOVA[a]

Model		Sum of Squares	df	Mean Square	F	Sig.
1	Regression	1981.517	2	990.758	18.628	.000[b]
	Residual	5159.163	97	53.187		
	Total	7140.680	99			
2	Regression	3565.447	3	1188.482	31.912	.000[c]
	Residual	3575.233	96	37.242		
	Total	7140.680	99			
3	Regression	5433.472	4	1358.368	75.588	.000[d]
	Residual	1707.208	95	17.971		
	Total	7140.680	99			

a. Dependent Variable: VO2max.

b. Predictors: (Constant), gender, age.

c. Predictors: (Constant), gender, age, weight.

d. Predictors: (Constant), gender, age, weight, heart_rate.

图 29.14 ANOVA 结果

模型 3 是全模型，纳入了 gender、age、weight 和 heart_rate 4 个变量。结果显示，该模型具有统计学意义，$F（4，95）=75.588$，$P<0.001$，提示因变量和自变量之间存在线性相关，说明相较于空模型，纳入这 4 个自变量有助于预测因变量。

4. 回归系数　正如前文所述，分层回归模型主要关注的是最终模型，即本研究中的模型 3，在对回归系数（coefficients）进行解释时也是如此（图 29.15）。

Coefficients^a

Model		Unstandardized Coefficients		Standardized Coefficients	t	Sig.	95.0% Confidence Interval for B		Correlations			Collinearity Statistics	
		B	Std. Error	Beta			Lower Bound	Upper Bound	Zero-order	Partial	Part	Tolerance	VIF
1	(Constant)	50.527	2.969		17.020	.000	44.635	56.419					
	age	-.311	.076	-.359	-4.088	.000	-.461	-.160	-.421	-.383	-.353	.964	1.037
	gender	5.623	1.530	.323	3.675	.000	2.585	8.660	.391	.350	.317	.964	1.037
2	(Constant)	69.977	3.882		18.028	.000	62.273	77.682					
	age	-.263	.064	-.304	-4.111	.000	-.390	-.136	-.421	-.387	-.297	.951	1.051
	gender	7.399	1.309	.425	5.652	.000	4.800	9.998	.391	.500	.408	.922	1.084
	weight	-.274	.042	-.483	-6.522	.000	-.357	-.190	-.425	-.554	-.471	.952	1.051
3	(Constant)	27.952	4.925		5.675	.000	18.174	37.730					
	age	-.117	.047	-.135	-2.507	.014	-.210	-.024	-.421	-.249	-.126	.862	1.160
	gender	2.583	1.025	.148	2.520	.013	.548	4.617	.391	.250	.126	.726	1.377
	weight	-.083	.035	-.146	-2.394	.019	-.152	-.014	-.425	-.239	-.120	.674	1.484
	heart_rate	.177	.017	.686	10.196	.000	.143	.212	.851	.723	.511	.556	1.799

a. Dependent Variable: VO2max.

图 29.15　Coefficients 结果

可以按照多重线性回归的分析方法对分层回归系数进行解释。连续变量（如 age 变量）的回归系数表示自变量每改变一个单位，因变量的变化情况。分类变量（如 gender 变量）的回归系数表示不同类别之间的差异（详细内容参见多重线性回归）。值得注意的是，运行分层回归的主要目的是分析是否有必要增加新的自变量，而不是进行预测，回归系数不是报告中主要关注的结果。但是如果在汇报时需要提供回归系数，也可以把这部分增加在报告中。

29.5　撰写结论

本研究采用分层回归，分析逐步增加体重和心率变量是否可以提高性别、年龄对最大携氧能力的预测水平。通过绘制部分回归散点图和学生化残差与预测值的散点图，判断自变量和因变量之间存在线性关系。已验证研究观测值之间相互独立（Durbin-Watson 检验值为 1.374）；并通过绘制学生化残差与未标化的预测值之间的散点图，证实数据具有等方差性。回归容忍度均大于 0.1，不存在多重共线性。异常值检验中，不存在学生化删除残差大于 3 倍标准差的观测值，数据杠杆值均小于 0.2，也没有 Cook 距离大于 1 的数值。Q-Q 图提示，研究数据满足正态假设。最终模型（模型 3）纳入性别、年龄、体重和心率 4 个变量，具有统计学意义。$R^2=0.761$，$F（4，95）=75.588（P<0.001）$，adjusted $R^2=0.751$。仅增加体重变量（模型 2）后，R^2 值增加 0.222，$F（1，96）=42.531（P<0.001）$，具有统计学意义。增加心率变量（模型 3）后，R^2 值增加 0.262，$F（1，95）=103.949（P<0.001）$，具有统计学意义，具体结果见表 29.1（为了尽可能地展示分层回归结果，表 29.1 纳入了所有可能需要汇报的指标。但在实际工作中，可能并不需要汇报这么多，应视情况而定）。

表 29.1 分层回归结果

变量	模型 1		模型 2		模型 3	
	系数	标化系数	系数	标化系数	系数	标化系数
截距	50.527		69.977		27.952	
年龄	−0.311	−0.359	−0.263	−0.304	−0.117	−0.135
性别	5.623	0.323	7.399	0.425	2.583	0.148
体重			−0.274	−0.483	−0.083	−0.146
心率					0.177	0.686
R^2		0.277		0.499		0.761
F		18.628		31.912		75.588
ΔR^2		0.277		0.222		0.262
ΔF		18.628		42.531		103.949

注：表中 N=100，$^{*}P<0.05$，$^{**}P<0.001$。

第 30 章　二项 Logistic 回归

30.1　问题与数据

某研究者拟了解年龄、性别、BMI 和总胆固醇（TC）预测患心血管疾病（CVD）的能力，招募了 100 例研究对象，记录年龄（age）、性别（gender）、BMI，测量血中总胆固醇浓度（TC），并评估研究对象目前是否患有心血管疾病（CVD）。部分数据见图 30.1。

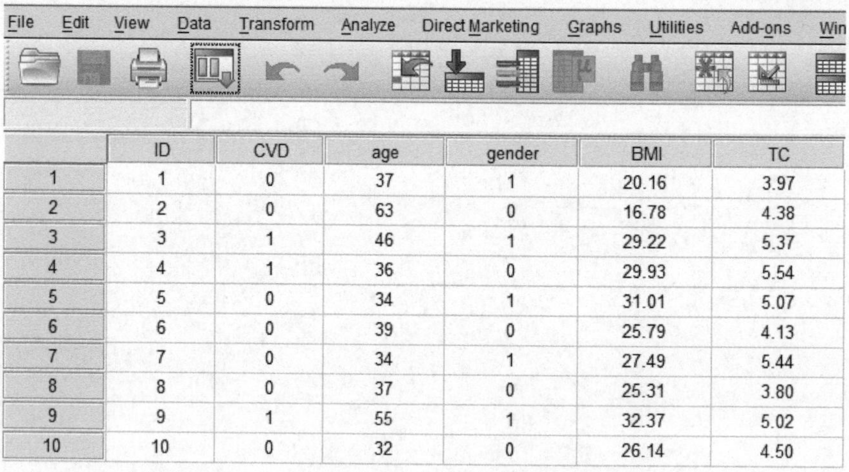

	ID	CVD	age	gender	BMI	TC
1	1	0	37	1	20.16	3.97
2	2	0	63	0	16.78	4.38
3	3	1	46	1	29.22	5.37
4	4	1	36	0	29.93	5.54
5	5	0	34	1	31.01	5.07
6	6	0	39	0	25.79	4.13
7	7	0	34	1	27.49	5.44
8	8	0	37	0	25.31	3.80
9	9	1	55	1	32.37	5.02
10	10	0	32	0	26.14	4.50

图 30.1　二项 Logistic 回归示例的部分数据

30.2　对问题的分析

使用 Logistic 模型前，需判断是否满足以下 7 项假设。

假设 1：因变量（结局）是二分类变量。

假设 2：有至少 1 个自变量，自变量可以是连续变量，也可以是分类变量。

假设 3：每条观测间相互独立。分类变量（包括因变量和自变量）的分类必须全面且每一个分类间互斥。

假设 4：最小样本量要求为自变量数目的 15 倍。但一些研究者认为样本量应达到自变量数目的 50 倍。

假设 5：连续的自变量与因变量的 logit 转换值之间存在线性关系。

假设 6：自变量之间无多重共线性。

假设 7：没有明显的离群点、杠杆点和强影响点。

假设 1~4 取决于研究设计和数据类型，本研究数据满足假设 1~4。那么应该如何检验假设 5~7，并进行 Logistic 回归呢？

30.3　SPSS 操作

30.3.1　检验假设 5：连续的自变量与因变量的 logit 转换值之间存在线性关系

连续的自变量与因变量的 logit 转换值之间是否存在线性关系，可以通过多种方法检验。这里主要介绍 Box-Tidwell 方法，即将连续自变量与其自然对数值的交互项纳入回归方程。

本研究中，连续的自变量包括 age、BMI、TC。使用 Box-Tidwell 方法时，需要先计算 age、BMI、TC 的自然对数值，并命名为 ln_age、ln_BMI、ln_TC。

1. **计算连续自变量的自然对数值**　以 age 为例，计算 age 的自然对数值 ln_age 的 SPSS 操作如下。在主界面点击 Transform→Compute Variable，出现 Compute Variable 对话框。在 Target Variable 框中输入即将生成自然对数值的变量名称（如输入 ln_age 表示 age 的自然对数值）。选择 Function group 菜单下的 Arithmetic，选择 Functions and Special Variables 菜单下的 Ln，双击 Ln 将该公式选入 Numeric Expression 框中，最后双击 age 将该变量选入"LN（）"公式中。点击 OK 生成新变量 ln_age（即 age 的自然对数值）（图 30.2）。

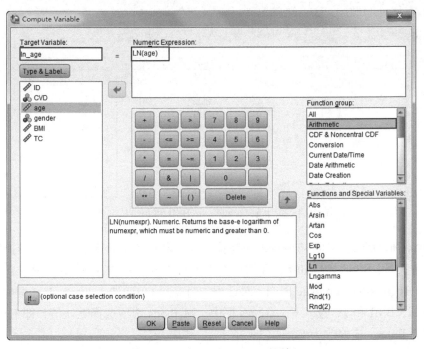

图 30.2　Compute Variable 对话框

此时新变量会同时出现在 Variable View 和 Data View 窗口中。在 Data View 窗口中，新生成的 ln_age 变量如图 30.3 所示。

	ID	CVD	age	gender	BMI	TC	ln_age
1	1	0	37	1	20.16	3.97	3.61
2	2	0	63	0	16.78	4.38	4.14
3	3	1	46	1	29.22	5.37	3.83
4	4	1	36	0	29.93	5.54	3.58
5	5	0	34	1	31.01	5.07	3.53
6	6	0	39	0	25.79	4.13	3.66
7	7	0	34	1	27.49	5.44	3.53
8	8	0	37	0	25.31	3.80	3.61
9	9	1	55	1	32.37	5.02	4.01
10	10	0	32	0	26.14	4.50	3.47

图 30.3　新生成的 ln_age 变量

重复以上过程，将本研究中的所有连续自变量的自然对数值全部生成。在 Data View 中，新生成的 ln_age、ln_BMI、ln_TC 变量如图 30.4 所示。

	ID	CVD	age	gender	BMI	TC	ln_age	ln_BMI	ln_TC
1	1	0	37	1	20.16	3.97	3.61	3.00	1.38
2	2	0	63	0	16.78	4.38	4.14	2.82	1.48
3	3	1	46	1	29.22	5.37	3.83	3.37	1.68
4	4	1	36	0	29.93	5.54	3.58	3.40	1.71
5	5	0	34	1	31.01	5.07	3.53	3.43	1.62
6	6	0	39	0	25.79	4.13	3.66	3.25	1.42
7	7	0	34	1	27.49	5.44	3.53	3.31	1.69
8	8	0	37	0	25.31	3.80	3.61	3.23	1.33
9	9	1	55	1	32.37	5.02	4.01	3.48	1.61
10	10	0	32	0	26.14	4.50	3.47	3.26	1.50

图 30.4　新生成 ln_age、ln_BMI 和 ln_TC 变量

2. Box-Tidwell 法　Box-Tidwell 法检验连续的自变量与因变量的 logit 转换值之间是否存在线性关系，SPSS 操作如下：在主界面中点击 Analyze→Regression→Binary Logistic。在 Logistic Regression（Logistic 回归）对话框中将变量 CVD 选入 Dependent 框中，将变量 age、gender、BMI 和 TC 选入 Covariates 框中。Methods 选项选择默认值，即 Enter。如果目前未选择 Enter，应修改为 Enter（图 30.5）。

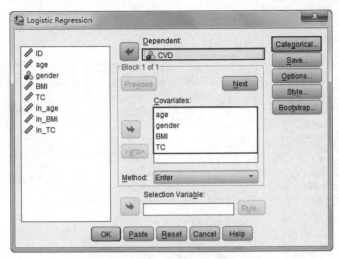

图 30.5　Logistic Regression 对话框

　　点击 Categorical，在 Logistic Regression：Define Categorical Variables 对话框中，将 gender 选入 Categorical Covariates 框中。在 Change Contrast 区域，将 Reference Category 从 Last 改为 First 后，点击 Change→Continue（图 30.6）。

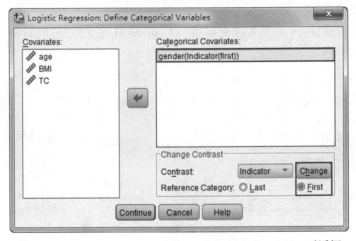

图 30.6　Logistic Regression：Define Categorical Variables 对话框

　　对于二分类变量（如本研究的 gender），也可以不通过 Categorical 选项指定参照，SPSS 将默认以赋值较低的变量为参照。

　　Categorical 选项可将多分类变量（包括有序多分类和无序多分类）变换成哑变量，指定某一分类为参照。例如，某研究中 COPD 是多分类变量（分为无 COPD 病史、轻/中度、重度），如果指定"无 COPD 病史"的研究对象为参照组，可以分别比较"轻/中度"和"重度"组相对于参照组发生结局的风险。

　　Contrast 右侧的下拉菜单中（该下拉菜单内的选项是几种与参照比较的方式），Indicator 方式最常用，其比较方法为第一类或最后一类为参照类，每一类与参照类比较。在 Reference Category 的右侧选择 First，表示本研究以女性（赋值为 0）为对照组。

回到 Logistic Regression 对话框后，可见 gender 已显示为 gender（Cat）。分类变量后显示"（Cat）"说明已正确定义分类变量（图 30.7）。

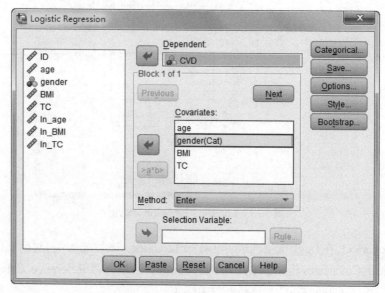

图 30.7 正确定义分类变量

设置好分类自变量后，开始生成交互项。以 age 和 ln_age 为例，同时选中 age 和 ln_age（使用 Ctrl 键+鼠标点击），点击"＞a*b＞"键，将 age*ln_age 交互项选入 Covariates 框中（图 30.8）。

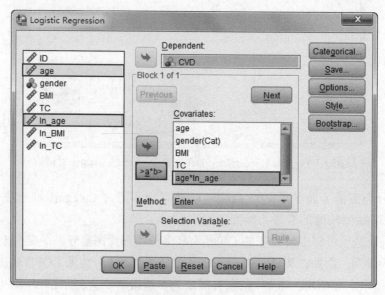

图 30.8 选入交互项

重复以上过程，将所有交互项都选入 Covariates 框中，点击 OK（图 30.9）。

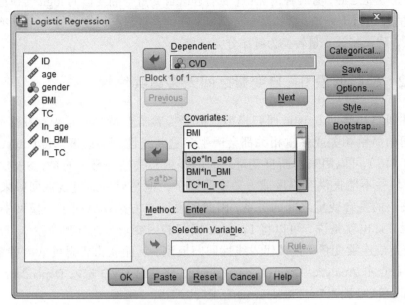

图 30.9　选入所有交互项

3. **假设 5 的检验结果**　查看 Variables in the Equation（方程中的变量）表格中有交互作用的行及行内 "Sig." 值，本研究中为 age by ln_age、BMI by ln_BMI 和 TC by ln_TC 所在的行及行内 "Sig." 值（图 30.10）。

		B	S.E.	Wald	df	Sig.	Exp(B)
Step 1[a]	age	1.893	1.019	3.452	1	.063	6.640
	gender(1)	.038	.601	.004	1	.949	1.039
	BMI	.670	2.754	.059	1	.808	1.954
	TC	-5.191	11.017	.222	1	.637	.006
	age by ln_age	-.369	.210	3.087	1	.079	.692
	BMI by ln_BMI	-.112	.652	.029	1	.864	.894
	TC by ln_TC	2.292	4.150	.305	1	.581	9.898
	Constant	-22.342	30.528	.536	1	.464	.000

a. Variable(s) entered on step 1: age, gender, BMI, TC, age * ln_age , BMI * ln_BMI , TC * ln_TC .

图 30.10　方程中的变量

如果交互作用有统计学意义（$P<0.05$），则说明对应的连续自变量与因变量 logit 转换值间没有线性关系（即不符合假设 5）。尽管解释回归结果时通常不进行多重校正，但在检验线性假设时建议对纳入分析的所有项（包括截距项）进行 Bonferroni 法校正。

本研究中，共有 8 项纳入模型分析，包括 3 个连续自变量 age、BMI、TC，分类自变量 gender，3 个交互作用项（age*ln_age、BMI*ln_BMI、TC*ln_TC）和截距项（constant）。因此本研究中，建议选择显著性水平为 $\alpha=0.006\,25$（即 $0.05\div8$）。根据该显著性水平，本研究所有交互项的 P 均高于 $0.006\,25$，因此所有连续自变量与因变量 logit 转换值之间存在线性关系。

假设 5 检验完之后，有两种情况：①所有连续自变量与因变量的 logit 转换值间存在线性关系，则直接进行下一步；②如果一个及以上连续自变量与因变量的 logit 转换值间不存在线性关系，建议将该变量转换为有序分类变量。

30.3.2　检验假设 6：自变量之间无多重共线性

与线性回归一样，Logistic 回归模型也需要检验自变量之间是否存在多重共线性。自变量之间的简单相关或多重相关都会产生多重共线性。容忍度（tolerance）或方差膨胀因子（VIF）可以用来诊断自变量之间的多重共线性。遗憾的是，SPSS 的 Binary Logistic 模块并不能提供容忍度或方差膨胀因子，但是可以通过线性回归来获得。由于研究者关心的是自变量之间的关系，因此容忍度或方差膨胀因子与模型中因变量的函数形式无关。也就是说，可以将 Logistic 回归的因变量（二分类变量）、自变量（二分类、多分类或连续变量）直接代入线性回归模型，从而获得容忍度或方差膨胀因子。

在主界面点击 Analyze→Regression→Linear，将变量 CVD 选入 Dependent，将 age、gender、BMI 和 TC 选入 Independent（s）（图 30.11）。

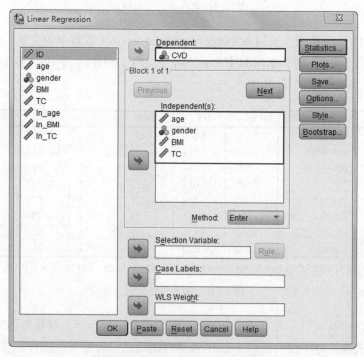

图 30.11　Linear Regression 对话框

点击 Statistics，出现 Linear Regression：Statistics 对话框，选择 Collinearity diagnostics→Continue→OK（图 30.12 和图 30.13）。

如果容忍度小于 0.1 或方差膨胀因子（VIF）大于 10，则表示存在共线性。本例中，容忍度均远大于 0.1，方差膨胀因子均小于 10，所以不存在多重共线性。如果数据存在多重共线性，则需要用复杂的方法进行处理，其中最简单的方法是剔除引起共线性的因素之一。

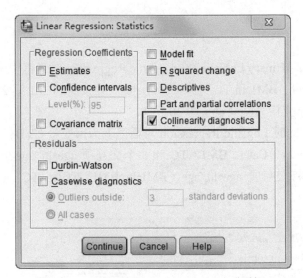

图 30.12　Linear Regression：Statistics 对话框

Coefficients^a

Model		Collinearity Statistics	
		Tolerance	VIF
1	age	.993	1.007
	gender	.838	1.193
	BMI	.899	1.112
	TC	.930	1.075

a. Dependent Variable: CVD .

图 30.13　共线性诊断结果

30.3.3　检验假设 7：没有明显的离群点、杠杆点和强影响点

该假设的 SPSS 操作见下述 30.3.4 部分，此处仅展示如何解读结果。Casewise List 结果显示的为学生化残差大于 2 倍标准差的观测。学生化残差大于 2.5 倍标准差的观测需要研究者进一步观察决定这些观测是否为离群点，如有必要甚至可以从分析中剔除这些观测。

本例中，第 15、55、65、78 和 99 个观测的学生化残差（SResid）的绝对值均大于 2.0，符合上述判断可能是离群点的标准（图 30.14）。

Casewise List^b

Case	Selected Status^a	Observed CVD	Predicted	Predicted Group	Temporary Variable		
					Resid	ZResid	SResid
15	S	Y**	.105	N	.895	2.926	2.163
55	S	Y**	.118	N	.882	2.728	2.094
65	S	Y**	.139	N	.861	2.491	2.013
78	S	N**	.870	Y	−.870	−2.586	−2.048
99	S	N**	.881	Y	−.881	−2.725	−2.125

a. S = Selected, U = Unselected cases, and ** = Misclassified cases.

b. Cases with studentized residuals greater than 2.000 are listed.

图 30.14　Casewise List 结果

需要注意：①如果所有观测的学生化残差小于 2 倍标准差，SPSS 不会输出 Casewise List。如果已经剔除离群点，则第一次分析得到的 Casewise Diagnostics 不会再显示。②观测数（case number）指 SPSS 系统内的自动编码（Data View 窗口中最左侧一列中的编码），而非研究者赋值的编码。③研究者需要查看该观测为离群点的原因，决定是否删除该观测并报告。本研究暂考虑不删除离群点，并在结果中报告。

30.3.4 Logistic 回归

在主界面点击 Analyze→Regression→Binary Logistic，在 Logistic Regression 对话框中，将 CVD 选入 Dependent，将 age、gender、BMI 和 TC 选入 Covariates。并按照 30.3.1 第 2 部分的操作，通过 Categorical 将 gender 变换为哑变量（图 30.15）。

注意：如果按上述指导逐步分析，此时 Logistic Regression 对话框下为因变量 CVD，Covariates 框中为 4 个自变量 age、gender（Cat）、BMI、TC 和 3 个交互项 age*ln_age、BMI*ln_BMI、TC*ln_TC。此时仅需要将交互项 age*ln_age、BMI*ln_BMI、TC*ln_TC 从 Covariates 框中删除即可。

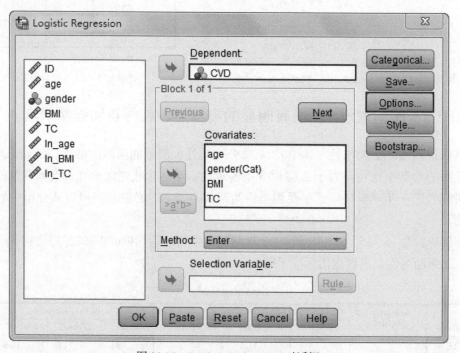

图 30.15　Logistic Regression 对话框

对于自变量筛选的方法（Method 对话框），SPSS 提供了 7 种选择，使用各种方法的结果略有不同，使用者可相互印证。各种方法之间的差别在于变量筛选方法不同，其中 Forward：LR 法（基于最大似然估计的向前逐步回归法）的结果相对可靠，但最终模型的选择还需要获得专业理论的支持。此处以 Enter 法为例进行展示（其他方法得到的结果，解释方法相同）。

点击 Options，在 Logistic Regression：Options 对话框中，选中 Classification plots，Hosmer-Lemeshow goodness-of-fit，Casewise listing of residuals 和 CI for exp（B）这 4 个选项。在 Display 区域，选中 At last step 选项。点击 Continue→OK（图 30.16）。

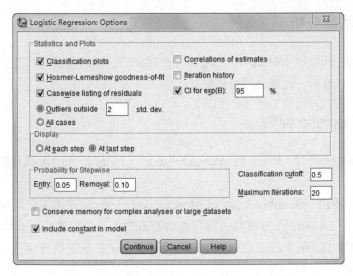

图 30.16 Logistic Regression：Options 对话框

30.4 结果解释

30.4.1 检查变量和数据

首先检查是否存在缺失观测，纳入分析的观测数是否和数据库中观测数一致。Case Processing Summary 结果见图 30.17。

确认因变量的编码是否正确，相应的 Dependent Variable Encoding（因变量编码）结果见图 30.18。发生事件编码为 1，未发生事件编码为 0。

Unweighted Cases[a]		N	Percent
Selected Cases	Included in Analysis	100	100.0
	Missing Cases	0	.0
	Total	100	100.0
Unselected Cases		0	.0
Total		100	100.0

a. If weight is in effect, see classification table for the total number of cases.

Original Value	Internal Value
No	0
Yes	1

图 30.17 Case Processing Summary 结果   图 30.18 Dependent Variable Encoding 结果

观察分类自变量是否存在某一类观测数过少的情况，如果某项分类较少，可能不利于二项 Logistic 回归分析。本研究中定义的分类自变量只有 gender，因此 Categorical Variables Codings（分类变量编码）结果只给出了 gender 的信息（图 30.19）。

		Frequency	Parameter coding (1)
gender	Female	42	.000
	Male	58	1.000

图 30.19 Categorical Variables Codings 结果

30.4.2 基本分析

此部分结果的标题为"Block 0：Beginning Block"，指的是所有自变量不纳入模型、只包括常数项时的结果。此部分可以跳过。

30.4.3 Logistic 回归

此部分结果的标题为"Block 1：Method=Enter"（Enter 指 30.3.4 部分所述的自变量筛选方法）。

1. 模型整体评价 Omnibus Tests of Model Coefficients 是模型系数的综合检验，其中 Model 一行输出了 Logistic 回归模型中所有参数是否均为 0 的似然比检验结果。$P < 0.05$ 表示本次拟合的模型中，纳入的变量中至少有一个变量的 OR 值有统计学意义，即模型总体有意义（图 30.20）。

Hosmer and Lemeshow Test 是模型的拟合优度检验。当 P 不小于检验水准时（即 $P > 0.05$），认为当前数据中的信息已经被充分提取，模型拟合优度较高（图 30.21）。

		Chi-square	df	Sig.
Step 1	Step	37.023	4	.000
	Block	37.023	4	.000
	Model	37.023	4	.000

Step	Chi-square	df	Sig.
1	11.954	8	.153

图 30.20　Omnibus Tests of Model Coefficients 结果　　图 30.21　Hosmer and Lemeshow Test 结果

Model Summary 结果中提供了因变量的变异能够被拟合的模型解释的比例。该结果包含 Cox & Snell R Square 和 Nagelkerke R Square，这两种 R^2 有时被称为伪 R^2，在 Logistic 回归中意义不大（与线性回归中的不同），可以不予关注。

2. 模型预测能力 拟合 Logistic 回归模型后，对于每一个自变量组合，均可得到结局事件（本例中为患心血管疾病）发生的概率。如果事件发生的概率大于或等于 0.5，Logistic 回归判断为事件发生（患心脏病）；如果概率小于 0.5，则判断为事件未发生（未患心血管疾病）。因此，与真实情况相比，就可以评价 Logistic 回归模型的预测效果（图 30.22）。

Classification Table[a]

			Predicted		
			CVD		Percentage Correct
Observed			No	Yes	
Step 1	CVD	No	47	10	82.5
		Yes	11	32	74.4
	Overall Percentage				79.0

a. The cut value is .500.

图 30.22　Classification Table 结果

Logistic 回归模型能够将 79.0% 的观测正确分类（"Overall Percentage"一行），该指标常被称作正确分类百分比（percentage accuracy in classification），即诊断试验中的一致率。

　　预测为"是"的观测数占实际为"是"的观测数的比例即灵敏度。本研究中，74.4%
患有心血管疾病的研究对象被模型预测患有心血管疾病。预测为"否"的观测数占实际为
"否"的观测数的比例即特异度。本研究中，82.5%未患心血管疾病的研究对象被模型预测
未患心血管疾病。

　　同理，还可以计算得到阳性预测值（32/42=76.2%）和阴性预测值（47/58=81.0%）。

　　3. 方程中的自变量　　由于本次统计过程中筛选变量的方式是 Enter 法，所以所有自变
量均进入了模型，Variables in the Equation 中也列出了所有自变量及其参数。其中，"Sig."
一列表示相应变量在模型中的 P 值，"Exp（B）"和"95% CI for EXP（B）"表示相应变量
的 OR 值和其 95% 置信区间（图 30.23）。

		B	S.E.	Wald	df	Sig.	Exp(B)	95% CI for EXP(B)	
								Lower	Upper
Step 1ª	age	.109	.030	13.066	1	.000	1.115	1.051	1.184
	gender(1)	-.063	.582	.012	1	.913	.939	.300	2.935
	BMI	.204	.066	9.541	1	.002	1.226	1.077	1.395
	TC	.918	.343	7.157	1	.007	2.505	1.278	4.908
	Constant	-14.950	3.167	22.277	1	.000	.000		

a. Variable(s) entered on step 1: age, gender, BMI, TC.

图 30.23　Variables in the Equation 结果

　　结果显示，自变量 age（$P<0.001$）、BMI（$P=0.002$）和 TC（$P=0.007$）有统计学意义，
但 gender（$P=0.913$）没有统计学意义。

　　对于分类变量，OR 值的含义：相对于赋值较低的研究对象（如 gender 赋值为"0"
的为女性），赋值较高的研究对象（男性）患心血管疾病的风险为多少倍。对于连续变
量，OR 值的含义：自变量每增加一个单位（如年龄每增加 1 岁）发生结局的风险增加
的倍数。

30.5　撰写结论

　　本研究采用二分类 Logistic 回归评估年龄、性别、BMI 和总胆固醇水平对研究对象患
心血管疾病的影响。使用 Box-Tidwell 方法检验连续自变量与因变量 logit 转换值间是否为
线性。线性检验模型时共纳入 8 项，Bonferroni 校正后显著性水平为 0.006 25。线性检验
结果得到所有连续自变量与因变量 logit 转换值间存在线性关系。5 个观测的学生化残差
大于标准差的 2.5 倍，但保留在分析中。最终得到的 Logistic 模型具有统计学意义，
$\chi^2=37.023$，$P<0.001$。该模型能够正确分类 79.0% 的研究对象。模型的敏感度为 74.4%，
特异度为 82.5%，阳性预测值为 76.2%，阴性预测值为 81.0%。模型纳入的 4 个自变量中，
年龄、BMI 和 TC 有统计学意义。年龄每增加 1 岁，患心脏病的风险增加 11.5%。BMI
每增加一个单位，患心脏病的风险增加 22.6%。TC 每增加一个单位，患心脏病的风险增
加 1.505 倍。

扩 展 阅 读

　　在进行二分类 Logistic 回归（包括其他 Logistic 回归）分析前，如果样本不多而变量较多，建议先通过单变量分析（t 检验、卡方检验等）考察所有自变量与因变量之间的关系，筛掉一些可能无意义的变量，再进行多因素分析，这样可以保证结果更加可靠。即使样本足够大，也不建议直接把所有的变量放入方程直接分析，一定要先弄清楚各个变量之间的相互关系，确定自变量进入方程的形式，这样才能有效地进行分析。

　　经过单因素分析后，应当考虑将哪些自变量纳入 Logistic 回归模型。一般情况下，建议纳入的变量：①单因素分析差异有统计学意义的变量（此时，最好将 P 值放宽一些，如 P 值为 0.1 或 0.15 等，避免漏掉一些重要因素）；②单因素分析时，没有发现差异有统计学意义，但是临床上认为与因变量关系密切的自变量。

　　此外，对于连续变量，如果仅仅是为了调整该变量带来的混杂（不关心该变量的 OR 值），则可以直接将该变量纳入 Logistic 回归模型；如果关心该变量对因变量的影响程度（关心该变量的 OR 值），一般不直接将该连续变量纳入模型，而是建议将连续变量转化为有序多分类变量后纳入模型。这是因为，若在 Logistic 回归中直接纳入连续变量，那么对于该变量的 OR 值的意义：该变量每升高一个单位，发生结局事件的风险变化（如年龄每增加 1 岁，患心脏病的风险增加 1.115 倍），其在临床上大多数是没有意义的。

第 31 章　有序 Logistic 回归

31.1　问题与数据

研究者开展了一项患者满意度调查，主要调查患者对医疗效果的满意程度（不满意用"0"表示；一般用"1"表示；满意用"2"表示；非常满意用"3"表示）。另外，研究者也调查了一些其他信息，包括性别（gender：男性用"0"表示；女性用"1"表示）、年龄（age）、医疗费用（fee）和治疗方法（treatment：药物 1 用"1"表示；药物 2 用"2"表示；药物 3 用"3"表示）。部分数据见图 31.1。

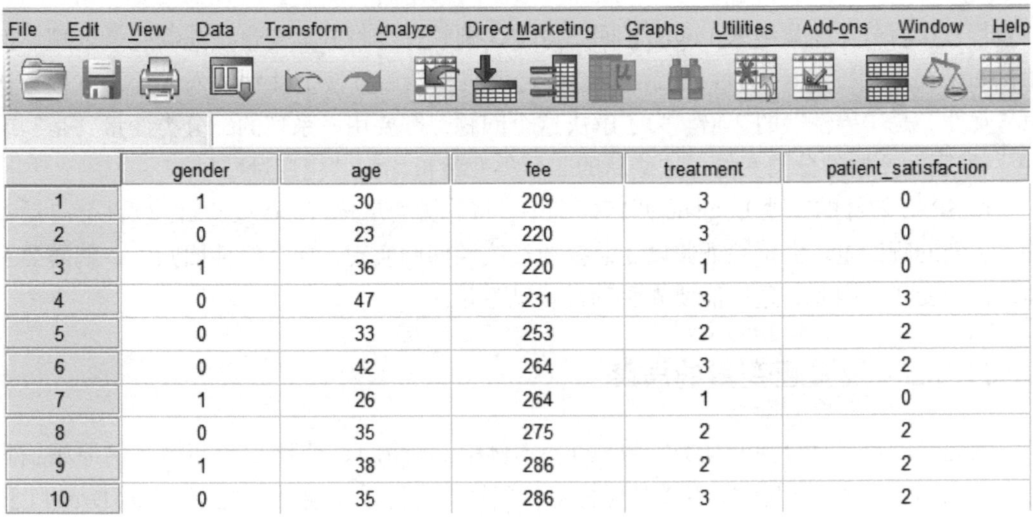

	gender	age	fee	treatment	patient_satisfaction
1	1	30	209	3	0
2	0	23	220	3	0
3	1	36	220	1	0
4	0	47	231	3	3
5	0	33	253	2	2
6	0	42	264	3	2
7	1	26	264	1	0
8	0	35	275	2	2
9	1	38	286	2	2
10	0	35	286	3	2

图 31.1　有序 Logistic 回归示例的部分数据

31.2　对问题的分析

使用有序 Logistic 进行回归分析时，需要考虑以下 4 项假设。

假设 1：因变量唯一，且为有序多分类变量，如血压水平可以分为高、中、低；对某疾病的治疗效果分为痊愈、有效、无效等。

假设 2：存在一个或多个自变量，可为连续、有序多分类或无序分类变量。

假设 3：自变量之间无多重共线性。

假设 4：模型满足比例优势假设。意思是无论因变量的分割点在什么位置，模型中各个自变量对因变量的影响不变，也就是自变量对因变量的回归系数与分割点无关。有序多分类的 Logistic 回归的原理是将因变量的多个分类依次分割为多个二元的 Logistic 回归，如本例中因变量患者满意度有 4 个等级，分析时拆分为 3 个二元 Logistic 回归，分别为　　（0 vs. 1+2+3）、（0+1 vs. 2+3）和（0+1+2 vs. 3），均是较低级与较高级对比。在有序多分类 Logistic 回归中，假设几个二元 Logistic 回归的自变量系数相等，仅常数项不等，结果也只输出一组自变量的系数。因此，有序多分类的 Logistic 回归模型，必须对自变量系数相等的假设（即比例优势假设）进行检验（又称平行线检验）。如果不满足该假设，则考虑使用无序多分类 Logistic 回归。

假设 1～2 都是对研究设计的假设，需要研究者根据研究设计进行判断。经过分析，本研究符合假设 1 和假设 2，那么应该如何检验假设 3、假设 4，并进行有序 Logistic 回归呢？

31.3　前期数据处理

对假设进行验证前，需要将分类变量设置成哑变量。

31.3.1　为什么要设计哑变量

若直接将分类变量纳入 Logistic 回归方程，则软件会将分类变量按连续变量处理。例如，如果把性别按"1"男性、"2"女性进行编码，然后直接把性别纳入方程，方程会认为"女性"是"男性"的 2 倍。为了解决这个问题，需要用一系列的二分类变量"是"或"否"来表示原始的分类变量，这些新的二分类变量被称为"哑变量"。

在 SPSS 软件的二项 Logistic 回归模型中，将分类变量选入 categorical，软件会自动设置一系列的哑变量。由于验证假设 3 需要通过线性回归实现，而在线性回归中，就需要手动设置哑变量。因此，这里需要先手动设置哑变量。

31.3.2　设置哑变量的思路

哑变量的数目是分类变量类别数减 1。本例中，药物 1、药物 2 和药物 3 的原始编码为 1、2 和 3。设置哑变量时，需要对药物 1 和药物 2 进行重新编码。建立新变量 Drug1（药物 1），若调查对象治疗服用的是药物 1，则 Drug1 编为"1"，代表是；若未服用药物 1，则 Drug1 编为"0"，代表否。同样，建立新变量 Drug2（药物 2），将是否服用药物 2 编为"1"或"0"。此时，若既未服用药物 1，又未服用药物 2，则两个新变量 Drug1 和 Drug2 的编码都为"0"，代表药物 3。此时，药物 3 在模型中是参考类别（reference）。

31.4　SPSS 操作

31.4.1　在 SPSS 中设置哑变量

首先，创建新变量"Drug1"，在主界面下选择 Transform→Recode into Different Variables，在 Recode into Different Variables 对话框中，将 treatment 选入右侧 Numeric Variable->Output Variable 下，在右侧 Output Variable 中填写"Drug1"。点击 Change→Old and

New Values（图 31.2）。

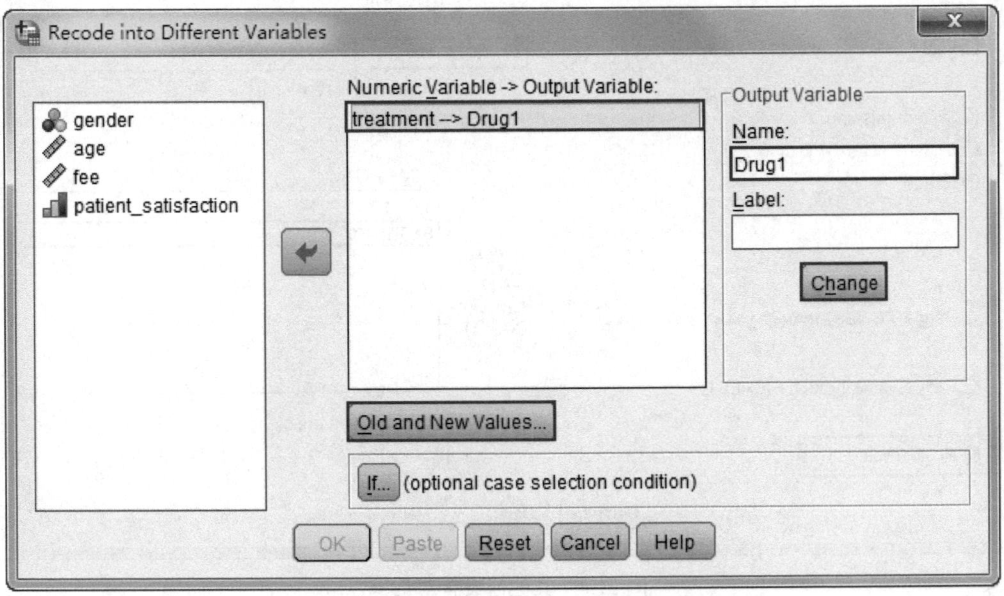

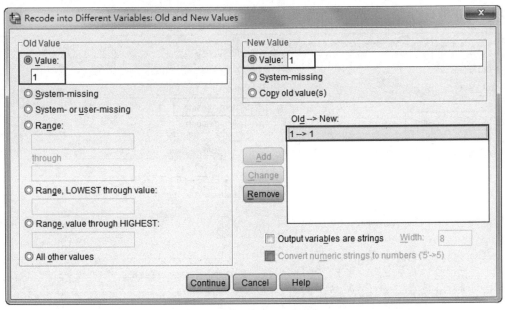

图 31.2　Recode into Different Variables 对话框

出现 Recode into Different Variables：Old and New Values 对话框，在左侧的 Old Value 下的 Value 中填入 1，在右侧的 New Value 下的 Value 中填入 1，点击 Add（图 31.3）。

图 31.3　Recode into Different Variables：Old and New Values 对话框

将其他值变为 "0"。点击左侧 All other values，在右侧 Value 中填入 "0"，点击 Add→Continue（图 31.4）。

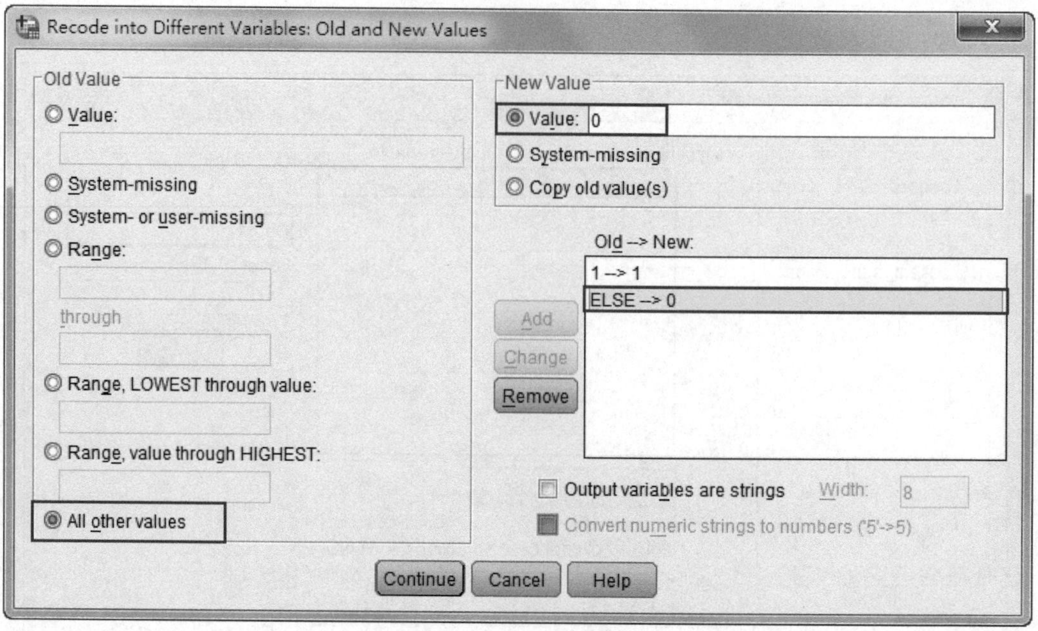

图 31.4　其他值设置对话框

　　如果数据中有缺失值，左侧点击 System-missing，右侧点击 System-missing→Add，保持缺失值，见图 31.5。最后设置结果见图 31.6。本例中没有缺失值，可省略这一步。

　　继续创建新变量"Drug2"，与以上步骤相似。两个变量创建完成后，点击变量视图，可以看到在最右侧已经生成了两个新变量"Drug1"和"Drug2"（图 31.7）。

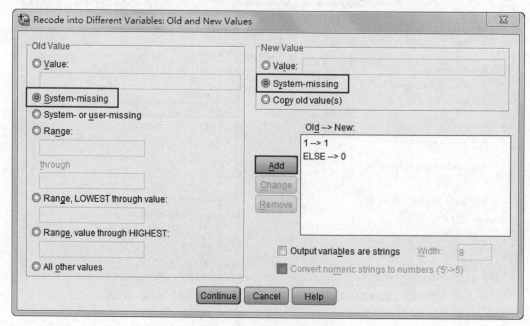

图 31.5　缺失值设置对话框

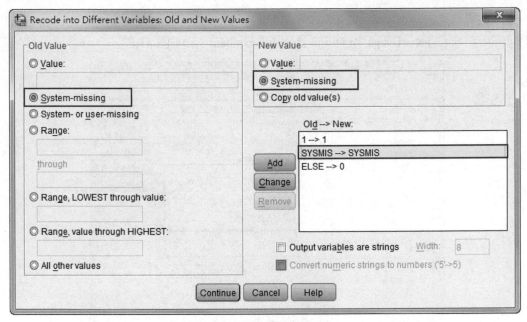

图 31.6　最后设置结果

图 31.7　变量视图

31.4.2　检验假设 3：自变量之间无多重共线性

与线性回归一样，有序 Logistic 回归模型也需要检验自变量之间是否存在多重共线性。自变量之间的简单相关或多重相关都会产生多重共线性。容忍度（tolerance）或方差膨胀因子（VIF）可以用来诊断自变量之间的多重共线性。遗憾的是，SPSS 的 Ordinal Regression 模块并不能提供容忍度或方差膨胀因子，但是可以通过线性回归来获得。由于研究中关心的是自变量之间的关系，因此容忍度或方差膨胀因子与模型中因变量的函数形式无关。也就是说，可以将 Ordinal Regression 的因变量（有序多分类变量）、自变量（二分类、多分类或连续变量）直接带入线性回归模型，从而获得容忍度或方差膨胀因子。

在主界面点击 Analyze→Regression→Linear，将 patient_satisfaction 选入 Dependent，将 gender、age、fee、Drug1 和 Drug2 选入 Independent（s）（图 31.8）。

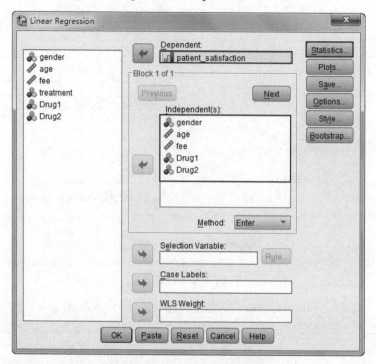

图 31.8　Linear Regression 对话框

点击 Statistics，出现 Linear Regression：Statistics 对话框，点击 Collinearity diagnostics→Continue→OK（图 31.9）。多重共线性诊断结果见图 31.10。

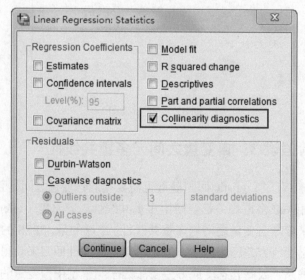

图 31.9　Linear Regression：Statistics 对话框

		Collinearity Statistics	
Model		Tolerance	VIF
1	gender	.975	1.025
	age	.918	1.089
	fee	.942	1.062
	Drug1	.724	1.380
	Drug2	.742	1.347

Dependent Variable:
patient_satisfaction.

图 31.10　Coefficients 结果

如果容忍度（tolerance）小于 0.1 或方差膨胀因子（VIF）大于 10，则表示存在共线性。本例中，容忍度均远大于 0.1，方差膨胀因子均小于 10，所以不存在多重共线性。如果数据存在多重共线性，则需要用复杂的方法进行处理，其中最简单的方法是剔除引起共线性的因素之一，剔除哪一个因素可以基于理论依据。

31.4.3　检验假设 4：模型满足"比例优势"假设

"比例优势"假设可以在结果部分的"平行线检验"中看到。

31.4.4　有序 Logistic 回归

SPSS 中可以通过两个过程实现有序 Logistic 回归。分别是 Analyze→ Regression→Ordinal 和 Analyze→Generalized Linear Models→Generalized Linear Models。

其中，Analyze→Regression→Ordinal 模块，可以检验"比例优势"假设，但无法给出 OR 值和 95%CI。而 Analyze→Generalized Linear Models→Generalized Linear Models 模块可以给出 OR 值和 95%CI，但无法检验"比例优势"假设。这里主要介绍 Analyze→Regression→Ordinal 过程。

在主界面点击 Analyze→Regression→Ordinal，在 Ordinal Regression（有序回归）对话框中，将 patient_satisfaction 选入 Dependent，将 gender 和 treatment 选入 Factor（s），将 age 和 fee 选入 Covariate（s）（图 31.11）。

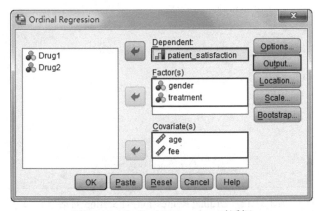

图 31.11　Ordinal Regression 对话框

　　点击 Output，出现 Ordinal Regression：Output 对话框。在原始设置的基础上，勾选 Display 下方的 Test of parallel lines，勾选 Saved Variables 下方的 Estimated response probabilities、Predicted category、Predicted category probability 和 Actual category probability，这四个选项会在 SPSS 数据集中产生新的变量，点击 Continue（图 31.12）。

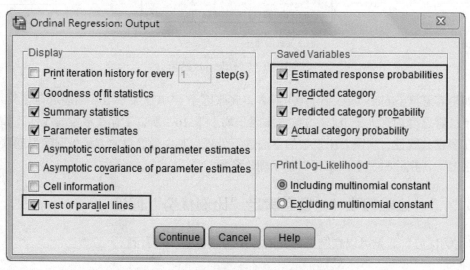

图 31.12　Ordinal Regression：Output 对话框

　　点击 Location，出现 Ordinal Regression：Location 对话框，如果自变量间有交互作用，则通过该对话框进行选择。本例中自变量间无交互作用，所以点击 Continue→OK（图 31.13）。

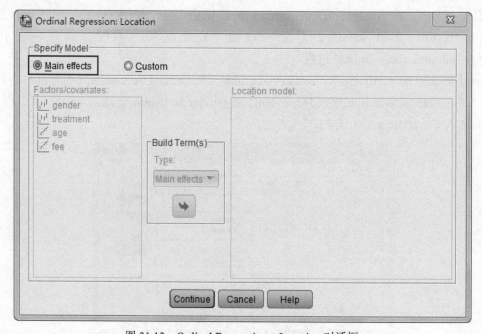

图 31.13　Ordinal Regression：Location 对话框

31.5 结果解释

31.5.1 假设 4 的检验结果

在结果解释之前，需要先看一下假设 4 的检验结果（平行线检验的结果）。

在 Ordinal Regression：Output 对话框中，选择 Test of parallel lines 后出现的结果见图 31.14。本例中平行线检验 χ^2=14.171，P=0.165，说明平行性假设成立，即各回归方程相互平行，可以使用有序 Logistic 过程进行分析。

如果平行线假设不能满足，可以考虑以下两种方法进行处理：①进行无序多分类 Logistic 回归，而非有序 Logistic 回归，并能接受因变量失去有序的属性；②用不同的分割点将因变量变为二分类变量，分别进行二项 Logistic 回归。

Test of Parallel Lines[a]

Model	-2 Log Likelihood	Chi-Square	df	Sig.
Null Hypothesis	380.606			
General	366.435[b]	14.171[c]	10	.165

The null hypothesis states that the location parameters (slope coefficients) are the same across response categories.

a. Link function: Logit.

b. The log-likelihood value cannot be further increased after maximum number of step-halving.

c. The Chi-Square statistic is computed based on the log-likelihood value of the last iteration of the general model. Validity of the test is uncertain.

图 31.14　Test of Parallel Lines（平行线假设检验）结果

但是，当样本量过大时，平行线检验会过于敏感，即当比例优势存在时，也会显示 $P<0.05$。此时，可以尝试将因变量设置为哑变量，并拟合多个二分类 Logistic 回归模型，通过观察自变量对各哑变量的 OR 值是否近似来判断。

31.5.2 单元格

输出结果中，首先会给一个警告：有 556（74.7%）个频率为零的单元格。如果存在过多频数为 0 的单元格，则会影响模型的拟合，导致拟合优度检验不可信。

> **扩 展 阅 读**
>
> 　要理解"单元格"，就需要理解"协变量模式"（covariate pattern）的概念。协变量模式是指数据中自变量数值的组合，与因变量无关。例如，在本数据中，其中一个协变量模式是 29 岁（age），男性（gender）和药物 2（treatment）。对于每种协变量模式，可能有多个研究对象。例如，如果有 2 个研究对象是 29 岁、男性和药物 2，这代表一个协变量模式。需要理解的另一个概念是"单元格模式"（cell pattern），它是指自变量和因变量数值的组合，与协变量模式相似，但加上了因变量。对于同一个协变

量模式，如果协变量模式能对应因变量所有值，就没有"缺失"的单元格。但实际中，一个协变量模式对应的因变量可能只有一个值。假如，有 1 个 29 岁、男性和药物 2 研究对象的因变量是"满意"，但由于因变量共有 4 个水平，所以此时单元格"缺失"3 个。因此，协变量模式与单元格模式之间的联系：①所有可能的单元格总数是协变量模式个数乘以因变量的分组个数；②实际的单元格是指单元格模式中频率不为 0 的单元格。单元格频率为 0 的比率为（总单元格的个数–实际单元格的个数）÷总单元格的个数。

31.5.3　拟合优度检验结果

图 31.15 为拟合优度检验的结果，分别为 Pearson 和 Deviance 两种拟合优度检验。本例中，Pearson 检验的结果 $\chi^2=922.467$，$P<0.001<0.05$，说明 Pearson 检验结果为模型拟合不好；而 Deviance 检验的结果 $\chi^2=377.833$，$P>0.999>0.05$，说明 Deviance 检验结果为模型拟合好。

这两个统计量对于上述单元格频数为 0 的比例十分敏感。本例中频数为 0 的单元格非常多，这两个统计量不一定服从卡方分布，而基于卡方分布计算的 P 值也不可信，所以本例中这两个检验结果都不可信。

31.5.4　伪决定系数

图 31.16 给出了三个伪决定系数：Cox and Snell、Nagelkerke 和 McFadden，这三种方法是最常用的计算伪决定系数的方法。由于三种方法并没有得到广泛的应用，所以不用关注该结果。

	Chi-Square	df	Sig.
Pearson	922.467	550	.000
Deviance	377.833	550	1.000

Link function: Logit.

图 31.15　Goodness-of-Fit 结果

Cox and Snell	.405
Nagelkerke	.441
McFadden	.206

Link function: Logit.

图 31.16　Pseudo R-Square 结果

31.5.5　模型拟合信息

模型拟合信息（model fitting information）的结果是对模型中所有自变量的偏回归系数是否全为 0 的似然比检验。结果 $\chi^2=99.763$（该值为仅有常数项的模型和最终模型的–2 Log Likelihood 值之差），$P<0.001$，说明至少有一个自变量的偏回归系数不为 0。换句话说，拟合包含 gender、treatment 和 age、fee 这 4 个自变量的模型拟合优度好于仅包含常数项的模型（图 31.17）。

Model	-2 Log Likelihood	Chi-Square	df	Sig.
Intercept Only	480.368			
Final	380.606	99.763	5	.000

Link function: Logit.

图 31.17　Model Fitting Information 结果

31.5.6　模型预测准确度

另一种评估模型拟合程度的方法是评估模型对因变量的预测情况。在 Ordinal Regression：Output 对话框中，勾选 Saved Variables 下方的 Estimated response probabilities、Predicted category、Predicted category probability 和 Actual category probability 后，会在 SPSS 数据集中产生新的变量，如图 31.18 所示。

EST1_1、EST2_1、EST3_1 和 EST4_1 分别代表对因变量的 4 个程度（不满意、一般、满意、非常满意）的预测概率。第 1 行（case 1），可以看到 EST1_1、EST2_1、EST3_1 和 EST4_1 相加的概率为 1，其中 EST1_1 的概率最大，为 0.85，对应的 PRE_1 为 0（不满意），而因变量的观察值也是 0（不满意），此时模型准确地预测了因变量。第 9 行（case 9），EST1_1、EST2_1、EST3_1 和 EST4_1 中 EST2_1 最大，预测的 PRE_1 为 1（一般），而因变量实际的观察值为 0（不满意），此时模型没有准确地预测因变量。

	gender	age	fee	treatment	patient_satisfaction	Drug1	Drug2	EST1_1	EST2_1	EST3_1	EST4_1	PRE_1	PCP_1	ACP_1
1	0	23	220	3	0	0	0	.85	.12	.03	.00	0	.85	.85
2	1	23	297	1	0	1	0	.86	.11	.02	.00	0	.86	.86
3	1	23	407	1	0	1	0	.75	.20	.05	.00	0	.75	.75
4	1	24	297	1	0	1	0	.83	.13	.03	.00	0	.83	.83
5	0	24	308	3	0	0	0	.71	.23	.06	.00	0	.71	.71
6	1	24	352	1	0	1	0	.78	.18	.04	.00	0	.78	.78
7	1	26	264	1	0	1	0	.80	.16	.04	.00	0	.80	.80
8	1	26	286	2	0	0	1	.53	.34	.12	.01	0	.53	.53
9	0	27	396	1	0	1	0	.40	.41	.18	.01	1	.41	.40
10	1	27	407	2	1	0	1	.29	.43	.27	.02	1	.43	.43

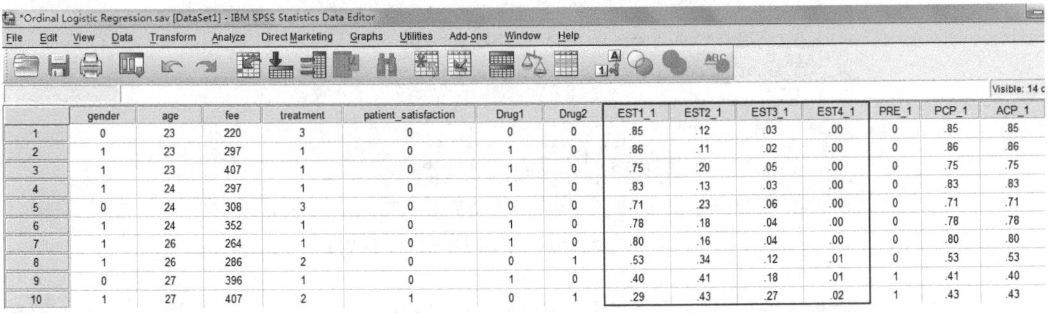

图 31.18　数据集生成的新变量

那么，如何看出模型预测因变量的程度呢？可以按照下述步骤建立表格。

在主界面下选择 Analyze→Descriptive Statistics→Crosstabs，在 Crosstabs 对话框中，将 patient_satisfaction 选入 Row（s），将 PRE_1 选入 Column（s）（图 31.19）。

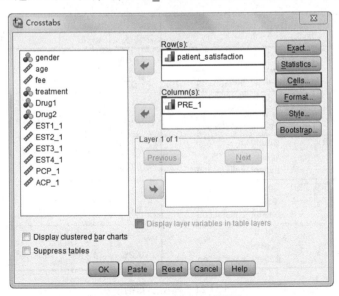

图 31.19　Crosstabs 对话框

点击 Cells，在已选的 Observed 基础上，选择 Row，点击 Continue→OK（图 31.20）。

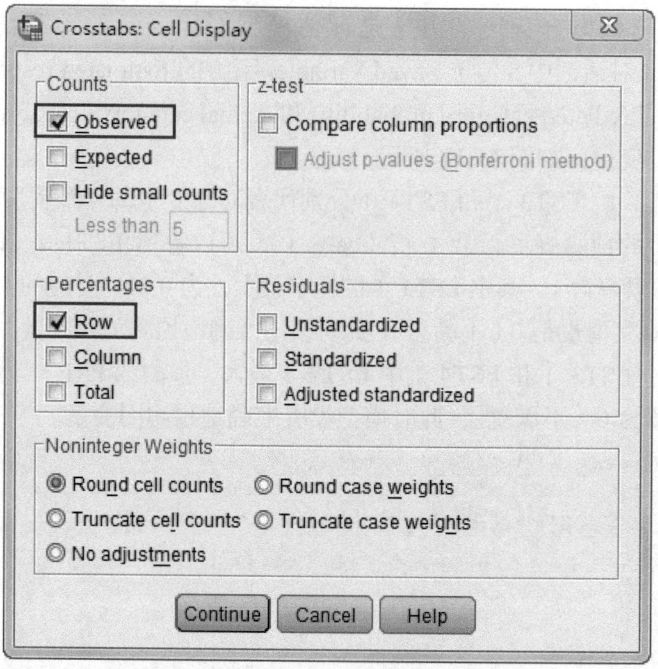

图 31.20　Crosstabs：Cell Display 对话框

　　模型预测结果如图 31.21 所示。当 patient_satisfaction=0，即为不满意时，模型预测正确的有 11 人（45.8%）。同样当 patient_satisfaction 分别为一般、满意和非常满意时，模型预测正确的分别有 10 人（26.3%）、76 人（83.5%）和 13 人（33.3%）。模型总的预测准确度可以通过计算获得，即四个分组中预测正确的人数除以总人数=（11+10+76+13）÷192×100%=57.3%。

			PRE_1				Total
			不满意	一般	满意	非常满意	
patient_satisfaction	不满意	Count	11	7	4	2	24
		% within patient_satisfaction	45.8%	29.2%	16.7%	8.3%	100.0%
	一般	Count	3	10	25	0	38
		% within patient_satisfaction	7.9%	26.3%	65.8%	0.0%	100.0%
	满意	Count	0	6	76	9	91
		% within patient_satisfaction	0.0%	6.6%	83.5%	9.9%	100.0%
	非常满意	Count	0	1	25	13	39
		% within patient_satisfaction	0.0%	2.6%	64.1%	33.3%	100.0%
Total		Count	14	24	130	24	192
		% within patient_satisfaction	7.3%	12.5%	67.7%	12.5%	100.0%

图 31.21　模型预测结果

31.5.7 参数估计

图 31.22 的参数估计（Parameter Estimates）结果中给出了回归方程的参数，包括常数项（估计值或 β 值）及其标准误和 95%置信区间等。

Threshold（常数项）中，第一行 patient_satisfaction=0 代表"不满意 vs. 其他组的累积概率模型的截距"；patient_satisfaction=1 代表"不满意和一般 vs. 其他组的累积概率模型的截距"；patient_satisfaction=2 代表"不满意、一般和满意 vs. 非常满意的累积概率模型的截距"。

| | | Estimate | Std. Error | Wald | df | Sig. | 95% Confidence Interval | |
							Lower Bound	Upper Bound
Threshold	[patient_satisfaction = 0]	9.175	1.374	44.596	1	.000	6.482	11.867
	[patient_satisfaction = 1]	10.998	1.436	58.666	1	.000	8.183	13.812
	[patient_satisfaction = 2]	13.984	1.575	78.804	1	.000	10.897	17.072
Location	age	.231	.033	49.659	1	.000	.167	.295
	fee	.007	.002	11.342	1	.001	.003	.011
	[gender=0]	.681	.293	5.389	1	.020	.106	1.256
	[gender=1]	0ᵃ	.	.	0	.	.	.
	[treatment=1]	.032	.368	.008	1	.931	-.690	.754
	[treatment=2]	1.142	.348	10.780	1	.001	.460	1.823
	[treatment=3]	0ᵃ	.	.	0	.	.	.

Link function: Logit.

a. This parameter is set to zero because it is redundant.

图 31.22 Parameter Estimates 结果

除了常数项不同，Location 中自变量的系数都是同一个系数，这也是为什么要求有序 Logistic 回归需要满足比例优势的假设。

得到参数估计的结果后，第一处特别要注意的是：对于有序 Logistic 回归，不同软件使用的模型有所不同，SPSS 使用的是其中一种模型。因此，相同的数据使用不同的软件（SPSS、Stata、SAS、R、JMP 等），得到的截距和效应值的符号会有所不同。尤其是效应值的符号，有些软件是正值，有些则是负值，因此对应的解释方法也有所不同（但最终的意义一样）。

得到上述结果后，依据 SPSS 使用的模型，可以得到三个方程。

Ln（patient_satisfaction=0）= $9.175 - 0.231 \times age - 0.007 \times fee - 0.681 gender_{男性} - 0.032 \times treatment_{drug1} - 1.142 \times treatment_{drug2}$

Ln（patient_satisfaction=1）= $10.998 - 0.231 \times age - 0.007 \times fee - 0.681 gender_{男性} - 0.032 \times treatment_{drug1} - 1.142 \times treatment_{drug2}$

Ln（patient_satisfaction=2）= $13.984 - 0.231 \times age - 0.007 \times fee - 0.681 gender_{男性} - 0.032 \times treatment_{drug1} - 1.142 \times treatment_{drug2}$

可以看到，SPSS 得到的方程中，除了截距项之外，所有效应值要在 Parameter Estimates 中的原始值基础上加上负号。

对于 OR 值及其 95%CI，Analyze→Regression→Ordinal 模块不能直接给出，此时可以

根据效应值及其 95%CI 手动计算 OR 值及其 95%CI，也可以借助 Analyze→Generalized Linear Models→Generalized Linear Models 模块计算。该模块的操作见 31.7 部分。

第二处特别要注意的是：SPSS 使用的模型是以因变量的较高等级为参照，因此解释 OR 值时略有特殊。

以本研究中的"性别"为例，其 OR 值及其 95%CI 的下限、上限分别为 $e^{-0.681}=0.506$、$e^{-1.256}=0.285$ 和 $e^{-0.106}=0.899$（由于取负值，所以需要颠倒原来的上下限）。得到 OR 值后，其解释为相对于男性，女性认为"治疗满意度低"的 OR 值为 0.506。

可以看到，基于 SPSS 使用的模型，需要对效应值取负值，并在解释时，以最高等级为参照。因此，如果不对效应值取负值，解释时以最低等级为参照，得到的结论完全一样。重新计算 OR 值及其 95%CI 的下限、上限分别为 $e^{0.681}=1.976$、$e^{0.106}=1.112$、$e^{1.256}=3.511$ 后（所有取值均为取负值时的倒数），得到如下结果：男性认为"治疗满意度高"的 OR 值是女性的 1.976 倍（95%CI：1.112~3.511），$\chi^2=5.389$，$P=0.020$。

特别需要注意的这两点可以总结为：SPSS 做有序 Logistic 回归，给出预测模型的方程时，需要将除了截距外的效应值前加上负号；结果解释时，可以不给效应值加负号，但需要以因变量的最低等级为参照。

同样地，以服用药物 3 治疗的患者为对照组，服用药物 1 治疗的患者认为"治疗满意度高"的 OR 值是服用药物 3 治疗的患者的 1.033 倍（95%CI：0.502~2.125），$\chi^2=0.008$，$P=0.931$；服用药物 2 治疗的患者认为"治疗满意度高"的 OR 值是服用药物 3 治疗的患者的 3.133 倍（95%CI：1.584~6.190），$\chi^2=10.780$，$P=0.001$。这样可以看到药物 1 vs. 药物 3、药物 2 vs. 药物 3 的结果，但是没有药物 1 和药物 2 比较的结果。此时，可以对 treatment 重新编码，将服用药物 1 治疗的患者编为 3，服用药物 3 治疗的患者编为 1，再进行上述操作，即可得到结果。

年龄每增加一岁，认为治疗满意度高的 OR 值是原来的 1.260 倍（95%CI：1.182~1.343），$\chi^2=49.659$，$P<0.001$。

医疗费用每增加一元，认为治疗满意度高的 OR 值是原来的 1.007 倍（95%CI：1.003~1.011），$\chi^2=11.342$，$P=0.001$。

31.6 撰写结论

运用符合比例优势假设的有序 Logistic 回归分析年龄、性别、医疗费用、治疗方法对患者治疗满意度的影响。平行线检验的结果为 $\chi^2=14.171$，$P=0.165$，说明比例优势假设存在。Deviance 拟合优度检验显示模型拟合好，$\chi^2=377.833$，$P=1.000$，但是有大部分（74.7%）频数为 0 的单元格。模型拟合优度检验显示，本模型优于只有常数项的模型，$\chi^2=99.763$，$P<0.001$。男性认为"治疗满意度高"的 OR 值是女性的 1.976 倍（95%CI：1.112~3.511），$\chi^2=5.389$，$P=0.020$。以服用药物 3 治疗的患者为对照组，服用药物 1 治疗的患者认为"治疗满意度高"的 OR 值是服用药物 3 治疗的患者的 1.033 倍（95%CI：0.502~2.125），

χ^2=0.008，P=0.931；服用药物 2 治疗的患者认为"治疗满意度高"的 OR 值是服用药物 3 治疗的患者的 3.133 倍（95%CI：1.584～6.190），χ^2=10.780，P=0.001。年龄每增加一岁，认为"治疗满意度高"的 OR 值是原来的 1.260 倍（95%CI：1.182～1.343），χ^2=49.659，P< 0.001。医疗费用每增加一元，认为"治疗满意度高"的 OR 值是原来的 1.007 倍（95%CI：1.003～1.011），χ^2=11.342，P=0.001。

31.7　利用其他模块计算 OR

上述 Analyze→Regression→Ordinal 模块，可以检验"比例优势"假设，但无法给出 OR 值和 95%CI。而 Analyze→Generalized Linear Models→Generalized Linear Models 模块可以给出 OR 和 95%CI。

31.7.1　SPSS 操作

在主界面点击 Analyze→Generalized Linear Models→Generalized Linear Models。出现 Generalized Linear Models 对话框后，在 Ordinal Response 下选择 Ordinal logistic（图 31.23）。

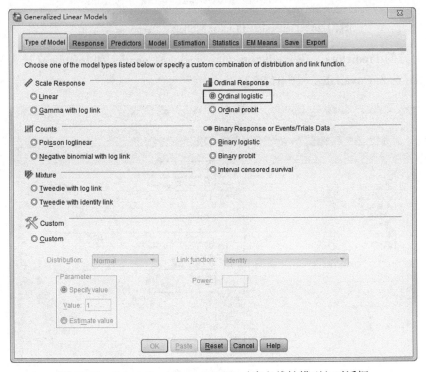

图 31.23　Generalized Linear Models（广义线性模型）对话框

点击 Response，出现 Response 对话框。将 patient_satisfaction 选入 Dependent Variable，下方的 Category order 行可以选择 Ascending 或 Descending。本例中 patient_satisfaction 共有四个等级，"0"表示"非常不同意"。如果选择 Ascending，则"0"是最低的等级；如果选择 Descending，则表示"0"为最高的等级（图 31.24）。

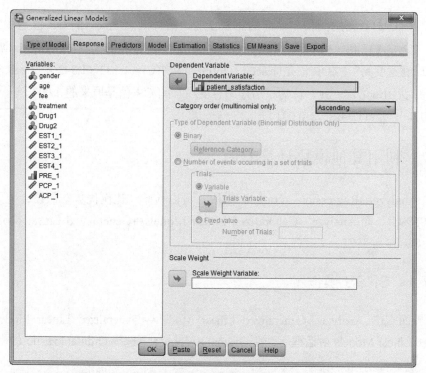

图 31.24　Generalized Linear Models：Response 对话框

点击上方的 Predictors，在 Predictors 对话框中，将 gender 和 treatment 选入 Factors，将 age 和 fee 选入 Covariates（图 31.25）。

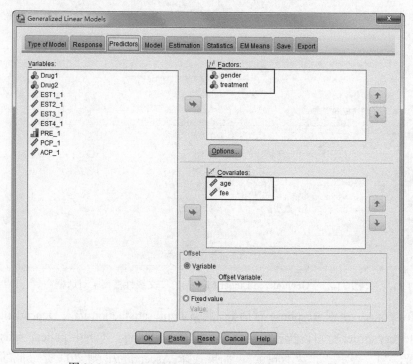

图 31.25　Generalized Linear Models：Predictors 对话框

点击 Model，在 Model 对话框中，将 gender、treatment、age 和 fee 选入右侧的 Model 中（图 31.26）。

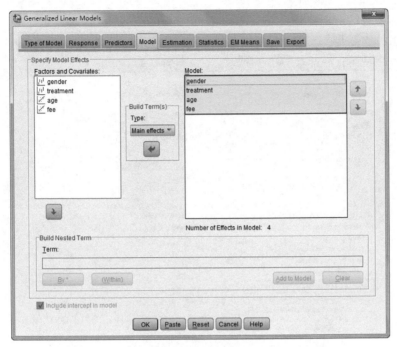

图 31.26　Generalized Linear Models：Model 对话框

点击 Estimation，在 Estimation 对话框中，选择 Method 下拉框中的 Fisher（图 31.27）。

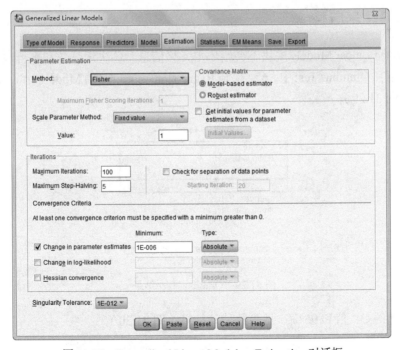

图 31.27　Generalized Linear Models：Estimation 对话框

点击 Statistics，在 Statistics 对话框中，保持原始设置，再勾选 Print 下的 Include exponential parameter estimates，勾选该选项会输出 OR 值及其 95% CI，然后点击 OK（图 31.28）。

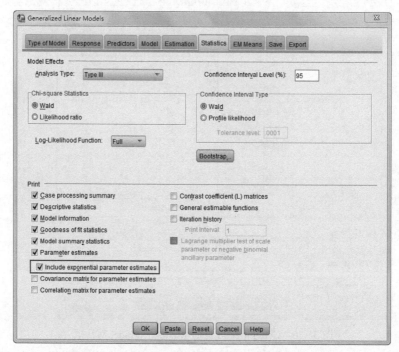

图 31.28   Generalized Linear Models：Statistics 对话框

31.7.2   结果解释

Generalized Linear Models 模块不会给出单元格信息、伪决定系数和平行线检验结果。模型拟合信息在 Omnibus Test 中，该结果与 Regression→Ordinal 的 Model Fitting Information 结果一致（图 31.29）。

Omnibus Test[a]

Likelihood Ratio Chi-Square	df	Sig.
99.763	5	.000

Dependent Variable: patient_satisfaction.
Model: (Threshold), gender, treatment, age, fee.

a. Compares the fitted model against the thresholds-only model.

图 31.29   Omnibus Test 结果

参数估计的 OR 值和 95%CI 见参数估计结果（图 31.30）。

Parameter		B	Std. Error	95% Wald Confidence Interval		Hypothesis Test			Exp(B)	95% Wald Confidence Interval for Exp(B)	
				Lower	Upper	Wald Chi-Square	df	Sig.		Lower	Upper
Threshold	[patient_satisfaction=0]	9.175	1.3739	6.482	11.867	44.596	1	.000	9650.292	653.273	142556.296
	[patient_satisfaction=1]	10.998	1.4358	8.183	13.812	58.666	1	.000	59728.583	3580.980	996236.543
	[patient_satisfaction=2]	13.984	1.5753	10.897	17.072	78.804	1	.000	1183834.211	53999.122	25953448.80
[gender=0]		.681	.2934	.106	1.256	5.389	1	.020	1.976	1.112	3.512
[gender=1]		0ᵃ	.	.	.	.	.	.	1	.	.
[treatment=1]		.032	.3683	-.690	.754	.008	1	.931	1.033	.502	2.125
[treatment=2]		1.142	.3478	.460	1.823	10.780	1	.001	3.132	1.584	6.192
[treatment=3]		0ᵃ	.	.	.	.	.	.	1	.	.
age		.231	.0328	.167	.295	49.659	1	.000	1.260	1.181	1.343
fee		.007	.0020	.003	.011	11.342	1	.001	1.007	1.003	1.011
(Scale)		1ᵇ									

Dependent Variable: patient_satisfaction .
Model: (Threshold), gender, treatment, age, fee .

a. Set to zero because this parameter is redundant.

b. Fixed at the displayed value.

图 31.30　Parameter Estimates 结果

第 32 章　主成分分析

32.1　问题与数据

某公司经理拟招聘一名员工，要求其具有较高的工作积极性、工作自主性、工作热情和工作责任感。为此，该经理设计了一个测试问卷，配有 25 项相关问题，拟从 300 位应聘者中寻找出最合适的候选人。在这 25 项相关问题中，Q3～Q8、Q12、Q13 测量的是工作积极性，Q2、Q14～Q19 测量的是工作自主性，Q20～Q25 测量的是工作热情，Q1、Q9～Q11 测量的是工作责任感，每一个问题都有 1-非常同意（Strongly Agree）、2-同意（Agree）、3-部分同意（Agree Some）、4-不确定（Undecided）、5-部分不同意（Disagree Somewhat）、6-不同意（Disagree）和 7-非常不同意（Strongly Disagree）七个等级。该经理拟根据这 25 项问题判断应聘者在这四个方面的能力，现收集了应聘者的问卷信息，经汇总整理后部分数据见图 32.1。

	Q1	Q2	Q3	Q4	Q5	Q6	Q7	Q8	Q9	Q10
1	4	4	3	4	4	5	4	4	5	5
2	6	6	3	3	3	3	2	3	6	6
3	6	3	2	3	2	3	4	4	5	5
4	5	2	3	3	3	4	4	5	4	6
5	2	1	2	3	2	2	2	3	2	2
6	6	2	1	2	3	2	2	2	1	6
7	5	3	4	4	3	3	3	3	4	5
8	6	2	5	6	5	5	5	5	6	6
9	6	1	2	2	2	3	3	3	3	3
10	5	2	3	2	3	2	2	3	5	5

图 32.1　主成分分析示例的部分数据

32.2　对问题的分析

研究者拟将多个变量归纳为某几项信息进行分析，即降低数据结果的维度。针对这种情况，可以进行主成分分析，但需要先满足 2 项假设。

假设 1：观测变量是连续变量或有序分类变量。本研究中的测量变量都是有序分类变量。

假设 2：变量之间存在线性相关关系。

经分析，本研究数据符合假设 1，那么应该如何检验假设 2，并进行主成分分析呢？

32.3　SPSS 操作

32.3.1　SPSS 操作

在主界面点击 Analyze→Dimension Reduction→Factor，将变量 Q1～Q25 放入 Variables 栏（图 32.2）。

点击 Descriptive，点选 Statistics 栏的 Initial solution 选项，并点选 Correlation Matrix 栏的 Coefficients、KMO and Bartlett's test of sphericity、Reproduced 和 Anti-image 选项（图 32.3）。

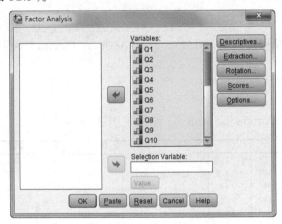
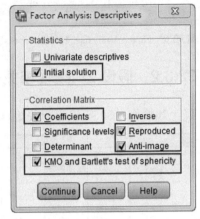

图 32.2　Factor Analysis（因子分析）对话框　　　图 32.3　Factor Analysis：Descriptives 对话框

点击 Extraction，点击 Display 栏中的 Scree plot 选项（图 32.4）。

点击 Rotation，点选 Method 栏的 Varimax 选项，并点选 Display 栏的 Rotated solution 和 Loading plot（s）选项（图 32.5）。

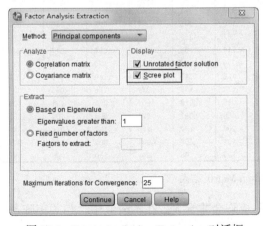
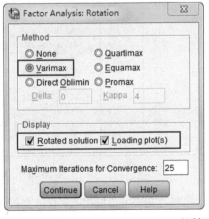

图 32.4　Factor Analysis：Extraction 对话框　　　图 32.5　Factor Analysis：Rotation 对话框

点击 Scores，点击 Save as variables，激活 Method 栏后点击 Regression 选项（图 32.6）。

点击 Options，点击 Sorted by size 和 Suppress small coefficients 选项，在 Absolute value below 栏内输入 ".3"。点击 Continue→OK（图 32.7）。

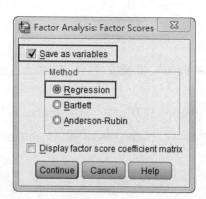

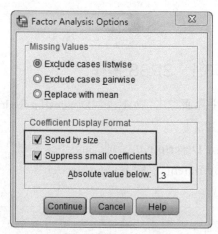

图 32.6　Factor Analysis：Factor Scores 对话框　　　　图 32.7　Factor Analysis：Options 对话框

32.3.2　假设 2：线性相关关系

经上述操作，SPSS 输出相关矩阵（Correlation Matrix）结果见图 32.8。

		Q1	Q2	Q3	Q4	Q5	Q6	Q7	Q8	Q9	Q10
Correlation	Q1	1.000	.052	.251	.178	.156	.145	.174	.295	.487	.590
	Q2	.052	1.000	.149	.198	.126	.216	.117	.096	.138	.072
	Q3	.251	.149	1.000	.690	.439	.518	.343	.391	.227	.299
	Q4	.178	.198	.690	1.000	.456	.502	.394	.434	.210	.226
	Q5	.156	.126	.439	.456	1.000	.479	.321	.274	.155	.213
	Q6	.145	.216	.518	.502	.479	1.000	.442	.459	.230	.322
	Q7	.174	.117	.343	.394	.321	.442	1.000	.614	.268	.257
	Q8	.295	.096	.391	.434	.274	.459	.614	1.000	.244	.343
	Q9	.487	.138	.227	.210	.155	.230	.268	.244	1.000	.556
	Q10	.590	.072	.299	.226	.213	.322	.257	.343	.556	1.000
	Q11	.541	.059	.167	.077	.098	.095	.142	.226	.394	.606
	Q12	.179	.241	.526	.522	.505	.497	.453	.394	.262	.204
	Q13	.157	.177	.659	.557	.411	.560	.381	.338	.205	.261
	Q14	.014	.638	.249	.206	.177	.265	.202	.073	.115	.028
	Q15	.013	.559	.232	.203	.173	.245	.207	.095	.082	.004
	Q16	.070	.365	.195	.225	.262	.351	.267	.171	.104	.070
	Q17	-.016	.433	.173	.156	.215	.185	.176	.061	-.017	-.044
	Q18	.052	.369	.196	.179	.216	.186	.251	.190	.118	.032
	Q19	.071	.666	.144	.137	.198	.210	.198	.149	.215	.087
	Q20	.018	.093	.232	.244	.170	.178	.071	.176	-.083	.081
	Q21	-.074	.076	.149	.193	.088	.018	.001	.065	-.191	-.128
	Q22	-.020	.095	.191	.216	.068	.053	.026	.069	-.101	.002
	Q23	.113	.217	.213	.357	.208	.190	.120	.162	.044	.241
	Q24	-.080	-.009	.072	.158	.101	.007	-.081	.001	-.169	-.023
	Q25	-.010	.131	.146	.248	.122	.106	.049	.150	-.076	.093

图 32.8　Correlation Matrix 结果

在变量比较多的时候，各变量之间的相关矩阵会非常大。在本研究中，相关矩阵是一个 25×25 的表格（为了在一个视野中展示数据，只能列出部分结果）。该表主要用于判断各变量之间的线性相关关系，从而决定变量的取舍，即如果某一个变量与同一分组中其他变量之间的关联性不强，可认为该变量与其他变量测量的内容不同，在主成分分析中不应该纳入该变量。一般来说，如果相关系数大于等于 0.3，则认为变量之间存在较好的线性相关性。

　　从本研究的结果来看，在分别对应聘者工作积极性（Q3～Q8，Q12，Q13）、工作自主性（Q2，Q14～19）、工作热情（Q20～25）和工作责任感（Q1，Q9～11）的测量中，每组变量之间的相关系数均大于 0.3，说明各组变量之间具有线性相关关系，提示满足假设 2。

　　此外，检验主成分分析数据结构的方法还有以下三种：Kaiser-Meyer-Olkin（KMO）检验对数据结构的总体分析、KMO 检验对各变量的单独分析以及 Bartlett 检验（Bartlett's test of sphericity）。

　　1. KMO 检验对数据结构的总体分析　KMO 检验主要用于主成分分析的数据情况。一般来说，KMO 检验系数分布在 0 到 1 之间，如果系数值大于等于 0.6，则认为样本符合数据结构合理的要求。但既往学者普遍认为，只有当 KMO 检验系数值大于等于 0.8 时，主成分分析的结果才具有较好的实用性。SPSS 输出本研究结果如图 32.9 所示。

Kaiser-Meyer-Olkin Measure of Sampling Adequacy.		.828
Bartlett's Test of Sphericity	Approx. Chi-Square	3911.058
	df	300
	Sig.	.000

图 32.9　KMO and Bartlett's Test 结果（1）

　　本研究的 KMO 检验系数为 0.828，可认为本研究数据结构很好，具有相关关系，满足假设 2。

　　2. KMO 检验对各变量的单独分析　SPSS 输出各变量的 KMO 检验结果如图 32.10 所示。

		Q1	Q2	Q3	Q4	Q5	Q6	Q7	Q8	Q9	Q10
Anti-image Correlation	Q1	.831[a]	.005	-.080	.004	-.017	.129	.097	-.138	-.193	-.247
	Q2	.005	.742[a]	.163	-.116	.086	-.017	.136	-.048	.033	.015
	Q3	-.080	.163	.854[a]	-.441	-.038	-.066	.111	-.062	.045	-.070
	Q4	.004	-.116	-.441	.883[a]	-.134	-.053	-.075	-.119	-.113	.104
	Q5	-.017	.086	-.038	-.134	.898[a]	-.199	-.025	.078	.059	-.041
	Q6	.129	-.017	-.066	-.053	-.199	.903[a]	-.037	-.200	-.004	-.156
	Q7	.097	.136	.111	-.075	-.025	-.037	.834[a]	-.478	-.071	-.019
	Q8	-.138	-.048	-.062	-.119	.078	-.200	-.478	.826[a]	.060	-.066
	Q9	-.193	.033	.045	-.113	.059	-.004	-.071	.060	.849[a]	-.307
	Q10	-.247	.015	-.070	.104	-.041	-.156	-.019	-.066	-.307	.771[a]
	Q11	-.270	-.094	-.055	.059	-.059	.053	-.057	-.024	-.071	-.389
	Q12	-.061	-.066	-.102	-.062	-.271	-.062	-.159	-.054	-.096	.092
	Q13	.018	-.135	-.356	-.060	.004	-.233	-.113	.114	-.011	-.066
	Q14	.027	-.345	-.153	.028	.006	-.045	-.067	.083	-.043	-.038
	Q15	.018	-.067	.000	.032	.071	-.002	.000	.019	.014	.082
	Q16	-.109	.122	.069	-.033	-.054	-.205	-.070	.015	.003	-.009
	Q17	-.010	-.134	-.044	.004	-.094	-.011	-.081	.087	.093	.050
	Q18	-.023	.247	.051	.051	-.028	.130	-.014	-.067	.067	.050
	Q19	.030	-.544	-.043	.089	-.079	5.142E-5	-.031	.000	-.143	.002
	Q20	.041	.041	-.012	-.061	.006	-.031	.070	-.086	.107	-.078
	Q21	-.021	-.121	-.065	-.008	-.059	.007	-.029	-.018	.026	.187
	Q22	.001	.071	-.057	.003	.037	.019	-.027	.007	2.772E-5	-.018
	Q23	-.041	-.147	.064	-.194	-.004	-.008	-.027	.051	.044	-.274
	Q24	.025	.168	.028	.051	-.074	.075	.093	-.018	-.014	.078
	Q25	.069	-.031	.062	-.077	.076	-.007	.067	-.054	.104	-.086

a. Measures of Sampling Adequacy(MSA).

图 32.10　Anti-image Matrices 结果

同上述对总体 KMO 检验系数的介绍，KMO 检验对单个变量的分析结果也在 0 到 1 之间分布，如果系数大于 0.5，则认为单个变量满足要求；如果系数大于 0.8，则认为单个变量结果很好。在本研究中，任一变量的 KMO 检验结果均大于 0.7，即各变量结果一般，但仍满足假设 2。

3. Bartlett 检验　Bartlett 检验的零假设是研究数据之间的相关矩阵是一个完美矩阵，即所有对角线上的系数为 1，非对角线上的系数均为 0。在这种完美矩阵的情况下，各变量之间没有相关关系，即不能将多个变量简化为少数的成分，没有进行主成分分析的必要。因此，希望拒绝 Bartlett 检验的零假设，SPSS 输出结果如图 32.11 所示。

Kaiser-Meyer-Olkin Measure of Sampling Adequacy.		.828
Bartlett's Test of Sphericity	Approx. Chi-Square	3911.058
	df	300
	Sig.	.000

图 32.11　KMO and Bartlett's Test 结果（2）

	Initial	Extraction
Q1	1.000	.654
Q2	1.000	.683
Q3	1.000	.713
Q4	1.000	.672
Q5	1.000	.435
Q6	1.000	.598
Q7	1.000	.583
Q8	1.000	.596
Q9	1.000	.586
Q10	1.000	.759
Q11	1.000	.666
Q12	1.000	.602
Q13	1.000	.650
Q14	1.000	.769
Q15	1.000	.737
Q16	1.000	.624
Q17	1.000	.619
Q18	1.000	.698
Q19	1.000	.634
Q20	1.000	.316
Q21	1.000	.646
Q22	1.000	.669
Q23	1.000	.614
Q24	1.000	.683
Q25	1.000	.679

Extraction Method: Principal Component Analysis.

图 32.12　公因子方差（Communalities）结果

在本研究中，Bartlett 检验的结果 $P < 0.001$，拒绝零假设，即认为研究数据可以进行主成分分析，满足假设 2。

32.4　结果解释

对主成分结果的分析主要从公因子方差、提取主成分和强制提取主成分三个方面进行。

32.4.1　公因子方差结果

SPSS 输出公因子方差结果如图 32.12 所示。

在这个阶段，研究中有多少个变量数据结果就会输出多少个成分。在本研究中共有 25 个变量，就会对应产生 25 个成分。在表中，"Initial"栏提示的是当所有成分都纳入时，每个变量变异被解释的程度为 1，即 100% 被解释。也就是说，在这一阶段，没有剔除任何信息，数据中的变异都可以被解释。

而"Extraction"栏提示的是当只保留选中的成分时，变量变异被解释的程度。因为只保留了部分成分，所有变量变异被解释的程度会降低。

32.4.2　提取主成分

正如上文所述，研究中有多少个变量，主成分分析就会产生多少个主成分。而研究中的主要目的是通过选取主成分，对数据进行降维，但同时也要注意尽可能多地包含对数据变异的解释。一般来说，结果输出的第一主成分包含最多的数据变异，第二主成分次之，之后的主成分包含的变异程度依次递减。SPSS 输出结果如图 32.13 所示。

Component	Initial Eigenvalues			Extraction Sums of Squared Loadings			Rotation Sums of Squared Loadings		
	Total	% of Variance	Cumulative %	Total	% of Variance	Cumulative %	Total	% of Variance	Cumulative %
1	6.517	26.066	26.066	6.517	26.066	26.066	4.388	17.552	17.552
2	3.456	13.823	39.890	3.456	13.823	39.890	4.242	16.969	34.521
3	2.963	11.851	51.741	2.963	11.851	51.741	3.368	13.471	47.992
4	1.911	7.646	59.386	1.911	7.646	59.386	2.727	10.907	58.899
5	1.038	4.153	63.539	1.038	4.153	63.539	1.160	4.640	63.539
6	.971	3.884	67.423						
7	.925	3.699	71.122						
8	.741	2.963	74.085						
9	.680	2.722	76.806						
10	.665	2.661	79.467						
11	.561	2.245	81.713						
12	.530	2.118	83.831						
13	.509	2.034	85.865						
14	.459	1.834	87.699						
15	.389	1.556	89.256						
16	.370	1.482	90.737						
17	.359	1.436	92.174						
18	.332	1.330	93.503						
19	.303	1.211	94.714						
20	.292	1.169	95.884						
21	.269	1.077	96.961						
22	.235	.941	97.902						
23	.205	.818	98.720						
24	.177	.710	99.430						
25	.143	.570	100.000						

Extraction Method: Principal Component Analysis.

图 32.13　Total Variance Explained（总方差解释）结果

图 32.13 标注为对研究中所有主成分的介绍。本研究中共有 25 个变量，总特征值（eigenvalues of variance）是 25，即每个变量自身的变异值为 1。Total 栏提示的是各个主成分对数据变异的解释程度。以第一主成分为例，其特征值为 6.517，占总体变异的 $6.517/25 \times 100 = 26.066\%$（% of Variance）。同理，第二主成分的特征值为 3.456，占总体变异的 13.823%，以此类推。

那么，应该如何提取主成分呢？

目前主要有 4 种方法可以帮助大家判断提取主成分的数量：①特征值大于 1；②解释数据变异的比例；③陡坡图检验；④解释能力判断。

1. **特征值大于 1**　一般来说，如果某一项主成分的特征值小于 1，那么就认为该主成分对数据变异的解释程度比单个变量小，应该剔除。本研究结果如图 32.14 所示。

Component	Initial Eigenvalues			Extraction Sums of Squared Loadings			Rotation Sums of Squared Loadings		
	Total	% of Variance	Cumulative %	Total	% of Variance	Cumulative %	Total	% of Variance	Cumulative %
1	6.517	26.066	26.066	6.517	26.066	26.066	4.388	17.552	17.552
2	3.456	13.823	39.890	3.456	13.823	39.890	4.242	16.969	34.521
3	2.963	11.851	51.741	2.963	11.851	51.741	3.368	13.471	47.992
4	1.911	7.646	59.386	1.911	7.646	59.386	2.727	10.907	58.899
5	1.038	4.153	63.539	1.038	4.153	63.539	1.160	4.640	63.539
6	.971	3.884	67.423						
7	.925	3.699	71.122						
8	.741	2.963	74.085						
9	.680	2.722	76.806						
10	.665	2.661	79.467						
11	.561	2.245	81.713						
12	.530	2.118	83.831						
13	.509	2.034	85.865						
14	.459	1.834	87.699						
15	.389	1.556	89.256						
16	.370	1.482	90.737						
17	.359	1.436	92.174						
18	.332	1.330	93.503						
19	.303	1.211	94.714						
20	.292	1.169	95.884						
21	.269	1.077	96.961						
22	.235	.941	97.902						
23	.205	.818	98.720						
24	.177	.710	99.430						
25	.143	.570	100.000						

Extraction Method: Principal Component Analysis.

图 32.14　Total Variance Explained 结果

从图 32.14 可知，第五主成分的特征值为 1.038，大于 1；而第六主成分的特征值为 0.971，小于 1，即应该保留前五位的主成分，剔除剩余部分。这种方法的主要问题在于，如果研究结果中某些主成分的特征值十分接近 1，那么该方法对提取主成分数量的提示作用将不明显。例如，某研究第五主成分的特征值为 1.002，而第六主成分的特征值为 0.998，虽然该方法仍建议保留前五位主成分，但是研究者会对是否也应该保留第六主成分产生怀疑，因此需要其他方法辅助判断。

2. 解释数据变异的比例　在根据主成分解释数据变异比例来判断提取主成分的数量时，研究者主要依据单个主成分解释数据变异的比例和前几个主成分解释数据变异的总比例两个指标。SPSS 输出结果如图 32.14 所示。

首先，既往研究认为提取的主成分至少应该解释 5%～10% 的数据变异。根据这一标准，认为本研究应该提取前四位主成分（第四主成分解释 7.646% 的数据变异，第五主成分解释 4.153% 的数据变异）。

同时，既往学者也认为提取的主成分应累计解释 60%～70% 的数据变异。根据这一标准，认为应该提取前五位主成分（前四位主成分累计解释 59.386% 的数据变异，前五位主成分累计解释 63.539% 的数据变异）。这种判断方法的不足在于比较主观，既可以提取 60%，也可以提取 70%，而这 10% 的比例差异往往导致提取主成分数量的不同。

3. 陡坡图（scree plot）检验　如图 32.15 所示。陡坡图是根据各主成分对数据变异的解释程度绘制的图。每一个主成分为一个点，研究者通过"陡坡趋于平缓"的位置判断提取主成分的数量。在本研究中，第五主成分之后的数据趋于平缓，因此可以提取前四位主成分。

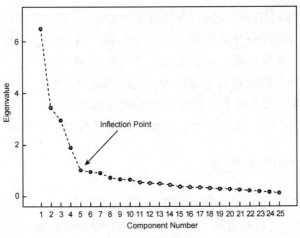

图 32.15 陡坡图

4. 解释能力判断 进行主成分分析的目的是对数据结构进行降维,但同时也要注意的是提取后的主成分应具有一定的意义,即对研究内容具有解释能力。各主成分对相应变量的解释能力(相关系数小于 0.3 的数据已剔除)如图 32.16 所示。

	Component				
	1	2	3	4	5
Q14	.837				
Q15	.834				
Q19	.781				
Q17	.749				
Q18	.744				.341
Q2	.737				-.328
Q16	.701				
Q3		.795			
Q13		.790			
Q4		.771			
Q12		.750			
Q6		.731			
Q5		.626			
Q7		.557			.473
Q8		.529			.478
Q24			.815		
Q25			.773		
Q21			.745		
Q22			.740		-.332
Q23			.719		
Q20			.518		
Q10				.833	
Q11				.811	
Q1				.797	
Q9				.699	

Extraction Method: Principal Component Analysis.
Rotation Method: Varimax with Kaiser Normalization.

图 32.16 Rotated Component Matrix(旋转后成分矩阵)结果

从图 32.16 可见,当提取前五位主成分时,数据结构仍比较复杂,存在两个主成分同时解释一个变量的情况。例如,第一主成分和第五主成分同时解释 Q18、Q2 变量;再如,第二主成分和第五主成分同时解释 Q7、Q8 变量。在这种情况下,主成分分析的结果比较难解释。例如,无法区分变量 Q18 的信息是由第一主成分反映,还是由第二主成分反映。

因此，比较倾向提取未对任何变量进行重复解释的主成分，即提取前四位主成分。

不同方法提示的主成分分析数量并不完全相同，这就要求根据研究经验和目的做出取舍。简而言之，提取主成分的判断是一个比较主观的过程，并没有一种客观的判断方法，各个方法的优缺点也只是相对而言的。针对本研究，认为应该提取前四位主成分，这一结果与陡坡图检验和解释能力判断的提示相同，但与特征值大于 1 和解释数据变异比例的提示不同，是研究者根据实际情况进行的综合判断。

32.4.3　强制提取主成分

因为 SPSS 自动输出的主成分分析结果主要是根据特征值大于 1 这项指标判断的，并不一定符合实际需要，所以在实际工作中往往要进行强制性提取主成分的工作，其 SPSS 操作如下：

（1）在主界面点击 Analyze→Dimension Reduction→Factor Analysis（图 32.17）。

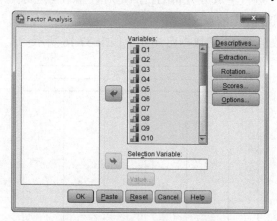

图 32.17　Factor Analysis 对话框

（2）点击 Extraction，点击 Extract 栏内的 Fixed number of factors 选项，并在 Factors to extract 栏内填入 4，点击 Continue→OK（图 32.18）。

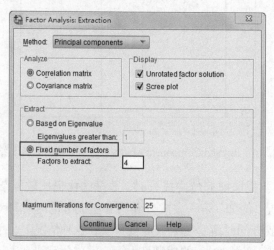

图 32.18　Factor Analysis：Extraction 对话框

经过上述 SPSS 操作，得到的数据结构与上述结果基本相同，只不过主成分分析数量固定为 4，而不是之前 SPSS 自动输出的前五位主成分。Total Variance Explained 输出结果如图 32.19 所示。

Component	Initial Eigenvalues			Extraction Sums of Squared Loadings			Rotation Sums of Squared Loadings		
	Total	% of Variance	Cumulative %	Total	% of Variance	Cumulative %	Total	% of Variance	Cumulative %
1	6.517	26.066	26.066	6.517	26.066	26.066	4.417	17.670	17.670
2	3.456	13.823	39.890	3.456	13.823	39.890	4.371	17.483	35.153
3	2.963	11.851	51.741	2.963	11.851	51.741	3.373	13.491	48.645
4	1.911	7.646	59.386	1.911	7.646	59.386	2.685	10.742	59.386
5	1.038	4.153	63.539						
6	.971	3.884	67.423						
7	.925	3.699	71.122						
8	.741	2.963	74.085						
9	.680	2.722	76.806						
10	.665	2.661	79.467						
11	.561	2.245	81.713						
12	.530	2.118	83.831						
13	.509	2.034	85.865						
14	.459	1.834	87.699						
15	.389	1.556	89.256						
16	.370	1.482	90.737						
17	.359	1.436	92.174						
18	.332	1.330	93.503						
19	.303	1.211	94.714						
20	.292	1.169	95.884						
21	.269	1.077	96.961						
22	.235	.941	97.902						
23	.205	.818	98.720						
24	.177	.710	99.430						
25	.143	.570	100.000						

Extraction Method: Principal Component Analysis.

图 32.19　Total Variance Explained 结果

Initial Eigenvalues：初始特征值；Extraction Sums of Squared Loadings：提取载荷平方和；Rotation Sums of Squared Loadings：旋转载荷平方和

图 32.19 提示，前四位主成分对数据变异的累计解释比例为 59.386%，与之前的结果相同。可见提取主成分后，只纳入了原数据信息的 59.386%，不到 60%，但提取的每一项主成分对数据变异的解释比例都大于 5%。

Rotated Component Matrix 表（已剔除相关系数小于 0.3 的数据）输出提取后各主成分对变量的解释情况如图 32.20 所示。

研究者在设计问卷时，拟使用 Q3～Q8、Q12、Q13 测量工作积极性，Q2、Q14～Q19 测量工作自主性，Q20～Q25 测量工作热情，Q1、Q9～Q11 测量工作责任感。从图 32.20 可知，提取前四位主成分后各主成分解释的变量信息与该分类基本相同。与此对应，第一主成分主要反映工作自主性，第二主成分主要反映工作积极性，第三主成分主要反映工作热情，而第四主成分主要反映工作责任感。可见，提取前四位主成分具有较好的结果解释能力。

当然，为了更好地汇报结果，需要将相关系数小于 0.3 的数据补齐，SPSS 操作方法是在 Factor Analysis 界面内点击 Coefficient Display Format 栏内的 Sorted by size 选项（图 32.21）。

	Component			
	1	2	3	4
Q15	.831			
Q14	.828			
Q19	.782			
Q18	.759			
Q17	.756			
Q2	.722			
Q16	.714			
Q13		.773		
Q3		.765		
Q4		.758		
Q12		.751		
Q6		.745		
Q5		.636		
Q7		.625		
Q8		.601		
Q24			.806	
Q21			.764	
Q22			.763	
Q25			.754	
Q23			.709	
Q20			.513	
Q10				.832
Q11				.805
Q1				.794
Q9				.690

Extraction Method: Principal Component Analysis.
Rotation Method: Varimax with Kaiser Normalization.

图 32.20　Rotated Component Matrix 结果

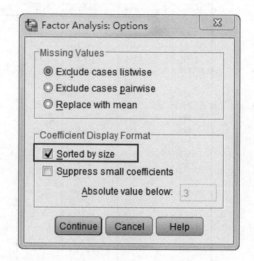

图 32.21　Factor Analysis：Options 对话框

重新运行主成分分析后，SPSS 输出结果如图 32.22 所示。

	Component			
	1	2	3	4
Q15	**.831**	.142	.107	-.032
Q14	**.828**	.139	.060	-.021
Q19	**.782**	.093	-.012	.119
Q18	**.759**	.153	.102	.012
Q17	**.756**	.088	.144	-.090
Q2	**.722**	.082	.044	.093
Q16	**.714**	.216	.083	-.013
Q13	.085	**.773**	.106	.047
Q3	.088	**.765**	.163	.130
Q4	.082	**.758**	.259	.067
Q12	.177	**.751**	.010	.053
Q6	.184	**.745**	.012	.095
Q5	.141	**.636**	.094	.045
Q7	.170	**.625**	-.073	.168
Q8	.037	**.601**	.064	.295
Q24	.026	-.023	**.806**	-.080
Q21	-.021	.043	**.764**	-.134
Q22	-.007	.055	**.763**	-.023
Q25	.192	.071	**.754**	.039
Q23	.221	.151	**.709**	.160
Q20	.099	.194	**.513**	.001
Q10	-.010	.251	.046	**.832**
Q11	-.059	.028	.051	**.805**
Q1	.007	.148	-.013	**.794**
Q9	.126	.225	-.195	**.690**

Extraction Method: Principal Component Analysis.
Rotation Method: Varimax with Kaiser.

图 32.22　Rotated Component Matrix 输出的结果

32.5 撰写结论

本研究采用主成分分析,通过 25 项问题调查 300 位应聘者的工作能力。研究变量之间存在线性相关关系(每组变量之间的相关系数均大于 0.3),数据结构合理(KMO 检验系数为 0.828,单个变量的 KMO 检验系数均大于 0.7,Bartlett 检验结果为 $P<0.001$),提示研究数据可以进行主成分分析。

主成分分析结果提示,本研究中前五位主成分的特征值大于 1,分别解释 26.066%、13.823%、11.851%、7.646% 和 4.153% 的总数据变异。但陡坡图分析提示应提取前四位主成分,同时解释能力判断也提示提取前四位主成分比较符合研究实际需要。因此,本研究最终提取前四位主成分。提取后的主成分累计解释 59.386% 的数据变异,分别反映应聘者的工作自主性、工作积极性、工作热情和工作责任感。

第 33 章　Mann-Whitney U 检验

33.1　问题与数据

某研究者拟了解某工作岗位男性和女性的收入差异。该研究者招募了 20 名男性和 20 名女性，收集每个研究对象的性别（变量名为 gender）和每月平均收入水平（变量名为 income）。部分数据见图 33.1。

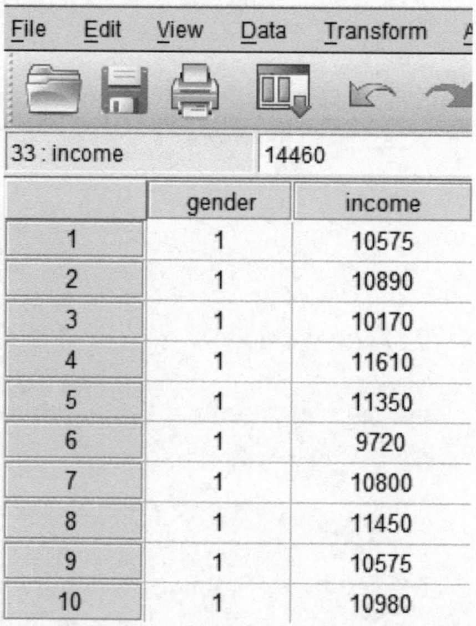

	gender	income
1	1	10575
2	1	10890
3	1	10170
4	1	11610
5	1	11350
6	1	9720
7	1	10800
8	1	11450
9	1	10575
10	1	10980

图 33.1　Mann-Whitney U 检验示例的部分数据

33.2　对问题的分析

研究者拟了解某工作岗位不同性别收入水平是否相同。由于一般情况下收入水平不服从正态分布（仅为模拟数据，实际使用时需要专业判断或结合正态性检验结果），所以可以使用 Mann-Whitney U 检验。

使用 Mann-Whitney U 检验时，需要考虑以下 3 项假设。

假设 1：有一个因变量，且因变量为连续变量或等级变量。

假设 2：有一个自变量，且自变量为二分类变量。

假设 3：具有相互独立的观测值。

33.3　SPSS 操作

33.3.1　Mann-Whitney *U* 检验

此处以旧对话框为例。在主界面点击 Analyze→Nonparametric Tests→Legacy Dialogs→Two-Independent-Samples，在 Two-Independent-Samples Tests（两个独立样本检验）对话框中，将变量 income 放入 Test Variable List，将变量 gender 放入 Grouping Variable，并确认勾选了 Test Type 中的 Mann-Whitney *U* 选项（图 33.2）。

点击变量 gender 下方的 Define Groups（定义组别），将男性的赋值"1"填写至 Group 1，将女性的赋值"2"填写至 Group 2。点击 Continue→OK（图 33.3）。

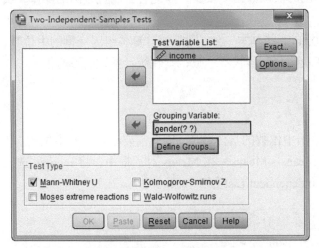

图 33.2　Two-Independent-Samples Tests 对话框

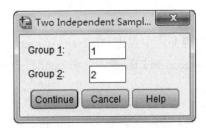

图 33.3　Define Groups 对话框

33.3.2　对数据分布的了解

Mann-Whitney *U* 检验，其原理是将原始数据排序后分配秩次，再对秩次做假设检验。因此，统计描述只能描述各组数据的"平均秩次"（mean rank），假设检验的结果也只能表述为"各组数据分布的差异有无统计学意义"。然而，"平均秩次"并不能充分反映各组数据的集中趋势。对于非正态分布数据，描述其集中趋势的较好指标是中位数（对于正态分布数据，描述其集中趋势的较好指标是均数）。因此，在做 Mann-Whitney *U* 检验（以及 Kruskal-Wallis *H* 检验）前，需要首先对原始数据的分布形态做一个了解。

假设某研究关注不同教育程度（高中及以下、本科及以上）研究对象的年均收入，则年均收入的分布可能有 2 种情况（图 33.4）。图 33.4 中左侧表示各组年均收入的分布形状一致（分布形状一致代表变异一致），而右侧表示各组年均收入的分布形状不一致。

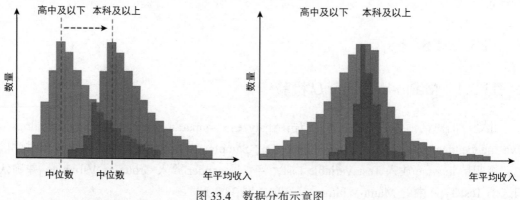

图 33.4　数据分布示意图

因此，在做 Mann-Whitney U 检验（以及 Kruskal-Wallis H 检验）前，需要画直方图对各组数据的分布形状做一个了解（本例的模拟数据量较少，因此省去画直方图的操作，实际研究中应当首先做直方图）。

如果实际研究中，各组因变量的分布形状基本一致，则需要计算各组因变量的中位数，以便统计描述时汇报。如果各组因变量的分布形状不一致，则在统计描述时不必汇报。

33.3.3　计算中位数

Mann-Whitney U 检验并不直接给出中位数的具体数值，因此需要单独计算中位数。在主界面栏中点击 Analyze→Compare Means→Means，在 Means 对话框中，将 income 选入 Dependent List 框中，将 gender 选入 Independent List 框中（图 33.5）。

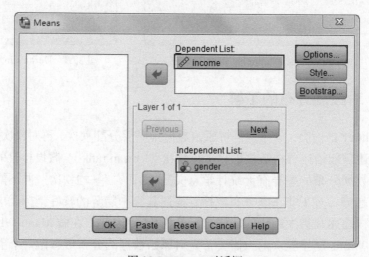

图 33.5　Means 对话框

点击 Options，出现 Means：Options 对话框。将 Cell Statistics 框中的"Mean"、"Number of Cases"和"Standard Deviation"选回 Statistics 框中，并将 Median 从 Statistics 框中选入 Cell Statistics 框中。点击 Continue→OK（图 33.6）。

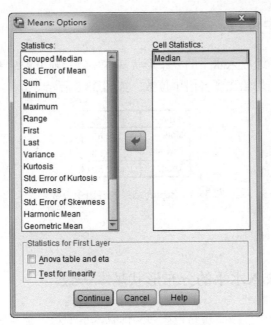

图 33.6　Means：Options 对话框

33.4　结果解释

33.4.1　Mann-Whitney *U* 检验

Mann-Whitney *U* 检验的最终结果如图 33.7 所示。

Ranks

	gender	N	Mean Rank	Sum of Ranks
income	Male	20	23.10	462.00
	Female	20	17.90	358.00
	Total	40		

Test Statistics[a]

	income
Mann-Whitney U	148.000
Wilcoxon W	358.000
Z	-1.407
Asymp. Sig. (2-tailed)	.160
Exact Sig. [2*(1-tailed Sig.)]	.165[b]

a. Grouping Variable: gender.

b. Not corrected for ties.

图 33.7　Mann-Whitney 检验结果

Test Statistics 中"Mann-Whitney *U*"代表检验的 *U* 统计量值为 148.000。"Asymp.Sig.（2-tailed）"代表渐进 *P* 值，"Exact Sig.[2*（1-tailed Sig.）]"代表精确 *P* 值。

样本量越大，渐进 *P* 值就越接近真实 *P* 值。当每个分组的样本量小于 20 时，SPSS 软件会自动计算精确 *P* 值，此时选择精确 *P* 值来判断检验假设。当样本量大于 20 时，渐进 *P* 值可以很好地代表真正的 *P* 值，因此选择渐进 *P* 值来判断检验假设。

本例中每组的样本量为 20 个，结果报告了精确 *P* 值为 0.165，本例选用精确 *P* 值判断检验假设，*P* 大于界值 0.05，因此不能拒绝原假设，即不能认为男性和女性的收入水平分布有统计学差异。

33.4.2　描述中位数

假设本研究中，两组收入水平的分布形状基本一致，则报告结果时还应该报告各组评分的中位数。Report 结果给出了各组中位数，如图 33.8 所示。

gender	income
Male	11160.00
Female	10752.50
Total	11012.50

图 33.8　Report 结果的各组中位数

33.5　撰写结论

33.5.1　两组收入水平的分布形状基本一致

使用 Mann-Whitney U 检验判断男性与女性收入水平是否有差异。根据直方图判断两组收入水平分布的形状基本一致。男性收入水平的中位数为 11 160.00，女性收入水平的中位数为 10 752.00。Mann-Whitney U 检验结果显示，男性与女性的收入水平差异无统计学意义（U=148.000，P=0.165）。

33.5.2　两组收入水平的分布形状不一致

使用 Mann-Whitney U 检验判断男性与女性收入水平是否有差异。根据直方图判断两组收入水平分布的形状不一致。男性收入水平的平均秩次为 23.10，女性收入水平的平均秩次为 17.90。Mann-Whitney U 检验结果显示，男性与女性的收入水平差异无统计学意义（U=148.000，P=0.165）。

扩 展 阅 读

Mann-Whitney U 检验和 Wilcoxon 秩和检验没有实质上的差别，检验原理和结果也完全等价，只是在计算统计量时略有差别，统计分析时写清楚用哪种方法即可。SPSS 中没有 Wilcoxon 秩和检验的模块，但 Mann-Whitney U 检验会给出 Wilcoxon 秩和检验的统计量（图 33.7 中 Test Statistics 的第二行）；SAS 则提供了 Wilcoxon 秩和检验的命令。

第 34 章　Kruskal-Wallis *H* 检验

34.1　问题与数据

某研究者认为工作年限多的人能更好地应对职场的压力。为了验证这一假设，研究招募了 31 名研究对象，调查他们的工作年限，并测量了他们应对职场压力的能力。

根据工作年限，研究对象被分为 4 组：0～5 年、6～10 年、11～15 年、>16 年（变量名为 working_time）。利用 Likert 量表调查的总得分（CWWS 得分）来评估应对职场压力的能力，分数越高，表明应对职场压力的能力越强（变量名为 stress_score）。部分数据见图 34.1。

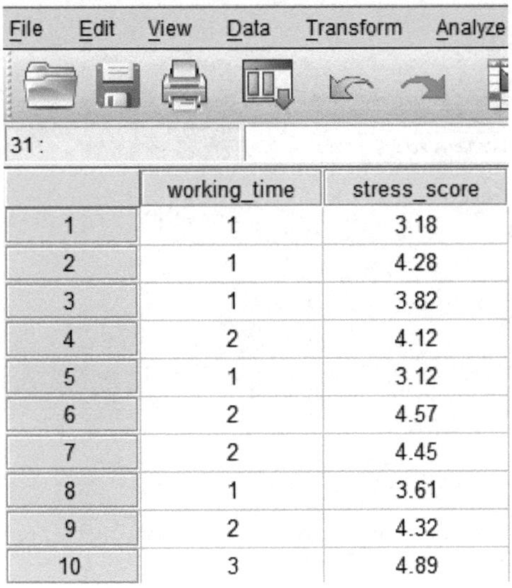

	working_time	stress_score
1	1	3.18
2	1	4.28
3	1	3.82
4	2	4.12
5	1	3.12
6	2	4.57
7	2	4.45
8	1	3.61
9	2	4.32
10	3	4.89

图 34.1　Kruskal-Wallis *H* 检验示例的部分数据

34.2　对问题的分析

研究者拟分析不同工作年限之间 CWWS 得分是否不同。由于 CWWS 得分不服从正态分布（仅为模拟数据，实际使用时需要专业判断或结合正态性检验结果），所以可以使用 Kruskal-Wallis *H* 检验。Kruskal-Wallis *H* 检验（有时也称为对秩次的单因素方差分析）是基于秩次的非参数检验方法，用于检验多组间（也可以是两组）连续或有序分类变量是否存在差异。

使用 Kruskal-Wallis *H* 检验时，需要考虑以下 3 项假设。

假设 1：有一个因变量，且因变量为连续变量或有序分类变量。

假设 2：存在多个分组（≥2 个）。

假设 3：具有相互独立的观测值。

34.3　SPSS 操作

34.3.1　Kruskal-Wallis *H* 检验

在主界面点击 Analyze→Nonparametric Tests→Independent Samples，出现 Nonparametric Tests：Two or More Independent Samples 对话框，默认选择 Automatically compare distributions across groups（图 34.2）。

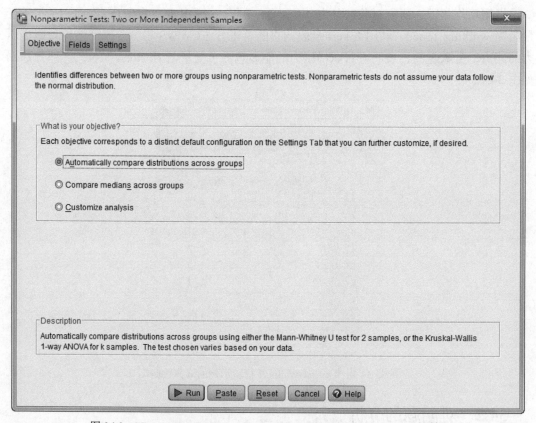

图 34.2　Nonparametric Tests：Two or More Independent Samples 对话框

点击 Fields，在 Fields 下方选择 Use custom field assignments，将变量 stress_score 放入 Test Fields 框中，将变量 working_time 放入 Groups 框中（图 34.3）。

点击 Settings→Customize tests，在 Compare Distributions across Groups 区域选择 "Kruskal-Wallis 1-way ANOVA（k samples）"，如图 34.4 所示。本步骤也可不操作，选择默认即可。因为研究中选择了 Automatically compare distributions across groups，且有 3 个分组，SPSS 会默认选择 "Kruskal-Wallis 1-way ANOVA（k samples）"。

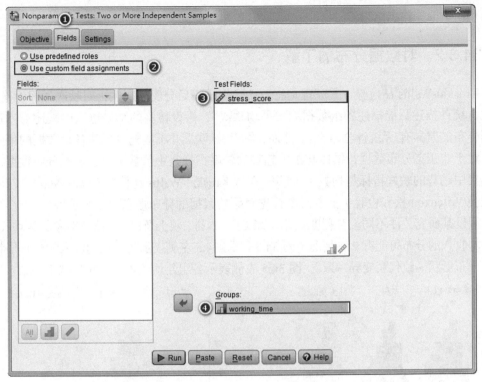

图 34.3　Fields 对话框操作

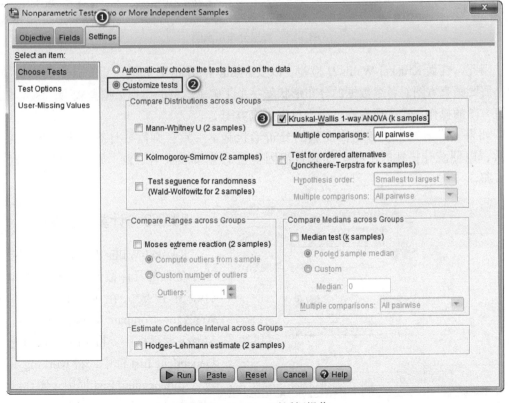

图 34.4　Settings 对话框操作

点击 Run，输出结果。

34.3.2　对数据分布的了解

Kruskal-Wallis H 检验，其原理是将原始数据排序后分配秩次，再对秩次做假设检验。因此，统计描述只能描述各组数据的"平均秩次"，假设检验的结果也只能表述为"各组数据分布的差异有/无统计学意义"。然而，"平均秩次"并不能充分反映各组数据的集中趋势。对于非正态分布数据，描述其集中趋势的较好指标是中位数（对于正态分布数据，描述其集中趋势的较好指标是均数），因此，在做 Kruskal-Wallis H 检验（以及 Mann-Whitney U 检验/Wilcoxon 秩和检验）前，需要首先对原始数据的分布形态做一个了解。

假设某研究关注不同教育程度（高中及以下、本科、硕士及以上）研究对象的年均收入，则年均收入的分布可能有 2 种情况（图 34.5）。图 34.5 左侧表示各组年均收入的分布形状一致（分布形状一致代表变异一致），图 34.5 右侧表示各组年均收入的分布形状不一致。

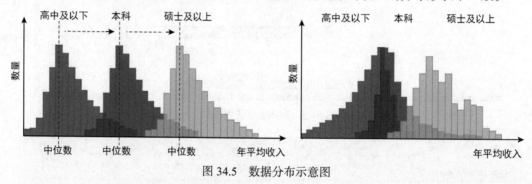

图 34.5　数据分布示意图

因此，在做 Kruskal-Wallis H 检验（以及 Mann-Whitney U 检验、Wilcoxon 秩和检验）前，需要画直方图对各组数据的分布形状做一个了解（本例的模拟数据量较少，因此省去画直方图的操作。实际研究中，应当首先做直方图）。

如果实际研究中，各组因变量的分布形状基本一致，则需要计算各组因变量的中位数，以便统计描述时汇报。如果各组因变量的分布形状不一致，则在统计描述时不必汇报。

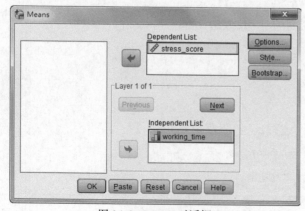

图 34.6　Means 对话框

34.3.3　计算中位数

Kruskal-Wallis H 检验并不直接给出中位数的具体数值，因此需要单独计算中位数。在主界面栏中点击 Analyze→Compare Means→Means，在 Means 对话框中，将 stress_score 选入 Dependent List 框中，将 working_time 选入 Independent List 框中（图 34.6）。

点击 Options，出现 Means：Options

对话框。将 Cell Statistics 框中的 "Mean"、"Number of Cases" 和 "Standard Deviation" 选回 Statistics 框中，并将 Median 从 Statistics 框中选入 Cell Statistics 框中。点击 Continue→OK（图 34.7）。

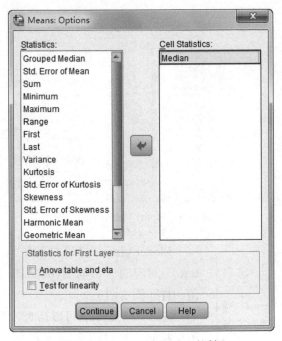

图 34.7　Means：Options 对话框

34.4　结果解释

34.4.1　Kruskal-Wallis *H* 检验

Kruskal-Wallis *H* 检验的最终结果如图 34.8 所示。

	Null Hypothesis	Test	Sig.	Decision
1	The distribution of stress_score is the same across categories of working_time.	Independent-Samples Kruskal-Wallis Test	.000	Reject the null hypothesis.

Asymptotic significances are displayed.　The significance level is .05.

图 34.8　Hypothesis Test Summary 结果

双击 Hypothesis Test Summary，启动 Model Viewer 窗口。Model Viewer 窗口右上方的 "Independent-Samples Kruskal-Wallis Test" 箱线图反映了各组 CWWS 评分的中位数和分布情况（图 34.9）。

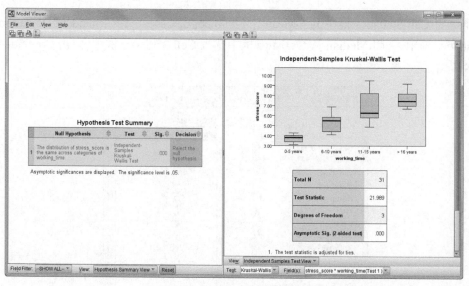

图 34.9　Model Viewer 结果

Total N	31
Test Statistic	21.989
Degrees of Freedom	3
Asymptotic Sig. (2-sided test)	.000

图 34.10　渐进性检验结果（双侧）

Model Viewer 窗口右下方"Asymptotic Sig.（2-sided test）"对应的 P 值与 Hypothesis Test Summary 中的 P 值一样（图 34.10）。

基于以上结果，可以认为各组 CWWS 评分的分布不全相同，差异具有统计学意义（$H=21.989, P<0.001$）。

34.4.2　两两比较

虽然得到了各组 CWWS 评分的分布不全相同的结论，但仍然不清楚到底是哪两组之间不同，因此需要进一步做两两比较。

点击 Model Viewer 右侧下方的 View，选择 "Pairwise Comparisons" 选项（图 34.11）。

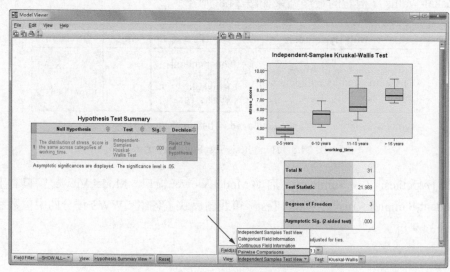

图 34.11　选择 Pairwise Comparisons 结果

点击后，Pairwise Comparisons 的右侧视图出现两两比较的结果，如图 34.12 所示。

在 Pairwise Comparisons of working_time 图中，圆点旁边的数值代表该组的平均秩次。连接线代表两两比较的结果，深色连接线代表两组间差异无统计学意义，浅色连接线代表两组差异具有统计学意义。

图 34.12 中的表格给出了更多的信息：表头从左向右依次为比较的组别、统计量、标准误、标准化的统计量（=统计量/标准误）、P 和调整后的 P。

由于是事后的两两比较（Post hoc test），因此需要调整显著性水平（调整 α 水平），作为判断两两比较的显著性水平。依据 Bonferroni 法，调整 α 水平=原 α 水平÷比较次数。本研究共比较了 6 次，调整 α 水平=0.05÷6=0.008 3。因此，最终得到的 P（图 34.12 中 Sig. 一列），需要和 0.008 3 比较，小于 0.008 3 则认为差异有统计学意义。

另外，SPSS 也提供了调整后 P（图 34.12 中 Adj. Sig.一列），其思想还是采用 Bonferroni 法调整 α 水平。该列是将原始 P（图 34.12 中 Sig.一列）乘以比较次数得到的，因此可以直接和 0.05 比较，小于 0.05 则认为差异有统计学意义。

Pairwise Comparisons of working_time

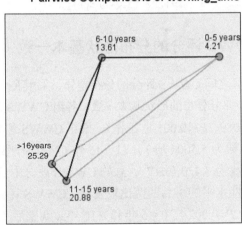

Each node shows the sample average rank of working_time.

Sample1-Sample2	Test Statistic	Std. Error	Std. Test Statistic	Sig.	Adj.Sig.
0-5 years-6-10 years	-9.397	4.582	-2.051	.040	.242
0-5 years-11-15 years	-16.661	4.705	-3.541	.000	.002
0-5 years-> 16 years	-21.071	4.859	-4.336	.000	.000
6-10 years-11-15 years	-7.264	4.418	-1.644	.100	.601
6-10 years-> 16 years	-11.675	4.582	-2.548	.011	.065
11-15 years-> 16 years	-4.411	4.705	-.937	.349	1.000

Each row tests the null hypothesis that the Sample 1 and Sample 2 distributions are the same.
Asymptotic significances (2-sided tests) are displayed. The significance level is.05.

图 34.12　Pairwise Comparisons 结果

值得注意的是，工作年限为 11～15 年和＞16 年比较时（最后一行），原始 $P=0.349$，而调整后 $P=1$，不等于 0.349 的 6 倍，这是因为 P 的最大值为 1。

可以描述以上结果：采用 Bonferroni 法校正显著性水平的事后两两比较发现，CWWS 评分的分布在工作年限 0～5 年和 11～15 年（调整后 $P=0.002$）、0～5 年和＞16 年（调整后 $P<0.001$）的差异有统计学意义，其他组之间的差异无统计学意义。

34.4.3　描述中位数

Median

working_time	stress_score
0-5 years	3.8200
6-10 years	5.5000
11-15 years	6.2900
> 16 years	7.4700
Total	5.8500

图 34.13　Report 结果

假设本研究中，各组 CWWS 评分的分布形状基本一致，则报告结果时还应该报告各组 CWWS 评分的中位数。Report 结果中给出了各组中位数，如图 34.13 所示。

34.5　撰写结论

34.5.1　各组 CWWS 评分的分布形状基本一致

比较不同工作年限人群之间 CWWS 评分的分布差异，采用 Kruskal-Wallis H 检验。根据直方图判断各组中 CWWS 评分分布的形状基本一致。各组 CWWS 评分的分布不全相同，差异具有统计学意义（$H=21.989$，$P<0.001$）。工作 0～5 年 CWWS 评分中位数为 3.820（$n=7$），6～10 年 CWWS 评分中位数为 5.500（$n=9$），11～15 年 CWWS 评分中位数为 6.290（$n=8$），＞16 年 CWWS 评分中位数为 7.470（$n=7$），总的 CWWS 评分中位数为 5.850（$n=31$）。采用 Bonferroni 法校正显著性水平的事后两两比较发现，CWWS 评分的分布在工作年限 0～5 年和 11～15 年（调整后 $P=0.002$）、0～5 年和＞16 年（调整后 $P<0.001$）的差异有统计学意义，其他组之间的差异无统计学意义。

34.5.2　各组 CWWS 评分的分布形状不一致

比较不同工作年限人群之间 CWWS 评分的分布差异，采用 Kruskal-Wallis H 检验。根据直方图判断各组中 CWWS 评分分布的形状不一致。各组 CWWS 评分的分布不完全相同，差异具有统计学意义（$H=21.989$，$P<0.001$）。工作 0～5 年 CWWS 评分平均秩次为 4.21（$n=7$），6～10 年 CWWS 评分平均秩次为 13.61（$n=9$），11～15 年 CWWS 评分平均秩次为 20.88（$n=8$），＞16 年 CWWS 评分平均秩次为 25.29（$n=7$）。采用 Bonferroni 法校正显著性水平的事后两两比较发现，CWWS 评分的分布在工作年限 0～5 年和 11～15 年（调整后 $P=0.002$）、0～5 年和＞16 年（调整后 $P<0.001$）的差异有统计学意义，其他组之间的差异无统计学意义。

第 35 章　Wilcoxon 符号秩检验

35.1　问题与数据

研究者拟分析某种药物是否可以降低体内甘油三酯水平，招募了 20 名研究对象，测量其基线甘油三酯水平，记录为 TG1，然后对患者进行 4 周的药物干预，再次测量甘油三酯水平，记录为 TG2，收集的部分数据见图 35.1。

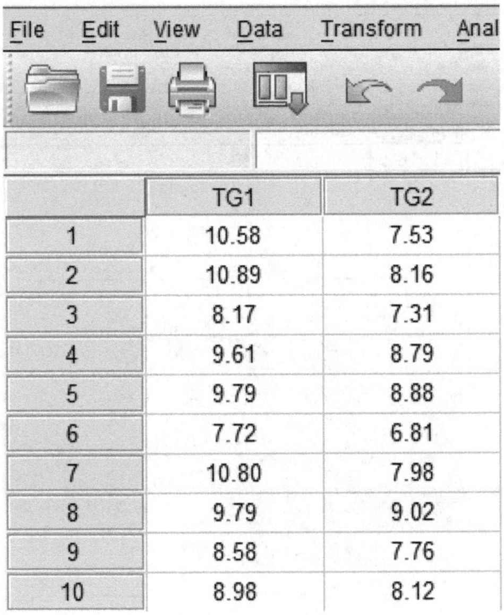

	TG1	TG2
1	10.58	7.53
2	10.89	8.16
3	8.17	7.31
4	9.61	8.79
5	9.79	8.88
6	7.72	6.81
7	10.80	7.98
8	9.79	9.02
9	8.58	7.76
10	8.98	8.12

图 35.1　Wilcoxon 符号秩检验示例的部分数据

35.2　对问题的分析

对于比较配对设计的连续性变量间的差异，可以选用配对 t 检验或 Wilcoxon 符号秩检验。配对 t 检验适用于两组差值近似服从正态分布的数据。当不满足该前提时，可选的一种方案是使用 Wilcoxon 符号秩检验。

研究者拟判断同一组研究对象在药物治疗前后体内甘油三酯水平的变化，此研究的数据为非正态分布（仅为模拟数据，实际使用时需要专业判断或结合正态性检验结果）。针对这种情况，可以使用 Wilcoxon 符号秩检验。使用 Wilcoxon 符号秩检验时，需要满足 3 项假设。

假设 1：观测变量是连续变量或有序分类变量。本研究的观测变量甘油三酯水平是连续变量。

假设 2：研究数据可以分为两组。本研究数据可以分为治疗前和治疗后两组。

假设 3：数据结构为配对形式。本研究数据属于研究对象自身配对的形式。

经分析，本研究数据符合假设 1～3，那么如何进行 Wilcoxon 符号秩检验呢？

35.3　SPSS 操作

35.3.1　生成差值变量

Wilcoxon 符号秩检验是针对配对变量差值进行假设检验的，所以首先要生成差值变量。

在主界面点击 Transform→Compute Variable，弹出 Compute Variable 对话框。在 Target Variable 栏输入 "difference"，生成新变量的变量名。接着在 Numeric Expression 栏输入 "TG1-TG2"，计算新变量值（图 35.2）。

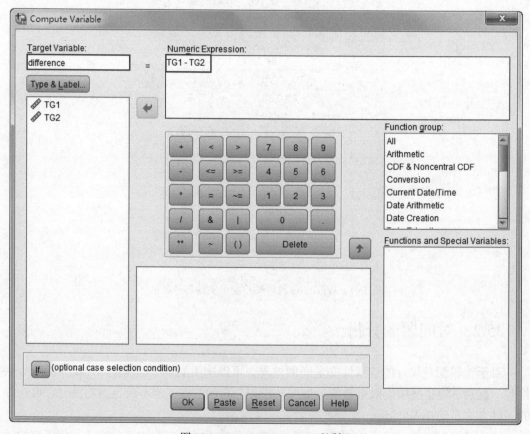

图 35.2　Compute Variable 对话框

点击 OK，数据视图生成一列新变量 "difference"（图 35.3）。

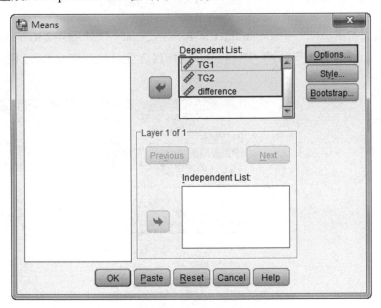

	TG1	TG2	difference
1	10.58	7.53	3.05
2	10.89	8.16	2.73
3	8.17	7.31	.87
4	9.61	8.79	.82
5	9.79	8.88	.91
6	7.72	6.81	.91
7	10.80	7.98	2.82
8	9.79	9.02	.78
9	8.58	7.76	.82
10	8.98	8.12	.86

图 35.3　生成新变量的部分数据

35.3.2　计算中位数

Wilcoxon 符号秩检验并不直接给出中位数的具体数值，因此需要单独计算中位数。在主界面点击 Analyze→Compare Means→Means，弹出 Means 对话框后，将 TG1、TG2 和 difference 变量放入 Dependent List 栏（图 35.4）。

图 35.4　Means 对话框

点击 Options，出现 Means：Options 对话框。将 Cell Statistics 框中的 "Mean"、"Number of Cases" 和 "Standard Deviation" 选回 Statistics 框中，并将 "Median" 从 Statistics 框中选入 Cell Statistics 框中。点击 Continue→OK（图 35.5）。

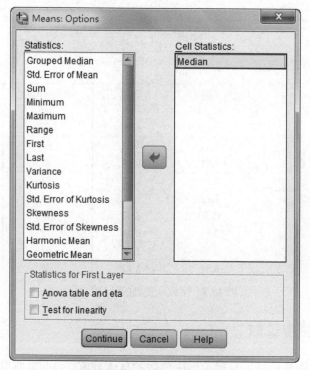

图 35.5　Means：Options 对话框

35.3.3　Wilcoxon 符号秩检验的 SPSS 操作

在主界面点击 Analyze→Nonparametric Tests→Legacy Dialogs→2 Related Samples，在 Two-Related-Samples Tests 对话框中，将 TG1 和 TG2 变量放入 Test Pairs 栏后，点击 OK（图 35.6）。

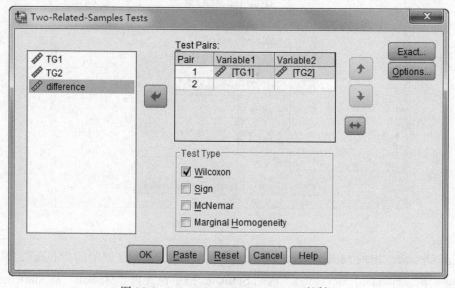

图 35.6　Two-Related-Samples Tests 对话框

35.4　结果解释

35.4.1　统计描述

在进行 Wilcoxon 符号秩检验结果解释之前，需要对研究数据有一个基本的了解。经 35.3.2 的操作，SPSS 输出各组数据的中位数（Median）结果如图 35.7 所示。

TG1	TG2	difference
9.7000	8.3675	.9100

图 35.7　Median 结果

由图 35.7 可知，基线时研究对象体内的甘油三酯水平的中位数为 9.700mmol/L，药物治疗后研究对象的甘油三酯水平中位数为 8.368mmol/L，差值的中位数为 0.910mmol/L。

35.4.2　Wilcoxon 符号秩检验

经 3.3 的操作，SPSS 输出 Wilcoxon 符号秩检验结果如图 35.8 所示。

Test Statistics[a]

	TG2 - TG1
Z	-3.928^{b}
Asymp. Sig. (2-tailed)	.000

a. Wilcoxon Signed Ranks Test.

b. Based on positive ranks.

图 35.8　Test Statistics 结果

本研究 Wilcoxon 符号秩检验的 $Z=-3.928$，$P<0.001$，说明两组数据中位数差值与 0 的差异具有统计学意义，即治疗前和治疗后研究对象体内甘油三酯水平中位数不同。结合中位数的结果可知，该药物有助于降低研究对象体内的甘油三酯水平（$P<0.001$）。

35.5　撰写结论

采用 Wilcoxon 符号秩检验分析，结果提示，基线时研究对象体内的甘油三酯水平中位数为 9.700mmol/L，药物治疗后研究对象的甘油三酯水平中位数为 8.368mmol/L，差值的中位数为 0.910mmol/L。Wilcoxon 符号秩检验显示，$Z=-3.928$，$P<0.001$，说明该药物有助于降低研究对象体内的甘油三酯水平。

扩展阅读

1. 本研究的数据类型，除了可以使用 Wilcoxon 符号秩检验外，也可以使用符号检验(sign test)。但是符号检验对于此类数据检验的效能低于 Wilcoxon 符号秩检验。因此，两组配对的，非正态分布的连续性变量，或者有序分类变量，建议使用 Wilcoxon 符号秩检验。

符号检验的使用场景：不知道两个配对数据（如 pre、after）的具体数值，只知道每个研究对象的两个配对数据的相对大小(如 pre＞after，或者 pre＜after，或者 pre=after)。

2. 对于两组配对数据，分析方法及适用条件主要有以下几种：

（1）非正态分布的连续性变量，或者有序分类变量：Wilcoxon 符号秩检验。

（2）正态分布的连续性变量：配对 t 检验。

（3）二分类变量：McNemar 检验。

3. 对于两组以上的配对数据，分析方法及适用条件主要有以下几种：

（1）连续性变量，或者有序分类变量：Friedman 检验。

（2）二分类变量：Bowker's 检验、检验边缘分布、计算 Kappa 值等。

第 36 章　Friedman 检验

36.1　问题与数据

某研究者拟探讨运动对降低心脏疾病风险的作用。已知心脏疾病与总胆固醇水平（total cholesterol，TC）有关，TC 水平越高患心脏病的风险越大。因此，该研究者通过分析运动对 TC 的影响，探讨运动与心脏疾病风险的关系。

该研究者招募了 10 位研究对象，给予 6 个月的运动干预，并在干预开始、干预中期（3 个月）和干预结束（6 个月）时测量研究对象的 TC，分别记为变量 TC1、TC2 和 TC3。部分数据见图 36.1。

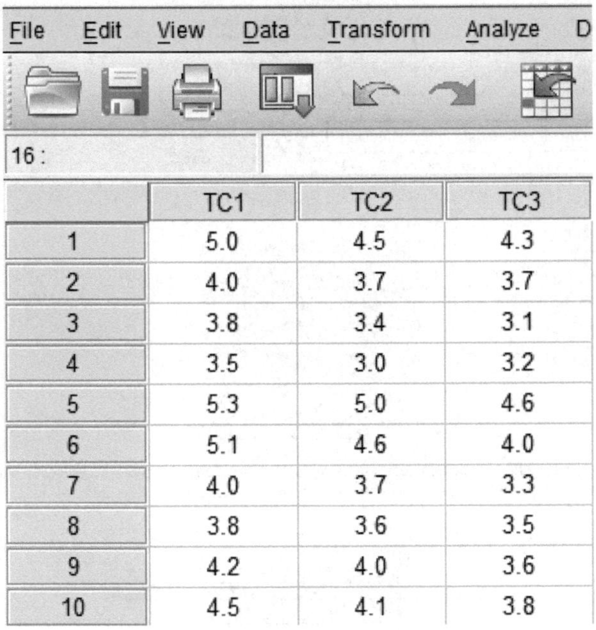

	TC1	TC2	TC3
1	5.0	4.5	4.3
2	4.0	3.7	3.7
3	3.8	3.4	3.1
4	3.5	3.0	3.2
5	5.3	5.0	4.6
6	5.1	4.6	4.0
7	4.0	3.7	3.3
8	3.8	3.6	3.5
9	4.2	4.0	3.6
10	4.5	4.1	3.8

图 36.1　Friedman 检验示例的部分数据

36.2　对问题的分析

研究者拟判断多组相关数据的变化情况，可以使用 Friedman 检验。Friedman 检验可应用于多组配对或相关数据的秩和检验，但需要满足 2 项假设。

假设 1：观测变量是连续变量或有序分类变量。本研究中变量 TC1、TC2 和 TC3 均为连续变量。

假设 2：具有 3 个及以上的分组，为配对设计（或各组之间存在相关性）。

经分析本研究设计符合上述假设，那么应该如何进行 Friedman 检验呢？

36.3　SPSS 操作

36.3.1　Friedman 检验

在主界面点击 Analyze→Nonparametric Test→Related Samples，确认"What is your objective?"栏中点选了 Automatically compare observed data to hypothesized（图 36.2）。

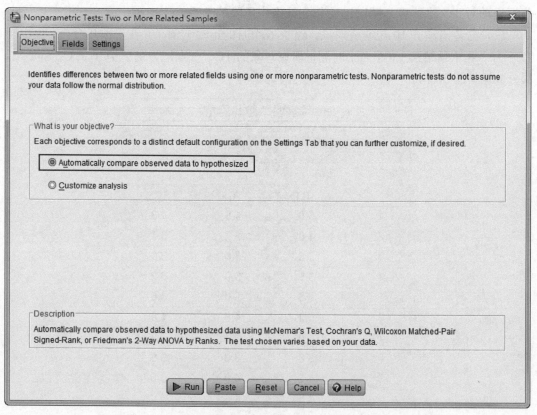

图 36.2　Nonparametric Tests：Two or More Related Samples 对话框

点击 Fields→Use custom field assignments，并将变量 TC1、TC2 和 TC3 放入 Test Fields 栏，点击 Run（图 36.3）。

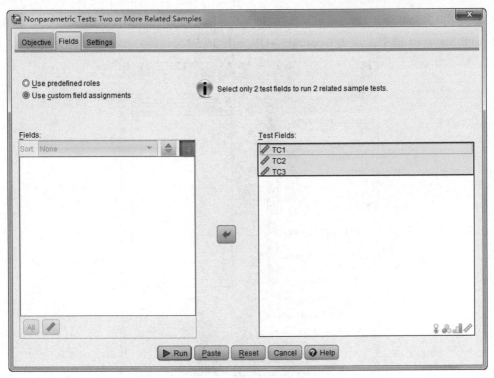

图 36.3　Fields 对话框

36.3.2　计算中位数

Friedman 检验并不直接给出中位数的具体数值，因此需要单独计算中位数。在主界面栏中点击 Analyze→Compare Means→Means，在 Means 对话框中，将 TC1、TC2 和 TC3选入 Dependent List 框中（图 36.4）。

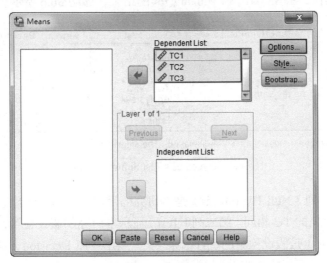

图 36.4　Means 对话框

点击 Options，出现 Means：Options 对话框。将 Cell Statistics 框中的 "Mean"、"Number of Cases"和"Standard Deviation"选回 Statistics 框中，并将"Median"从 Statistics 框中选入 Cell Statistics 框中。点击 Continue→OK（图 36.5）。

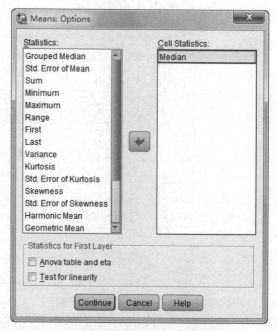

图 36.5　Means：Options 对话框

36.4　结果解释

36.4.1　Friedman 检验

经过 3.1 的操作，SPSS 输出 Friedman 检验的结果，如图 36.6 所示。

	Null Hypothesis	Test	Sig.	Decision
1	The distributions of TC1, TC2 and TC3 are the same.	Related-Samples Friedman's Two-Way Analysis of Variance by Ranks	.000	Reject the null hypothesis.

Asymptotic significances are displayed. The significance level is .05.

图 36.6　Hypothesis Test Summary 结果

图 36.6 中第一列（Null Hypothesis）是本研究的零假设，即在干预开始、干预中期和干预结束时研究对象的 TC 相同。第二列（Test）显示本研究的假设检验方法，即 Friedman检验。第三列（Sig.）是假设检验的统计结果（P）。第四列（Decision）是根据假设检验作出的判断，即判断是否拒绝零假设。

本研究 Friedman 检验的 $P < 0.001$，拒绝零假设，即在干预开始、干预中期和干预结束时研究对象 TC 的差异具有统计学意义。

双击该表,SPSS会自动弹出 Model Viewer 界面,帮助研究者进一步了解 Hypothesis Test Summary 的结果,如图 36.7 所示。

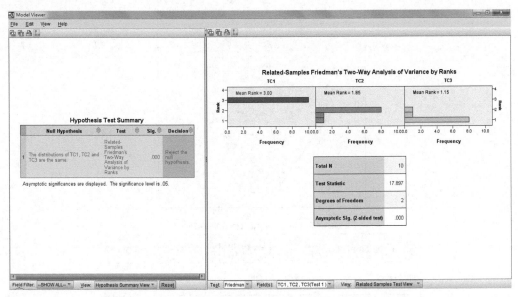

图 36.7　Model Viewer 结果

36.4.2　两两比较

虽然得到了干预开始、干预中期和干预结束时研究对象的 TC 不同,但仍然不清楚到底是哪两个时间点间不同,因此需要进一步做两两比较。

点击 Model Viewer 右侧下方的 View 处,选择 "Pairwise Comparisons" 选项(图 36.8)。

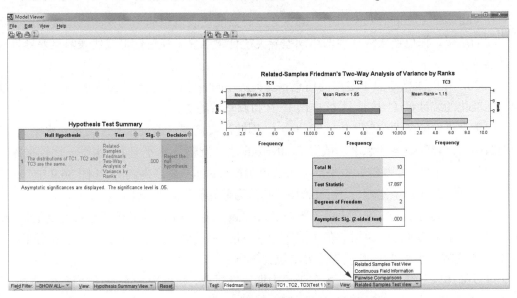

图 36.8　选择 Pairwise Comparisons 结果

点击后，Pairwise Comparisons 的右侧视图出现两两比较的结果，如图 36.9 所示。

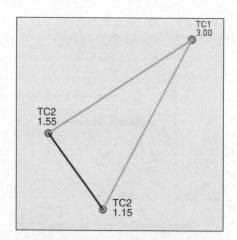

Each node shows the sample average rank.

Sample1-Sample2	Test Statistic	Std. Error	Std. Test Statistic	Sig.	Adj.Sig.
TC3-TC2	.700	.447	1.565	.118	.353
TC3-TC1	1.850	.447	4.137	.000	.000
TC2-TC1	1.150	.447	2.571	.010	.030

Each row tests the null hypothesis that the Sample 1 and Sample 2 distributions are the same.
Asymptotic significances (2-sided tests) are displayed. The significance level is .05.

图 36.9　Pairwise Comparisons 结果

在 Pairwise Comparisons 图中，圆点旁边的数值代表该组的平均秩次。连接线代表两两比较的结果，深色连接线代表两组间差异无统计学意义，浅色连接线代表两组差异具有统计学意义。

图 36.9 中的表格给出了更多的信息：表头从左向右依次为比较的组别、统计量、标准误、标准化的统计量（=统计量/标准误）、P 和调整后的 P。

由于是事后的两两比较（Post hoc test），因此需要调整显著性水平（调整 α 水平），作为判断两两比较的显著性水平。依据 Bonferroni 法，调整 α 水平=原 α 水平÷比较次数。本研究共比较了 3 次，调整 α 水平=0.05÷3=0.016 7。因此，最终得到的 P（图 36.9 中 "Sig." 一列），需要和 0.016 7 比较，小于 0.016 7 则认为差异有统计学意义。

另外，SPSS 也提供了调整后 P（图 36.9 中 Adj. Sig.一列），其思想还是采用 Bonferroni 法调整 α 水平。该列是将原始 P 值（图 36.9 中 Sig.一列）乘以比较次数得到，因此可以直接和 0.05 比较，小于 0.05 则认为差异有统计学意义。

可以描述以上结果：干预开始和干预中期研究对象 TC 的差异有统计学意义（调整后 $P=0.030$），干预开始和干预结束时研究对象 TC 的差异也有统计学意义（调整后 $P<0.001$），而干预中期和干预结束时研究对象 TC 的差异无统计学意义。

36.4.3　描述中位数

SPSS 输出干预开始、干预中期、干预结束时 TC 的中位数如图 36.10 所示。

TC1	TC2	TC3
4.100	3.850	3.650

图 36.10　Report 结果

36.5　撰写结论

研究对象 TC 在干预开始时的中位数为 4.10mmol/L，干预中期为 3.85mmol/L，干预结束时为 3.65mmol/L。

比较干预开始、干预中期和干预结束时研究对象的 TC，采用 Friedman 检验。结果显示，干预开始、干预中期和干预结束时研究对象的 TC 的差异有统计学意义（χ^2=17.897，$P<0.001$）。

采用 Bonferroni 法校正显著性水平的事后两两比较发现，干预开始和干预中期研究对象 TC 的差异有统计学意义（调整后 P=0.030），干预开始和干预结束时研究对象 TC 的差异也有统计学意义（调整后 $P<0.001$），而干预中期和干预结束时研究对象 TC 的差异无统计学意义。

第37章 Cochran's Q 检验

37.1 问题与数据

某康复科医生拟评价行为干预对卒中患者戒烟行为的效果，分别在基线、干预 3 个月和干预 6 个月时对患者进行调查。该医生拟了解干预后研究对象戒烟的比例是否一直上升。因此随机选取了 63 例进行行为干预的研究对象，并收集了所有研究对象基线（baseline）、干预 3 个月（month3）和干预 6 个月（month6）的吸烟状态。吸烟赋值为 1，不吸烟赋值为 0。部分数据见图 37.1。

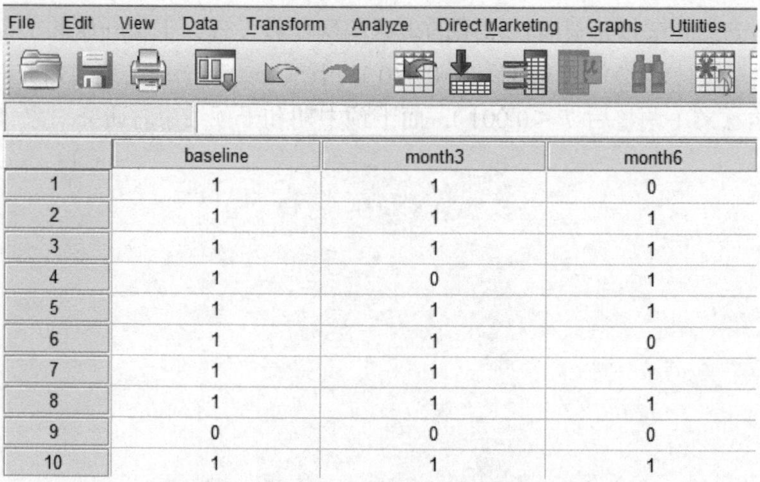

	baseline	month3	month6
1	1	1	0
2	1	1	1
3	1	1	1
4	1	0	1
5	1	1	1
6	1	1	0
7	1	1	1
8	1	1	1
9	0	0	0
10	1	1	1

图 37.1　Cochran's Q 检验示例的部分数据

37.2 对问题的分析

要检验 3 组或多组相关样本中，分类变量是否存在差异，可以使用 Cochran's Q 检验。Cochran's Q 检验可以理解为多组配对卡方检验，但需要考虑以下 4 项假设。

假设 1：观测变量为二分类，且两类之间互斥。互斥是指一个研究对象只能在一个分组中，不可能同时出现在两个组中。

假设 2：分组变量包含 3 个及以上分类，且各组之间相关（当分组变量只有 2 个分类时，可使用 McNemar 检验）。

假设 3：样本是来自于研究人群的随机样本。然而实际中，样本并非都是随机样本。

假设 4：样本量足够。当样本量 $n \geq 4$ 且 $nk \geq 24$（k 为分组变量数）时，可以采用 Cochran's Q 检验；否则采用"精确"Cochran's Q 检验（计算 Cochran's Q 检验的样本量 n 时，需要减去

3 次测试结果都一致的样本数，详见 37.3.1 部分。)

本研究中，观测变量有两个分组且互斥（"吸烟"和"不吸烟"），符合假设 1；分组变量包含 3 个分类（基线、干预 3 个月和干预 6 个月），各组之间相关，符合假设 2；研究对象为随机选取，符合假设 3。

那么应该如何检验假设 4，并进行比较呢？

37.3　SPSS 操作

37.3.1　检验假设 4：样本量足够

1. **转换数据格式**　如果原始数据格式是 Individual scores for each participant（每个 case 是一行），则需要将数据转换成 Total count data（frequencies）格式。

在主界面点击 Data→Aggregate，出现 Aggregate Data（数据汇总）对话框。将变量 baseline、month3 和 month6 选入 Break Variable（s）框中。点击下方 Number of cases 框，并在 Name 框中填入"frequency"。在 Save 下方勾选 Create a new dataset containing only the aggregated variables，并在 Dataset name 框中填入新数据集的名字（如"Cochran_Q_test_frequency"）（图 37.2）。

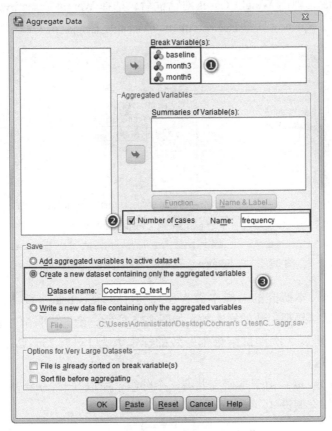

图 37.2　Aggregate Data 对话框操作

点击 OK，产生新数据集。在新数据集中，可以看到新变量 "frequency"，代表每一种自变量组合的频数（图 37.3）。

	baseline	month3	month6	frequency
1	0	0	0	7
2	0	0	1	2
3	0	1	0	4
4	0	1	1	1
5	1	0	0	17
6	1	0	1	2
7	1	1	0	12
8	1	1	1	18

图 37.3　Total count data（frequencies）格式数据

2. 数据加权　使用 Total count data（frequencies）格式数据，并在主界面点击 Data→Weight Cases，弹出 Weight Cases 对话框后，选择 Weight cases by，激活 Frequency Variable 窗口。将 frequency 变量放入 Frequency Variable 栏，点击 OK（图 37.4）。

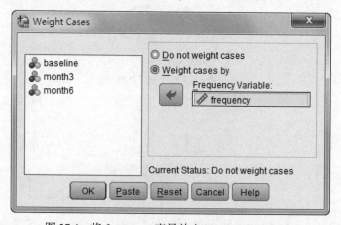

图 37.4　将 frequency 变量放入 Frequency Variable

3. 计算样本量　本研究的总样本数 $N=63$，但计算 Cochran's Q 检验的样本量时，需要减去 3 次测试结果都一致的样本数。如图 37.5 所示，全部为吸烟的有 18 例，全部为不吸烟的有 7 例，所以 3 次测试结果都一致的样本数为 18+7=25，Cochran's Q 检验的样本量 $n=63-25=38$。

其次，需要确定 nk。由于本研究共有三个分组，所以 $k=3$，$nk=38×3=114$。综上，$n≥4$ 且 $nk≥24$，符合假设 4。

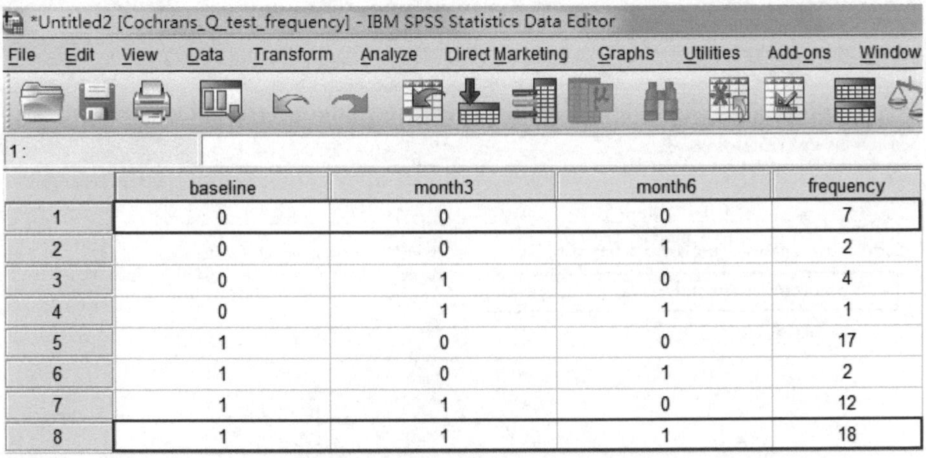

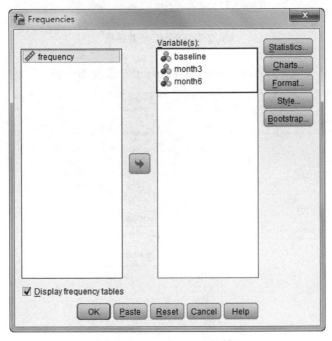

图 37.5　3 次测试结果都一致的样本数

37.3.2　计算比例

在主界面点击 Analyze→Descriptive Statistics→Frequencies，在 Frequencies 对话框中，将变量 baseline、month3 和 month6 选入 Variable（s）框中，点击 OK（图 37.6）。

图 37.6　Frequencies 对话框

37.3.3　符合假设 4 的 Cochran's *Q* 检验

在主界面点击 Analyze→Nonparametric Tests→Related Samples，出现 Nonparametric Tests：Two or More Related Samples 对话框。确认在 What is your objective? 区域勾选了 Automatically compare observed data to hypothesized（图 37.7）。

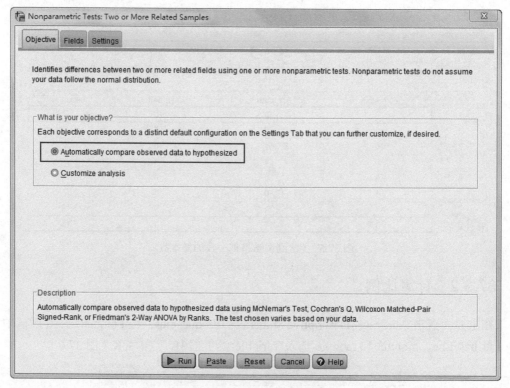

图 37.7 Objective 对话框

点击 Fields，将变量 baseline、month3 和 month6 选入 Test Fields 框中（图 37.8）。

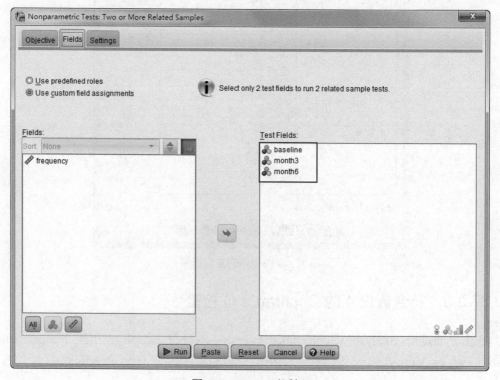

图 37.8 Fields 对话框

点击 Settings→Customize tests，勾选 "Cochran's Q（k samples）"（图 37.9）。

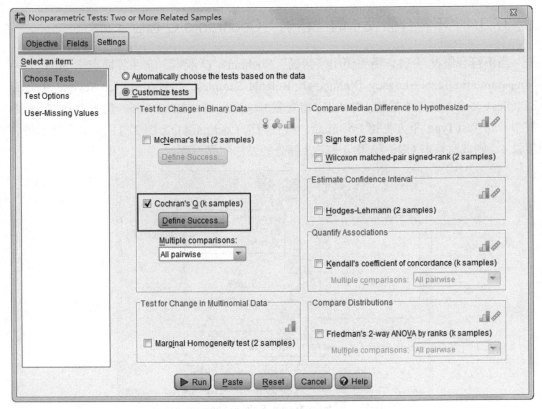

图 37.9　Settings 对话框

点击 Define Success，在 Cochran's Q：Define Success 对话框中，点击 Combine values into success category，在 Success 框中填入 1（这里是"成功"对应的编码，本例中即为戒烟成功，"不吸烟"对应的是 0，所以这里填"0"）（图 37.10）。

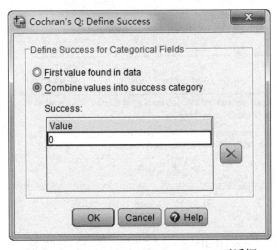

图 37.10　Cochran's Q：Define Success 对话框

点击 OK→Run，输出结果。

37.3.4　不符合假设 4 的"精确"Cochran's Q 检验

当不符合假设 4 时，需要使用"精确"Cochran's Q 检验。在主界面点击 Analyze→Nonparametric Tests→Legacy Dialogs→K Related Samples，出现 Tests for Several Related Samples（多个关联样本检验）对话框。将变量 baseline、month3、month6 选入 Test Variables 框中。在 Test Type 下方去掉 Friedman，然后勾选 Cochran's Q（图 37.11）（如果数据符合假设 4，则此时点击 OK，结果与 37.3.3 部分的操作结果一致）。

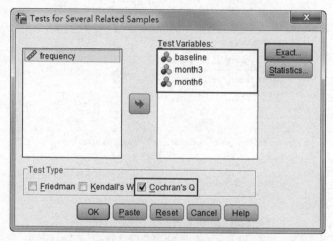

图 37.11　Tests for Several Related Samples 对话框

点击 Exact，在 Exact Tests 对话框中，点击 Exact，点击 Continue→OK（图 37.12）。

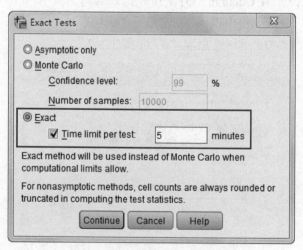

图 37.12　Exact Tests 对话框

37.3.5　"精确"Cochran's Q 检验后的两两比较

对于符合假设 4 的 Cochran's Q 检验（37.3.3 部分），事后的两两比较将在结果解释部分展示（37.4.2 部分）。

对于不符合假设 4 的"精确" Cochran's Q 检验（37.3.4 部分）事后的两两比较，可采用经 Bonferroni 法校正的多重 McNemar 检验。在主界面点击 Analyze→Nonparametric Tests→Legacy Dialogs→2 Related Samples。在 Two-Related-Samples Tests 对话框中，依次选择两两比较的变量，分别将变量 baseline 和 month3、变量 baseline 和 month6、变量 month3 和 month6 选入右侧 Test Pairs 中。去掉 Test Type 下方的 Wilcoxon，勾选 McNemar（图 37.13）。

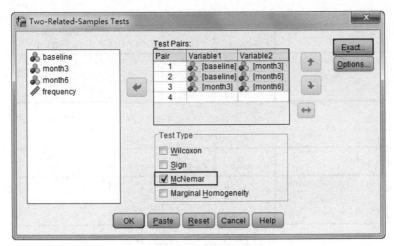

图 37.13　Two-Related-Samples Tests 对话框

点击 Exact，在 Exact Tests 对话框中，点击 Exact。点击 Continue→OK（图 37.14）。

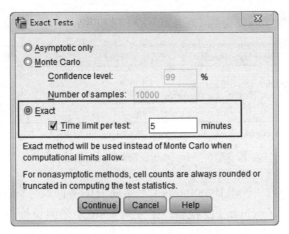

图 37.14　Exact Tests 对话框

37.4　结果解释

37.4.1　统计描述

经 37.3.2 部分的操作后，得到的频数结果如图 37.15 所示。基线、干预 3 个月和干预

6 个月时不吸烟的比例分别为 22.2%、44.4% 和 63.5%。

baseline

		Frequency	Percent	Valid Percent	Cumulative Percent
Valid	Non-Smoking	14	22.2	22.2	22.2
	Smoking	49	77.8	77.8	100.0
	Total	63	100.0	100.0	

month3

		Frequency	Percent	Valid Percent	Cumulative Percent
Valid	Non-Smoking	28	44.4	44.4	44.4
	Smoking	35	55.6	55.6	100.0
	Total	63	100.0	100.0	

month6

		Frequency	Percent	Valid Percent	Cumulative Percent
Valid	Non-Smoking	40	63.5	63.5	63.5
	Smoking	23	36.5	36.5	100.0
	Total	63	100.0	100.0	

图 37.15　Frequency Table 结果

37.4.2　符合假设 4 的 Cochran's Q 检验及事后两两比较

经 37.3.3 部分的操作后，得到 Cochran's Q 检验的结果如图 37.16 所示。

	Null Hypothesis	Test	Sig.	Decision
1	The distributions of baseline, month3 and month6 are the same for the specified categories.	Related-Samples Cochran's Q Test	.000	Reject the null hypothesis.

Asymptotic significances are displayed. The significance level is .05.

图 37.16　Hypothesis Test Summary 结果

图 37.16 中，第一列（Null Hypothesis）是本研究的零假设。第二列（Test）显示本研究的假设检验方法，即 Cochran's Q 检验。第三列（Sig.）是假设检验的统计结果（P）。第四列（Decision）是根据假设检验作出的判断，即判断是否拒绝零假设。

本研究 Cochran's Q 检验的 $P < 0.001$，拒绝零假设，即基线、干预 3 个月和干预 6 个月时，研究对象吸烟的比例具有统计学差异。

双击 Hypothesis Test Summary 表，SPSS 会自动弹出 Model Viewer 界面，帮助研究者进一步了解该表的结果（图 37.17）。

Cochran's Q 检验统计量服从自由度为 $k-1$ 的 χ^2 分布。本研究的统计量为 26.737，此时统计量可记为 $\chi^2 = 26.737$，$P < 0.001$。

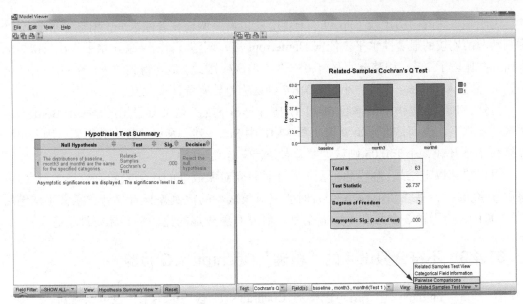

图 37.17 Model Viewer 结果

在该视图下方的 View 的下拉选项框中，选择 Pairwise Comparisons，可以得到两两比较的结果。两两比较的方法为 Dunn 检验（经 Bonferroni 法校正）。

在 Pairwise Comparisons 图中，连接线代表两两比较的结果，深色连接线代表两组间差异无统计学意义，浅色连接线代表两组差异具有统计学意义。

图 37.18 中的表格给出了更多的信息：表头从左向右依次为比较的组别、统计量、标准误、标准化的统计量（=统计量/标准误）、P 和调整后的 P（图 37.18）。

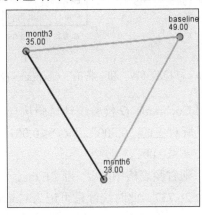

Each node shows the sample number of successes.

Sample1-Sample2	Test Statistic	Std. Error	Std. Test Statistic	Sig.	Adj.Sig.
month6-month3	.190	.080	2.384	.017	.051
month6-baseline	.413	.080	5.166	.000	.000
month3-baseline	.222	.080	2.782	.005	.016

图 37.18 Pairwise Comparisons 结果

由于是事后的两两比较（Post hoc test），所以需要调整显著性水平（调整 α 水平），作为判断两两比较的显著性水平。依据 Bonferroni 法，调整 α 水平=原 α 水平÷比较次数。本研究共比较了 3 次，调整 α 水平=0.05÷3=0.016 7。因此，最终得到的 P（图 37.18 中 Sig.一列），需要和 0.016 7 比较，小于 0.016 7 则认为差异有统计学意义。

另外，SPSS 也提供了调整后 P（图 37.18 中 Adj. Sig.一列），其思想还是采用 Bonferroni 法调整 α 水平。该列是将原始 P 值（图 37.18 中 Sig.一列）乘以比较次数得到，因此可以直接和 0.05 比较，小于 0.05 则认为差异有统计学意义。

可以描述以上结果：基线和干预 3 个月时研究对象戒烟的比例差异有统计学意义（调整后 P=0.016），基线和干预 6 个月时研究对象戒烟的比例差异有统计学意义（调整后 $P<0.001$），而干预 3 个月和干预 6 个月时研究对象戒烟的比例差异无统计学意义。

37.4.3　不符合假设 4 的"精确"Cochran's Q 检验

经 37.3.4 部分的操作，既可以得到 Cochran's Q 检验的结果，也可以得到"精确"Cochran's Q 检验的结果（取决于是否选择 Exact 选项）。

其结果如图 37.19 所示，在 Test Statistics 结果中，左侧是 Cochran's Q 检验结果，右侧是"精确"Cochran's Q 检验结果。

N	63
Cochran's Q	26.737[a]
df	2
Asymp. Sig.	.000

a. 0 is treated as a success.

A

N	63
Cochran's Q	26.737[a]
df	2
Asymp. Sig.	.000
Exact Sig.	.000
Point Probability	.000

a. 0 is treated as a success.

B

图 37.19　Cochran's Q 检验（A）和"精确"Cochran's Q 检验（B）结果

如果数据符合假设 4，则 Cochran's Q 检验统计量服从自由度为 $k-1$ 的 χ^2 分布。左侧表格中的 P 为"Asymp. Sig."所对应的"0.000"，即 $P<0.001$。本研究的统计量为 26.737，此时统计量可记为 χ^2=26.737，$P<0.001$。

如果数据不符合假设 4，则右侧表格中的 P 为"Exact. Sig."所对应的"0.000"，即 $P<0.001$。本研究的统计量为 26.737，此时统计量可记为 Cochran's Q=26.737，$P<0.001$。

37.4.4　"精确"Cochran's Q 检验后的两两比较

当不满足假设 4 时，经 37.3.5 部分的操作可得到经 Bonferroni 法校正的多重 McNemar 检验的结果（图 37.20）。

由于是事后的两两比较（Post hoc test），因此需要调整显著性水平（调整 α 水平），作为判断两两比较的显著性水平。依据 Bonferroni 法，调整 α 水平=原 α 水平÷比较次数。本研究共比较了 3 次，调整 α 水平=0.05÷3=0.016 7。因此，最终得到的 P[图 37.20 中 Exact

Sig.（2-tailed）一行]，需要和 0.0167 比较，小于 0.0167 则认为差异有统计学意义。

Test Statistics^a

	baseline & month3	baseline & month6	month3 & month6
N	63	63	63
Chi-Square^c		19.531	
Asymp. Sig.		.000	
Exact Sig. (2-tailed)	.007^b	.000	.012^b
Exact Sig. (1-tailed)	.003	.000	.006
Point Probability	.003	.000	.005

a. McNemar Test.

b. Binomial distribution used.

c. Continuity Corrected.

图 37.20　Bonferroni 法校正的多重 McNemar 检验结果

可以描述以上结果：基线和干预 3 个月时研究对象戒烟的比例差异有统计学意义（P=0.007），基线和干预 6 个月时研究对象戒烟的比例差异有统计学意义（$P<0.001$），干预 3 个月和干预 6 个月时研究对象戒烟的比例差异有统计学意义（P=0.012）（经 Bonferroni 法校正的 α=0.0167）。

37.5　撰写结论

37.5.1　符合假设 4

基线、干预 3 个月和干预 6 个月时，研究对象不吸烟的比例分别为 22.2%、44.4% 和 63.5%。运用 Cochran's Q 检验对三个时间点吸烟状态进行调查，三个时间点戒烟比例的差异具有统计学意义，χ^2=26.737，$P<0.001$。采用 Dunn's 检验（经 Bonferroni 法校正）进行事后的两两比较，基线和干预 3 个月时研究对象戒烟的比例差异有统计学意义（调整后 P=0.016），基线和干预 6 个月时研究对象戒烟的比例差异有统计学意义（调整后 $P<0.001$），而干预 3 个月和干预 6 个月时研究对象戒烟的比例差异无统计学意义（调整后 P=0.051）。

37.5.2　不符合假设 4

基线、干预 3 个月和干预 6 个月时，研究对象不吸烟的比例分别为 22.2%、44.4% 和 63.5%。运用 Cochran's Q 检验对三个时间点吸烟状态进行调查，三个时间点戒烟比例的差异具有统计学意义，Cochran's Q=26.737，$P<0.001$。运用"精确"McNemar 检验进行事后的两两比较（经 Bonferroni 法校正的 α=0.016 7）。基线和干预 3 个月时研究对象戒烟的比例差异有统计学意义（P=0.007），基线和干预 6 个月时研究对象戒烟的比例差异有统计学意义（$P<0.001$），干预 3 个月和干预 6 个月时研究对象戒烟的比例差异也有统计学意义（P=0.012）。

第 38 章 Kendall's W 检验

38.1 问题与数据

某研究者拟分析 5 名放射科医生对疾病严重程度诊断的一致性。现搜集 50 名研究对象的 MRI 检查结果，并要求放射科医生分别针对每份 MRI 检查给予 Grade I（最轻）到 Grade V（最重）五个等级的临床诊断，Grade I、Grade II、Grade III、Grade IV 和 Grade V 赋值分别为 1、2、3、4 和 5，部分数据见图 38.1。

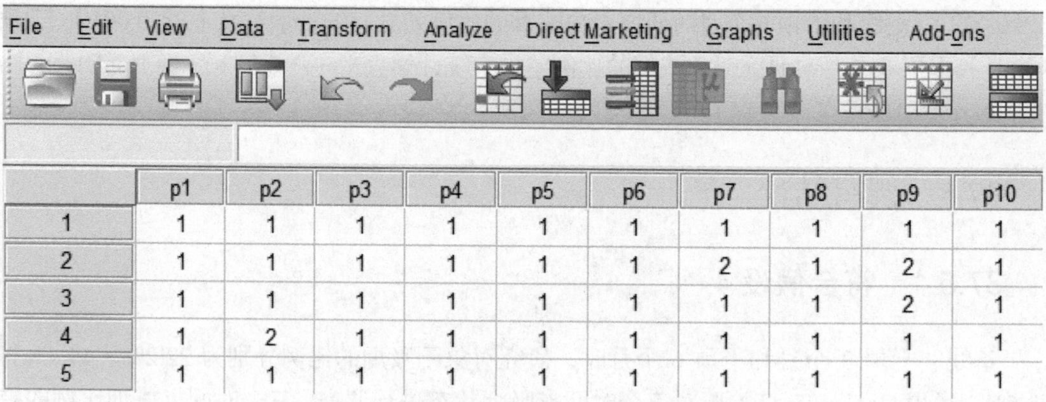

	p1	p2	p3	p4	p5	p6	p7	p8	p9	p10
1	1	1	1	1	1	1	1	1	1	1
2	1	1	1	1	1	1	2	1	2	1
3	1	1	1	1	1	1	1	1	2	1
4	1	2	1	1	1	1	1	1	1	1
5	1	1	1	1	1	1	1	1	1	1

图 38.1 Kendall's W 检验示例的部分数据

38.2 对问题的分析

在本研究中，研究者拟探讨 5 名放射科医生对疾病严重程度（5 分类）诊断的一致性。对于这种存在 3 名及以上观察者，观测变量为连续变量或有序分类变量的一致性检验，推荐使用 Kendall's W 检验。一般来说，采用 Kendall's W 检验的研究设计需要满足以下 3 项假设。

假设 1：观察者不少于 3 人，判定结果是连续变量或有序分类变量。本研究中需要判断 5 名放射科医生诊断结果的一致性，且观测变量是 Grade I 到 Grade V 五个等级，属于有序分类变量。

假设 2：要求判定结果配对，即不同观测者判定的对象相同。本研究中 5 名放射科医生诊断的是同一组研究对象的 MRI，编号统一。

假设 3：观察者之间相互独立。这要求不同观测者独立完成结果判定，相互不干扰。

　　根据研究设计，本研究符合 Kendall's *W* 检验的 3 项假设，可以采用该方法进行一致性评价。

38.3　SPSS 操作

　　在主界面点击 Analyze→Nonparametric Tests→Related Samples，确认 What is your objective? 栏中点选了 Automatically compare observed data to hypothesized（图 38.2）。

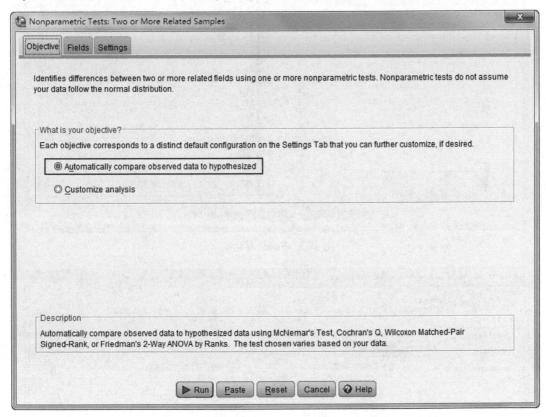

图 38.2　Nonparametric Tests：Two or More Related Samples 对话框

　　点击 Fields→Use custom field assignments，并将 50 个观测变量 p1～p50 放入 Test Fields 栏（图 38.3）。

　　点击 Settings→Customize tests，在 Quantify Associations 栏中点选 Kendall's coefficient of concordance（k samples），并在 Multiple comparisons 栏中点选 None（注释：本研究仅需要分析 5 名放射科医生对疾病严重程度诊断的总体一致性，因此选择 Multiple comparisons 栏中的 None，而不是 All pairwise 选项），点击 Run（图 38.4）。

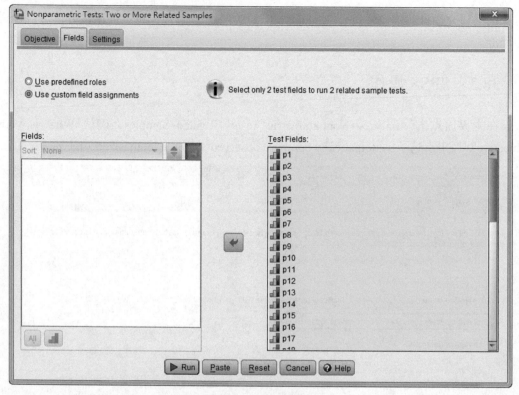

图 38.3 Fields 对话框

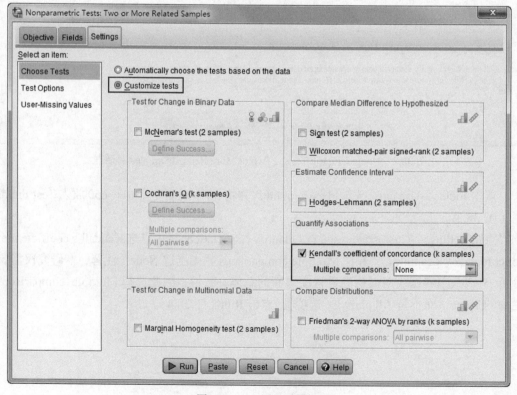

图 38.4 Settings 对话框

38.4　结果解释

SPSS 输出的 Kendall's *W* 检验结果如图 38.5 所示。

	Null Hypothesis	Test	Sig.	Decision
1	The distributions of p1, p2, p3, p4, p5, p6, p7, p8, p9, p10, p11, p12, p13, p14, p15, p16, p17, p18, p19, p20, p21, p22, p23, p24, p25, p26, p27, p28, p29, p30, p31, p32, p33, p34, p35, p36, p37, p38, p39, p40, p41, p42, p43, p44, p45, p46, p47, p48, p49 and p50 are the same.	Related-Samples Kendall's Coefficient of Concordance	.000	Reject the null hypothesis.

Asymptotic significances are displayed. The significance level is .05.

图 38.5　Hypothesis Test Summary 结果

图 38.5 中，第一列（Null Hypothesis）是本研究的零假设。第二列（Test）显示本研究的假设检验方法，即 Kendall's *W* 检验，SPSS 的输出形式为 Related-Samples Kendall's Coefficient of Concordance 检验。第三列（Sig.）是假设检验的统计结果，即 Kendall's *W* 检验的 *P*。第四列（Decision）是根据假设检验作出的判断，即判断是否拒绝零假设。

扩 展 阅 读

Kendall's *W* 检验是否有统计学意义（拒绝原假设）和 Friedman 检验完全相同，但它们所检验的原假设不同，Kendall's *W* 是 Friedman 统计量正态化的结果（有兴趣的读者可以验证，两者的 Test Statistic 值完全相等）。

对于 Kendall's *W* 检验，如果将每位研究对象的 MRI 诊断等级（评分）看作来自多个总体的配对样本，那么该问题就能够转化为多个配对样本的非参数检验问题，便可采用 Friedman 检验，于是相应的原假设便转化为多个配对样本来自的多个总体的分布无显著差异。但 Kendall's *W* 检验对该问题的分析是延伸的，并非站在对 50 名研究对象的 MRI 评分是否存在显著差异的角度进行分析，而是在认定评分存在差异的前提下，继续判断 5 名放射科医生的评分标准是否一致。

如果 Friedman 检验得到各总体的分布不存在显著差异（即各个研究对象的 MRI 评分不存在显著差异），则 Kendall's *W* 系数一定较低，且没有统计学意义（即放射科医生的打分存在随意性，评分标准不一致）。

但在给出最后决定之前，有必要进一步了解 Hypothesis Test Summary 结果。双击该表，出现 Model Viewer 界面（图 38.6）。

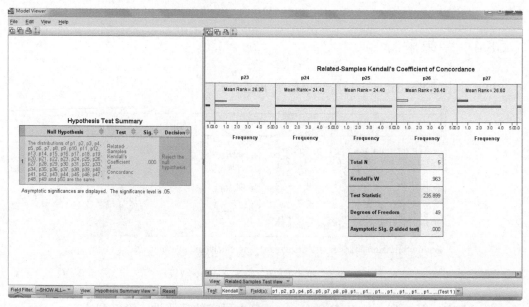

图 38.6　Model Viewer 结果

Model Viewer 界面对数据的分解与 Hypothesis Test Summary 表有重合部分，这两个表格都显示了 Kendall's W 检验的 P，内容相同。提示本研究 Kendall's W 检验的 $P < 0.001$，拒绝零假设，具有统计学意义。

此外，Model Viewer 界面也显示了 Kendall's W 系数，如图 38.7 所示。

Total N	5
Kendall's W	.963
Test Statistic	235.899
Degrees of Freedom	49
Asymptotic Sig. (2-sided test)	.000

图 38.7　Kendall's W 结果

图 38.7 提示，本研究的 Kendall's W 系数为 0.963。一般来说，Kendall's W 系数分布在 0～1，数值越大，一致程度越强。如果 Kendall's W 系数大于 0.9，就说明研究数据具有很强的一致性，即本研究中 5 名放射科医生对疾病严重程度的诊断具有很强的一致性。

38.5　撰写结论

本研究采用 Kendall's W 检验，分析 5 名放射科医生对 50 名研究对象疾病严重程度诊断的一致性。结果显示，这 5 名医生诊断结果的 Kendall's W 系数为 0.963，$P < 0.001$，具有很强的一致性。

第 39 章　Cohen's kappa 分析

39.1　问题与数据

某研究者拟分析不同医生对疾病判断的一致性，随机抽取了 100 名患者的组织病理切片，分别请两名医生（Doctor1 和 Doctor2）查看组织标本，判断研究对象是否患有疾病（是“1”，否“2”）。部分研究数据见图 39.1。

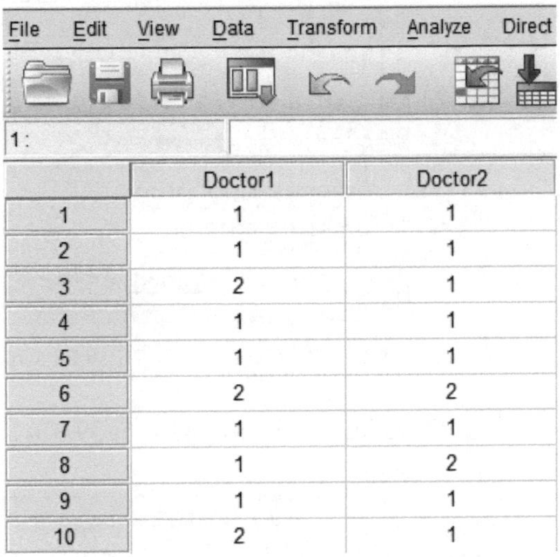

	Doctor1	Doctor2
1	1	1
2	1	1
3	2	1
4	1	1
5	1	1
6	2	2
7	1	1
8	1	2
9	1	1
10	2	1

图 39.1　Cohen's kappa 分析示例的部分数据

39.2　对问题的分析

在本研究中，研究者拟探讨两名医生对疾病判断的一致性，推荐使用 Cohen's kappa 分析。一般来说，采用 Cohen's kappa 分析的研究设计需要满足以下 5 项假设。

假设 1：判定结果是分类变量且互斥。本研究中疾病的判定结果为“是”或“否”，属于分类变量，并且相互排斥。

假设 2：要求进行观测变量配对，即不同观测者判定的对象相同。本研究中，两位医生查看的是同一名患者的组织标本，编号统一。

假设 3：医生对每个观察对象给出的判定结果可能相同。本研究中每名研究对象都可能被判定为“患病”或“不患病”。

假设 4：观测者之间相互独立。这要求不同观测者独立完成结果判定，相互不干扰。

假设 5：由固定的两名观测者完成所有判定。本研究中由两名医生分别查看 100 名患者的组织标本。

根据研究设计，本研究符合 Cohen's kappa 分析的 5 项假设，可以采用该分析方法进行一致性评价。

39.3　SPSS 操作

在主界面点击 Analyze→Descriptive Statistics→Crosstabs，分别将 Doctor1 和 Doctor2 变量放入 Row（s）和 Column（s）栏（图 39.2）。

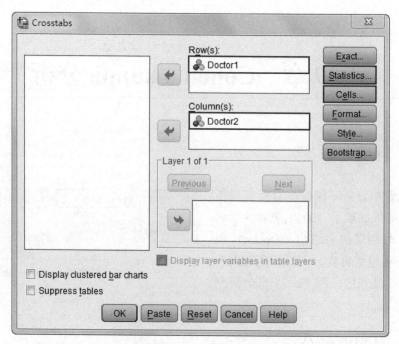

图 39.2   Crosstabs 对话框

点击 Statistics，点选 Kappa（图 39.3）。

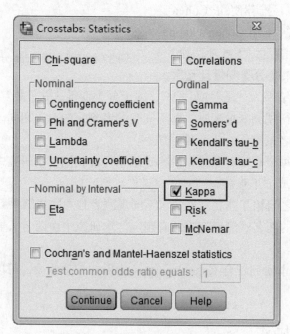

图 39.3   Crosstabs：Statistics 对话框

点击 Cells，在 Counts 下点选 Observed。点击 Continue→OK 完成操作（图 39.4）。

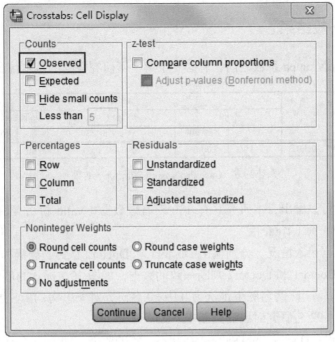

图 39.4 Crosstabs：Cell Display 对话框（1）

如果想要得到频率的预测值，可以点击 Counts 栏中的 Expected；若想得到百分比值，可以点击 Percentages 栏中的 Row、Column 和 Total（图 39.5）。

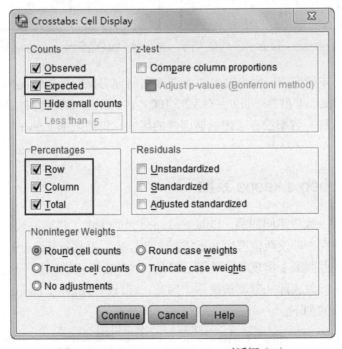

图 39.5 Crosstabs：Cell Display 对话框（2）

39.4 结果解释

39.4.1 一般结果

在分析 Cohen's kappa 系数之前，有必要了解一下研究数据的基本情况（图 39.6）。

	Cases					
	Valid		Missing		Total	
	N	Percent	N	Percent	N	Percent
Doctor1 * Doctor2	100	100.0%	0	0.0%	100	100.0%

图 39.6 Case Processing Summary 结果

从图 39.6 中可以看出，本研究共有 100 对有效数据（Valid 栏），没有缺失（Missing 栏），总数据为 100 例（Total 栏）。

SPSS 根据数据录入情况，分别输出 Doctor1 和 Doctor2 认为"患病"和"不患病"的数量。其中，经 Doctor1 和 Doctor2 判断一致的数据，如图 39.7 标示的部分。

从图 39.7 可以看出，两名医生都认为其中 80 名研究对象患病，12 名研究对象不患病，即这两名医生在对 92 名研究对象的判断中一致。

同理，也输出了 Doctor1 和 Doctor2 判断不一致的数据，如图 39.8 标示部分。

		Doctor2		
		Yes	No	Total
Doctor1	Yes	80	2	82
	No	6	12	18
Total		86	14	100

		Doctor2		
		Yes	No	Total
Doctor1	Yes	80	2	82
	No	6	12	18
Total		86	14	100

图 39.7 Doctor1*Doctor2 Crosstabulation 结果（1） 图 39.8 Doctor1*Doctor2 Crosstabulation 结果（2）

从中可知，在本研究中，两位医生对 6+2=8 名研究对象的患病情况判断不一致。根据这些数据，可知 Doctor1 和 Doctor2 在对 92÷100×100%=92%的研究对象的患病情况的判断上一致。但是这种一致率没有考虑机遇因素的影响，仍需依据 Cohen's kappa 系数具体分析。

39.4.2 Cohen's kappa 系数

与直接计算的一致率不同的是，Cohen's kappa 系数考虑了机遇一致率对结果的影响。具体来说，在本研究中即使两位医生并不依据专业经验，而是随意评价研究对象的患病情况，他们也会在一些判断上出现一致结果。但是，这些由于机遇因素导致的一致结果并不是研究中想要的，导致实际一致率被高估。因此，在计算 Cohen's kappa 系数时，需要剔除机遇一致率，公式如下：

$$\text{Cohen's kappa} = \frac{\text{观察一致率} - \text{机遇一致率}}{1 - \text{机遇一致率}}$$

经上述操作，SPSS 输出 Cohen's kappa 结果。Value 栏显示 Cohen's kappa 系数，如图 39.9 标示部分。

		Value	Asymp. Std. Error[a]	Approx. T[b]	Approx. Sig.
Measure of Agreement	Kappa	.703	.098	7.111	.000
N of Valid Cases		100			

a. Not assuming the null hypothesis.

b. Using the asymptotic standard error assuming the null hypothesis.

图 39.9　Cohen's kappa 结果

从图 39.9 可知，本研究的 Cohen's kappa=0.703。一般来说，Cohen's kappa 系数分布在 –1 到 1 之间。若 Cohen's kappa 系数小于 0，说明观察一致率小于机遇一致率，在实际研究中很少出现。若 Cohen's kappa 系数等于 0，说明观察一致率等于机遇一致率，结果完全由机遇因素导致。若 Cohen's kappa 系数大于 0，说明研究对象之间存在一定的一致性，Cohen's kappa 系数越接近 1，一致性越大。

那么，本研究中 Cohen's kappa 系数为 0.703，说明一致性如何呢？Cohen's kappa 系数反映的一致性强度，如表 39.1 所示。

表 39.1　**Cohen's kappa 系数的一致性含义**

Cohen's kappa 系数	一致性强度
<0.20	较差
0.21～0.40	一般
0.41～0.60	中等
0.61～0.80	较强
0.81～1.00	强

从表 39.1 可知，本研究中 Cohen's kappa 系数为 0.703，说明具有较强一致性。但是，值得注意的是，研究者并不能轻易地根据表 39.1 直接对比不同研究的 Cohen's kappa 系数。因为 Cohen's kappa 系数在计算过程中剔除了机遇一致率，也因此受到研究数据边际分布程度的影响。所以，只能比较具有相同边际分布数据的 Cohen's kappa 系数，而不能直接对比数据边际分布不同的研究。

此外，SPSS 输出的 Symmetric Measures 中也提示了 Cohen's kappa 系数的统计检验结果（图 39.10）。本研究的 Cohen's kappa 系数与 0 的差异具有统计学意义（$P<0.001$）。同时，也可计算 Cohen's kappa 系数的 95% 置信区间。本研究中 Cohen's kappa 系数的标准误为 0.098。鉴于本研究样本量较大，可认为研究数据接近正态分布，从而计算 Cohen's kappa 系数的 95%CI 为 $0.703\pm1.96\times0.098$（即 0.703 ± 0.192），本研究 Cohen's kappa 系数为 0.703，95%CI 为 0.511～0.895。

	Value	Asymp. Std. Error[a]	Approx. T[b]	Approx. Sig.
Measure of Agreement Kappa	.703	.098	7.111	.000
N of Valid Cases	100			

a. Not assuming the null hypothesis.

b. Using the asymptotic standard error assuming the null hypothesis.

图 39.10　Symmetric Measures 结果

39.5　撰写结论

本研究采用 Cohen's kappa 分析两名医生对 100 名研究对象患病情况判断的一致性。结果显示，这两名医生都认为其中 82 名研究对象患病，8 名研究对象未患病。但同时有 6 名研究对象被 Doctor1 认定未患病，而被 Doctor2 认定为患病；也有 2 名研究对象被 Doctor1 认定为患病，而被 Doctor2 认定为未患病。总的来说，这两位医生判断结果的 Cohen's kappa 系数为 0.703，95%CI 为 0.511～0.895，$P<0.001$，具有中等或较强一致性。

第 40 章　Weighted kappa 分析

40.1　问题与数据

某医院拟分析不同放射科医生对疾病严重程度诊断的一致性。现招募两名放射科医生分别判断 50 名研究对象的 MRI 检查结果，并给予 Grade Ⅰ（最轻）到 Grade Ⅴ（最重）5 个等级的临床诊断（为了方便统计分析，分别将 Grade Ⅰ、Grade Ⅱ、Grade Ⅲ、Grade Ⅳ 和 Grade Ⅴ 赋值为 1、2、3、4 和 5）。这两名放射科医生分别命名为 Radiologist1 和 Radiologist2，判断的是同一组 MRI 检查结果，编号统一，部分研究数据见图 40.1。

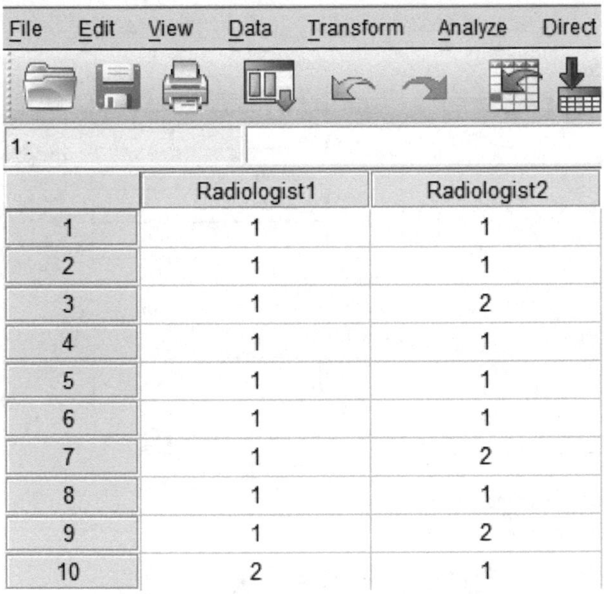

	Radiologist1	Radiologist2
1	1	1
2	1	1
3	1	2
4	1	1
5	1	1
6	1	1
7	1	2
8	1	1
9	1	2
10	2	1

图 40.1　Weighted kappa 分析示例的部分数据

40.2　对问题的分析

在本研究中，研究者拟探讨不同放射科医生对疾病严重程度（5 个等级）诊断的一致性。对于这种有序分类变量的一致性检验，推荐使用 Weighted kappa 分析。一般来说，采用 Weighted kappa 分析的研究设计需要满足以下 5 项假设。

假设 1：判定结果是分类变量且互斥。本研究中研究对象 MRI 的诊断结果为 Grade Ⅰ 到 Grade Ⅴ 5 个等级，属于分类变量，并且互斥。

假设 2：要求观测结果配对，即不同观测者判定的对象相同。本研究中，两位放射科医生诊断的是同一组研究对象的 MRI，编号统一。

假设 3：每个观察对象可能被判定的结果种类相同。如本研究中每位研究对象的诊断结果都可能是 Grade I 到 Grade V 5 个等级中的一个。

假设 4：观测者之间相互独立。这要求不同观测者独立完成结果判定，相互不干扰。

假设 5：由固定的两名观测者完成所有判定。本研究中由两名放射科医生分别诊断 50 份 MRI 检查结果。

根据研究设计，本研究符合 Weighted kappa 分析的 5 项假设，可以采用该分析方法进行一致性评价。

40.3　SPSS 操作

在主界面点击 Analyze→Descriptive Statistics→Crosstabs，分别将变量 Radiologist1 和 Radiologist2 放入 Row（s）和 Column（s）栏，点击 OK（图 40.2）。

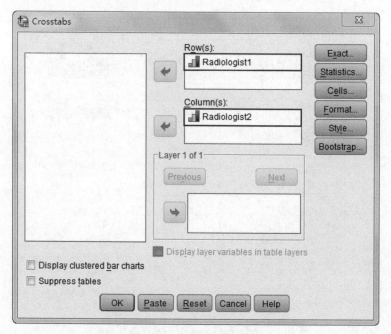

图 40.2　Crosstabs 对话框

在主界面点击 Analyze→Scale→Weighted Kappa，分别将变量 Radiologist1 和 Radiologist2 放入 Rating1 和 Rating2 栏，在 Weight Type 栏中点选 Linear（图 40.3）（注：如果 Scale 目录里没有 Weighted Kappa 子目录，请先参照 40.6"附录"安装 Weighted Kappa 插件）。

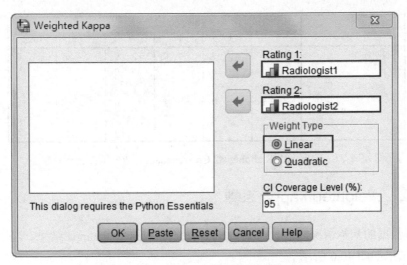

图 40.3　Weighted Kappa 对话框

这里要指出的是，SPSS 默认的为线性加权（linear weight type）方法。该方法认为每两个级别之间的差异是相等的，即如果两名观察者判定的结果差 3 级，那么他们之间的不一致程度就刚好是差 1 级情况的 3 倍。

而平方加权方法则缩小级别距离小的判定不一致程度，同时放大级别距离大的判定不一致程度。

使用者需要根据研究设计判断是否需要依级别距离缩放不一致程度，从而选择加权方法。在本研究中，级别差异对不一致程度的影响相同，即选择线性加权方法。

40.4　结果解释

40.4.1　一般结果

在分析 Weighted kappa 系数之前，有必要了解一下研究数据的基本情况。两名放射科医生对 36 名研究对象的 MRI 检查诊断意见一致（主对角线上的数据），如图 40.4 所示。

		\multicolumn{5}{c}{Radiologist2}	Total
		I	II	III	IV	V	
Radiologist1	I	6	3	0	0	0	9
	II	1	8	2	0	0	11
	III	0	0	6	2	0	8
	IV	0	0	1	8	3	12
	V	0	0	0	2	8	10
Total		7	11	9	12	11	50

图 40.4　Radiologist1*Radiologist2 Crosstabulation 结果（诊断一致）

同时，这两名放射科医生在对另 14 名研究对象的诊断上存在不一致，即表中不在对角线上的数据（图 40.5）。

		Radiologist2					Total
		I	II	III	IV	V	
Radiologist1	I	6	3	0	0	0	9
	II	1	8	2	0	0	11
	III	0	0	6	2	0	8
	IV	0	0	1	8	3	12
	V	0	0	0	2	8	10
Total		7	11	9	12	11	50

图 40.5　Radiologist1*Radiologist2 Crosstabulation 结果（诊断不一致）

40.4.2　Weighted kappa 系数

在了解数据的基本情况之后，主要分析本研究的 Weighted kappa 结果。经上述操作，SPSS 输出结果如图 40.6 所示。

Weighting	Kappa	Asymptotic Standard Error	Z	P Value	Lower 95% Asymptotic CI Bound	Upper 95% Asymptotic CI Bound
Linear	.822	.042	8.446	.000	.739	.904

Radiologist1 vs. Radiologist2.

图 40.6　Weighted kappa 结果

本研究的 Weighted kappa=0.822。与 Cohen's kappa 系数一致，Weighted kappa 也分布在 –1 到 1 之间。若 Weighted kappa 系数小于 0，说明观察一致率小于机遇一致率，在实际研究中很少出现。若 Weighted kappa 系数等于 0，说明观察一致率等于机遇一致率，结果完全由机遇因素导致。若 Weighted kappa 系数大于 0，说明研究对象之间存在一定的一致性，Weighted kappa 系数越接近 1，一致性越大。

那么，本研究中 Weighted kappa 系数为 0.822，一般来说，Weighted kappa 系数提示的一致性强度并没有统一标准，既往学者多根据经验进行判断，为了方便大家理解，在此介绍一种比较公认的划分标准，如表 40.1 所示。

表 40.1　Weighted kappa 系数的一致性含义

Weighted kappa 系数值	一致性强度
＜0.20	较差
0.21～0.40	一般
0.41～0.60	中等
0.61～0.80	较强
0.81～1.00	强

本研究中 Weighted kappa 系数为 0.822，说明具有强的一致性。但是，与 Cohen's kappa 系数一样，由于研究数据边际分布程度的影响，不能轻易地根据表 40.1 直接对比不同研究的 Weighted kappa 系数，只能在具有相同边际分布的数据之间进行比较。

此外，SPSS 输出了 Weighted kappa 系数的统计检验结果 $P<0.001$（图 40.7），提示

Weighted kappa 系数与 0 的差异具有统计学意义。同时，也提示了 Weighted kappa 系数的 95% 置信区间，如图 40.7 标示部分。

Weighting	Kappa	Asymptotic Standard Error	Z	P Value	Lower 95% Asymptotic CI Bound	Upper 95% Asymptotic CI Bound
Linear	.822	.042	8.446	.000	.739	.904

Radiologist1 vs. Radiologist2.

图 40.7　Weighted kappa 结果

可见本研究中 Weighted kappa 系数的 95% 置信区间为 0.739～0.904，即本研究 Weighted kappa 系数为 0.822（95%CI：0.739～0.904）。

40.5　撰写结论

本研究采用线性加权的 Weighted kappa 系数分析两名放射科医生对 50 名研究对象疾病严重程度诊断的一致性。结果显示，这两名医生对 36 名研究对象的 MRI 检查诊断意见一致，对 14 名研究对象的不一致。总的来说，这两名医生诊断结果的 Weighted kappa 系数为 0.822（95%CI：0.739～0.904），$P < 0.001$，具有较强的一致性。

40.6　附录

现有的 SPSS 软件大多不会默认设置 Weighted Kappa 计算插件，在运行前需要自行安装。这里介绍在 SPSS 22.0 中安装插件的方法，其他版本的操作类似，路径会略有不同。

在主对话框中点击 Utilities→Extension Bundles → Download and Install Extension Bundles，在 Filter by search terms 框中输入 weighted，点击 Filter（图 40.8）。

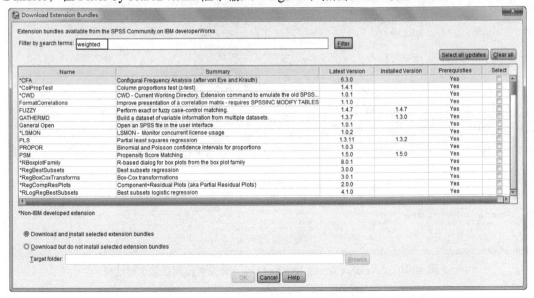

图 40.8　Download Extension Bundles（下载拓展束）对话框（1）

STATS WEIGHTED KAPPA 会出现在界面中，勾选 Select，选择 Download and install extension bundles，点击 OK（图 40.9）。

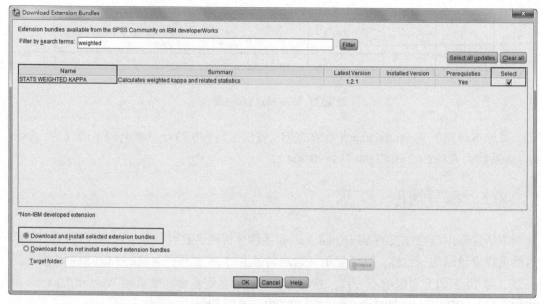

图 40.9　Download Extension Bundles（下载拓展束）对话框（2）

若同意加载，选择 I accept the terms of use，点击 OK（图 40.10）。

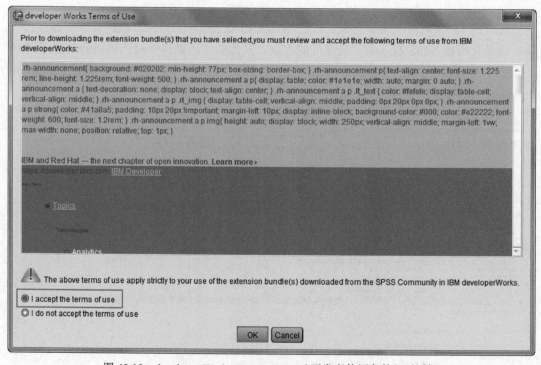

图 40.10　developer Works Terms of Use（开发者使用条款）对话框

SPSS 软件自动下载并安装 STATS WEIGHTED KAPPA 插件，如图 40.11 所示。

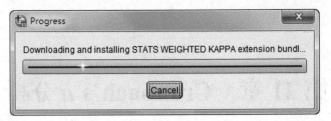

图 40.11　Progress 对话框

出现图 40.12 则提示加载成功，点击 OK。

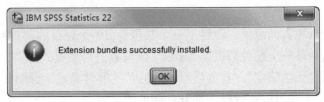

图 40.12　加载成功后的对话框

第 41 章 Cronbach's α 分析

41.1 问题与数据

某研究者拟调查患者满意度，设计了一个共包含 10 个题目的调查问卷，在医院随机拦访患者共 292 人。每一个题目都根据 Likert 7 级量表进行测量，将"非常不满意""不满意""有些不满意""无法确定""有些满意""满意""非常满意"分别赋值 1 分到 7 分。研究者欲分析这 10 个题目的一致性，部分数据见图 41.1。

	Q1	Q2	Q3	Q4	Q5	Q6	Q7	Q8	Q9	Q10
1	4	4	4	4	4	4	4	4	3	4
2	1	3	1	2	1	3	3	3	3	3
3	3	3	3	3	3	3	2	3	5	5
4	2	3	3	2	3	6	5	6	4	6
5	2	3	3	2	3	6	5	6	4	6
6	1	3	4	2	3	3	2	3	6	6
7	3	3	3	4	4	3	4	4	5	5
8	5	4	4	4	4	4	4	5	4	6
9	2	3	4	2	3	3	2	3	6	6
10	4	3	3	4	4	3	4	4	5	5

图 41.1 Cronbach's α 分析示例的部分数据

41.2 对问题的分析

在实际研究中，很多事物或态度是不能直接被测量的，研究者常设计一组题目间接反映它们的真实情况。但这些题目是否可以实现研究目的，就需要通过统计手段进一步分析。在本研究中，研究者设计了测量患者满意度的 10 个题目，并希望判断它们的一致性。针对这种情况，可以使用 Cronbach's α 分析。

Cronbach's α（克朗巴哈系数）分析主要用于评价连续变量和有序分类变量的一致性，适用于本研究的研究数据。

41.3 SPSS 操作

在主界面点击 Analyze→Scale→Reliability Analysis，将变量 Q1～Q10 放入 Items 框内，设置 Model 为 Alpha，SPSS 的默认设置为 Alpha（图 41.2）。

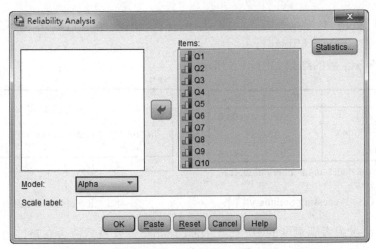

图 41.2 Reliability Analysis（信度分析）对话框

点击 Statistics，在 Descriptives for 中点选 Item、Scale 和 Scale if item deleted，在 Inter-Item 中点选 Correlations。点击 Continue→OK（图 41.3）。

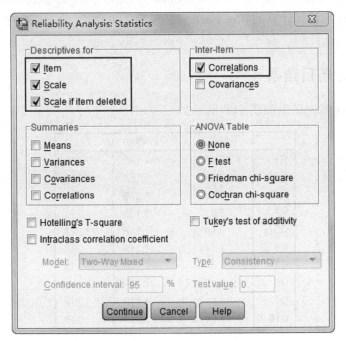

图 41.3 Reliability Analysis：Statistics 对话框

41.4 结果解释

41.4.1 总体结果

SPSS 输出的 Cronbach's α 检验结果包括很多。其中，Case Processing Summary 如图 41.4 所示。

从图 41.4 中可以看出，本研究共有 292 例有效数据（Valid 行），没有缺失（Excluded 行），总样本量为 292 例（Total 行）。

Cronbach's α 系数的结果如图 41.5 所示。

Cases		N	%
Cases	Valid	292	100.0
	Excluded[a]	0	.0
	Total	292	100.0

a. Listwise deletion based on all variables in the procedure.

图 41.4　Case Processing Summary 结果

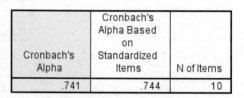

Cronbach's Alpha	Cronbach's Alpha Based on Standardized Items	N of Items
.741	.744	10

图 41.5　Reliability Statistics 结果

本研究中测量患者满意度的 10 个题目的 Cronbach's α 系数值为 0.741，提示这 10 个题目具有较高的内在一致性。一般来说，条目的一致程度与测量内容有关，Cronbach's α 系数值越大提示内在一致性越强。既往研究认为，只要 Cronbach's α 系数大于 0.7，就认为条目之间的一致性较好。

标准化 Cronbach's α 系数（Cronbach's Alpha Based on Standardized Items 栏）是指用方差为 1 标化所有条目后计算的 Cronbach's α 系数（也称为 Spearman-Brown stepped-up reliability coefficient）。

41.4.2　分条目结果

Item Statistics 输出结果如图 41.6 所示。

	Mean	Std. Deviation	N
Q1	3.27	1.192	292
Q2	3.18	1.163	292
Q3	3.58	1.240	292
Q4	3.32	1.123	292
Q5	3.54	1.176	292
Q6	4.44	1.218	292
Q7	4.54	1.280	292
Q8	4.66	1.297	292
Q9	5.10	1.320	292
Q10	4.99	1.291	292

图 41.6　Item Statistics 结果

在本研究中，将每个条目分成 Likert 7 级，并分别给每个级别赋值。以 Q9 为例，该条目的平均值为 5.10，标准差为 1.32，例数为 292。由此可见，Q9 的平均回答接近"有些满意（赋值为 5）"。汇总各条目后，结果如图 41.7 所示。

Mean	Variance	Std. Deviation	N of Items
40.61	45.530	6.748	10

图 41.7　Scale Statistics 结果

　　汇总 Q1~Q10 共 10 个条目后，其均值为 40.61，方差为 45.53，标准差为 6.75。当各条目例数一样时，汇总后的平均值就等于各条目均值的直接加和。

　　在 Item-Total Statistics（项目汇总统计）结果中，前两栏（Scale Mean if Item Deleted 和 Scale Variance if Item Deleted）分别是每当剔除一个条目后总条目的均值和方差。仍以 Q9 举例，如果剔除该条目，总条目的均值为 35.51，刚好等于 40.61-5.10，即未剔除该条目前的总均值与该条目均值的差。

　　每当剔除某一条目后，Cronbach's α 系数的变化如图 41.8 所示。

	Scale Mean if Item Deleted	Scale Variance if Item Deleted	Corrected Item-Total Correlation	Squared Multiple Correlation	Cronbach's Alpha if Item Deleted
Q1	37.34	38.975	.345	.530	.728
Q2	37.43	37.985	.432	.543	.716
Q3	37.04	35.390	.583	.526	.692
Q4	37.30	38.849	.387	.529	.722
Q5	37.07	36.809	.514	.539	.704
Q6	36.17	37.925	.408	.320	.719
Q7	36.07	37.957	.376	.463	.724
Q8	35.96	36.269	.485	.502	.707
Q9	35.51	41.075	.160	.321	.757
Q10	35.62	38.174	.357	.377	.727

图 41.8　Item-Total Statistics 结果

　　从 Cronbach's Alpha if Item Deleted 栏可以看出，当剔除 Q9 条目，Cronbach's α 系数从原来的 0.741 增加至 0.757。

　　Cronbach's Alpha if Item Deleted 栏只标注每次剔除一个条目的情况。如果需要考虑同时剔除多个条目的情况，只能重复 SPSS 操作，逐步进行。

　　那么，如何判断是否应该剔除某个条目呢？Corrected Item-Total Correlation 栏中的数据是指每一个特定条目与其他条目汇总的 Pearson 相关系数。以 Q9 为例，条目 Q9 与其他条目汇总结果的 Pearson 相关系数为 0.160。一般来说，如果该指标小于 0.3，就认为该条目与其他条目的相关性不强，可以剔除。在本研究中，Corrected Item-Total Correlation 栏中 Q9 的数值小于 0.3，可考虑剔除该条目。如果 Pearson 相关系数出现负值，可能是变量赋值的顺序不同所导致的，需要根据专业要求对变量重新赋值。

　　Squared Multiple Correlation 栏显示的是以某一个特定条目为因变量，其他条目为自变量进行回归的拟合程度，即 R^2。该指标认为如果这些条目可以共同反映某一个潜在因素，它们之间一定可以互相解释。仍以 Q9 为例，如果我们以 Q9 为因变量，其他题目为自变量进行多重线性回归拟合，该回归的 R^2 为 0.321。经验证，结果确实如图 41.9 所示。

Model	R	R Square	Adjusted R Square	Std. Error of the Estimate
1	.567[a]	.321	.299	1.105

a. Predictors: (Constant), Q10, Q4, Q7, Q2, Q6, Q3, Q8, Q1, Q5.

图 41.9　Model Summary 结果

实际上，我们检验条目之间的一致性，就是希望条目的变异可以互相解释。在本研究中，Squared Multiple Correlation 栏中 Q9 的值为 0.321，提示 Q9 的变异能被条目解释的比例仅为 32.1%。同时，还要综合其他指标的情况，来决定是否保留 Q9。

41.5　撰写结论

本研究采用自制问卷测量患者满意度，问卷的 10 个问题具有较高的内在一致性（Cronbach's α 为 0.741）。